W0255894

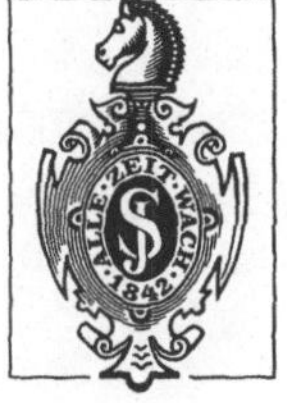
ALLE·ZEIT·WACH
1842

Psychosomatische Probleme in der Gynäkologie und Geburtshilfe 1986

Herausgegeben von M. Stauber
und P. Diederichs

Springer Verlag
Berlin Heidelberg New York
Tokyo London Paris

Prof. Dr. med. Manfred Stauber
Universitätsfrauenklinik Charlottenburg
Pulsstraße 4–14, 1000 Berlin 19

Prof. Dr. med. Peter Diederichs
Klinikum Steglitz der
Freien Universität Berlin
Hindenburgdamm 30
1000 Berlin 45

15. Tagung der Deutschen Gesellschaft
für Psychosomatische Geburtshilfe und Gynäkologie,
Berlin, Februar 1986

ISBN-13: 978-3-540-17533-9 e-ISBN-13: 978-3-642-71893-9
DOI: 10.1007/978-3-642-71893-9

Gesamtherstellung: Konrad Triltsch, Würzburg 2119/3321-543210

Inhaltsverzeichnis

Sozialmedizinische Aspekte in der Frauenheilkunde

Aus Forschung und Praxis

Zur Psychosomatik gynäkologischer Karzinome

Ergebnisse aus der Sexualmedizin

Adressen der erstgenannten Autoren

Breull, Alfred, Dipl.-Psych.
Frauenklinik und Hebammenlehranstalt der Universität Göttingen, Humboldtallee 19, 3400 Göttingen

Buddeberg, Claus, Dr. med.
Psychiatrische Poliklinik, Universitätsspital, Culmannstraße 8, CH-8091 Zürich

Diederichs, Peter, Prof. Dr. med. Dipl.-Psych.
Abt. für Psychosomatik und Psychotherapie des Klinikums Steglitz der Freien Universität Berlin, Hindenburgdamm 30, 1000 Berlin 45

Dincer, Cigdem, Dr. med.
Frauenklinik und Poliklinik Charlottenburg der Freien Universität Berlin, Pulsstraße 4, 1000 Berlin 19

Dmoch, Walter, Dr. med.
Leitender Arzt der psychosomatischen Abteilung der Frauenklinik des Lukaskrankenhauses, Bromberger Straße 22, 4000 Düsseldorf 13

Dreitzel, Hans-Peter, Prof. Dr. phil.
Institut für Soziologie der Freien Universität Berlin, Garystraße 21, 1000 Berlin 33

Eicher, Wolf, Prof. Dr. med.
Chefarzt der Frauenklinik des Diakonissen-Krankenhauses, Speyererstraße 90, 6800 Mannheim 1

Fervers-Schorre, Barbara, Dr. med.
Frauenärztin und Psychotherapeutin, Schildergasse 24–30, 5000 Köln 1

Frick-Bruder, Viola, Dr. phil., Dipl.-Psych.
Abt. für klinische und experimentelle Endokrinologie, Universitäts-Frauenklinik, Martinistraße 52, 2000 Hamburg 20

Goebel, Peter, Priv.-Doz. Dr. med.
Institut für Soziale Medizin der Freien Universität Berlin, Thielallee 47, 1000 Berlin 33

Hils, R., Am Wiesengrund 5, 6270 Idstein

Hornig, Hans, Dr. med.
Frauenarzt, Jörg-Zürn-Straße 16, 7967 Bad Waldsee

Kentenich, Heribert, Dr. med.
Frauenklinik und Poliklinik Charlottenburg der Freien Universität Berlin, Pulsstraße 4, 1000 Berlin 19

Kimmerle, Edith, Hebamme
1. Vorsitzende des Landesverbandes der hessischen Hebammen, Neuegasse 2, 6105 Ober-Ramstadt

Kindermann, Günther, Prof. Dr. med.
Direktor der Frauenklinik und Poliklinik Charlottenburg der Freien Universität Berlin, Pulsstraße 4, 1000 Berlin 19

Kost, Ursula, Dr. med.
Ärztin und Psychotherapeutin, Bismarckstraße 41, 7410 Reutlingen

Lohs, Margit, Dipl.-Psych.
Institut für Medizinische Psychologie der Freien Universität Berlin, Habelschwerdter Allee 45, 1000 Berlin 33

Mahr, Erica, Dr. med.
Institut für Medizinische Psychologie der Freien Universität Berlin, Habelschwerdter Allee 45, 1000 Berlin 33

Oeter, Karl, Priv.-Doz. Dr. med.
Abt. für medizinische Soziologie der Medizinischen Hochschule Hannover, Misburger Straße 35, 3000 Hannover 61

Petersen, Peter, Prof. Dr. med.
Arbeitsbereich Psychotherapie und gynäkologische Psychosomatik, Zentrum Frauenheilkunde und Geburtshilfe der Medizinischen Hochschule Hannover, Pasteurallee 5, 3000 Hannover 51

Potthoff, Siegfried, Priv.-Doz. Dr. med.
Universitätsfrauenklinik, Moorenstraße 5, 4000 Düsseldorf 1

Prechtl, Heinz F. R., Prof. Dr. med.
Leiter des Department of Development Neurology, University Hospital, Oostersingel 59, 9713 EZ Groningen, Niederlande

Prill, Hans-Joachim, Prof. Dr. med.
Chefarzt der geburtshilflich-gynäkologischen Abteilung des Evangelischen Krankenhauses, Waldstraße 74, 5300 Bonn-Bad Godesberg

Saling, Erich, Prof. Dr. med.
Leiter des Instituts für Perinatale Medizin der Freien Universität Berlin, Mariendorfer Weg 28, 1000 Berlin 44

Schroth, Ursula, Hebamme
Vorsitzende des Deutschen Hebammenverbandes, Herder Straße 12, 2300 Kiel

Springer-Kremser, Marianne, Univ.-Doz. Dr. med.
Ärztin für Psychiatrie, Neurologie, Psychoanalyse, Institut für Tiefenpsychologie und Psychotheraie der Universität Wien, Lazarettgasse 14, A-1090 Wien

Stauber, Manfred, Prof. Dr. med.
Frauenklinik und Poliklinik Charlottenburg der Freien Universität Berlin, Pulsstraße 4, 1000 Berlin 19

Teichmann, Alexander, Priv.-Doz. Dr. med.
Frauenklinik und Hebammenlehranstalt der Universität Göttingen, Humboldtallee 19, 3400 Göttingen

Vogt-Heyder, Barbara, Dr. med.
Psychoanalytikerin, Gabelsbergerstraße 1a, 6900 Heidelberg

Wirsching, Michael, Prof. Dr. med.
Klinik für Psychosomatik und Psychotherapie der Universität Gießen, Friedrichstraße 28, 6300 Gießen

Zur Eröffnung

G. Kindermann

Sehr geehrte Kolleginnen und Kollegen,
sehr geehrte Damen und Herren.

Die Organisatoren der 15. Fortbildungstagung für Psychosomatische Geburtshilfe und Gynäkologie, Herr Prof. Stauber und Herr Prof. Diederichs, haben mich gebeten, einige Worte zur Begrüßung zu sagen. Ich halte dies für eine Auszeichnung und möchte damit meinen herzlichen Dank an die beiden Organisatoren und ihre Helfer im Hintergrund verbinden, die in monatelanger Kleinarbeit dieses Treffen der psychosomatischen Medizin des Faches Frauenheilkunde und Geburtshilfe nach Berlin geholt haben. Daß die Wahl auf Berlin gefallen ist, ist wohl in besonderer Weise das Verdienst meines Mitarbeiters Stauber.
Sie alle, meine Damen und Herren, heiße ich heute Morgen herzlich in Berlin willkommen und freue mich mit den Organisatoren dieser Tagung über das große Interesse so vieler Teilnehmer. Ich möchte darin einen erneuten Beweis sehen, wie sehr psychosomatische Medizin im Fach Frauenheilkunde und Geburtshilfe Berücksichtigung fordert und wie sehr in besonderer Weise für die Frauenheilkunde und Geburtshilfe die Verpflichtung zu spüren ist, den weiblichen Patienten in der Wechselwirkung von körperlichen und seelischen Problemen zu begreifen. Dazu reichen, wie wir wissen, nicht allein der Wille und die Empfindsamkeit aus, dazu muß das Wissen auf Tagungen und auf der Universität vermittelt werden. Wenn wir so überzeugt sind, daß die Einbeziehung psychosomatischer Aspekte zu einer menschenwürdigen Form der Beratung und Behandlung von Frauen beiträgt, dann ist eine verstärkte Aktivität psychosomatischer Arbeitsgruppen gerade an den Lehrstätten unseres Faches, den Universitätsfrauenkliniken gefordert. Ich halte es zwar für eine bequeme, aber keinesfalls gute Lösung, bei fraglich oder auch deutlich psychisch bedingten Nöten unserer Patientinnen, bei unklaren psychosomatischen Bezügen und gynäkologischen Prozessen Frauen aus unseren Kliniken und Praxen abzuweisen und an Zentren der psychosomatischen Medizin oder auch an den Psychologen oder den Psychiater in der Nebenstraße zu verweisen.
Mir scheint – auf die Universitätslandschaft bezogen – ein solcher Weg sogar schlecht. Das Verständnis des Zusammenhangs vom einen zum anderen, also auch vom körperlichen zum seelischen Befund, wird so zerteilt schwieriger herzustellen sein als in einer einheitlich geschulten Berater- und Behandlerfunktion. Die Auflösung einer ganzheitlichen Betrachtung von Frauenheilkunde, von Frauenkrankheiten in einer solchen Weise schiene mir nicht unähnlich dem Vorgehen in der dafür

ja auch vielfach kritisierten apparativen Medizin, in der die Patientin statt in integrierte Teilbereiche der Frauenheilkunde in zentralisierte Großinstitute „überwiesen" wird. Ich wünsche mir und Ihnen deshalb, daß psychosomatische Geburtshilfe und Gynäkologie integrierter Bestandteil großer Frauenkliniken, insbesondere aber von Universitätsfrauenkliniken bleiben und sich dort stärker als bisher weiterentwikkeln und daß so unseren Studenten und den in der Weiterbildung befindlichen jungen Kolleginnen und Kollegen die ganzheitliche Betrachtung unseres Faches nahegebracht wird. Es wäre zu wünschen, daß aus diesem Kreis der in Ihrem Arbeitsfeld besonders engagierten Kolleginnen und Kollegen auch einmal jemand hervorwächst, der einen Lehrstuhl unseres Gesamtfaches bekleiden würde, um damit eine größere Ausstrahlung und ein besseres Durchsetzungsvermögen für die Ziele der psychosomatischen Medizin in Geburtshilfe und Gynäkologie erreichen zu können. Es wäre zu wünschen, daß unter dem heranreifenden akademischen Nachwuchs auch einmal jemand von Ihnen aus dem bisher eher marginalen Dasein an den Kliniken in das Zentrum von Forschung, Lehre und Krankenversorgung durch eine derartige Position aufrücken könnte. Auch in der Forschung werden Ihrem Teilgebiet große Aufgaben zuwachsen. Da sind einmal die neuen Techniken der Medizin. Ich brauche nur an die In-vitro-Fertilisation zu erinnern. Da sind andere Forderungen in der Geburtshilfe, aber auch in der Onkologie, die schon weiter auf den Weg gebracht worden sind. Gerade im Zusammenleben mit meinem Mitarbeiter Stauber habe ich das Wissen und die Attraktivität Ihres Teilgebietes schätzen gelernt. Beides zu vervielfachen sehe ich als Ziel dieser Tagung, zu der ich den Besuchern aus Praxis und Klinik einige erfolgreiche Tage in Berlin wünsche.

Eröffnungsvortrag
Zur aktuellen Situation der psychosomatischen Geburtshilfe und Gynäkologie

M. Stauber

Verehrte Gäste!
Liebe Kolleginnen und Kollegen!

Ich darf Sie ganz herzlich hier in Berlin zu unserer Fortbildungstagung für psychosomatische Geburtshilfe und Gynäkologie willkommen heißen. Es ist dies unsere 15. Jahrestagung und wir können somit einen runden Geburtstag feiern. Rund ist auch die Mitgliederzahl unserer Gesellschaft geworden. Wir zählten vor einigen Tagen das 500. Mitglied. Erlauben Sie mir an dieser Stelle einen kurzen Rück- und Ausblick unserer Arbeit.

Die Idee und der Wunsch, mehr psychosomatische Anteile in die Geburtshilfe und Gynäkologie zu bringen, führte 1972 zur Geburt dieser Tagung in Gießen. Unter der väterlichen Leitung von Prof. Prill und Prof. Langen wuchs das Kind in Mainz heran und gedieh prächtig. Pate standen gleichbleibende Lehrer und Referenten wie Molinski, Frick-Bruder, Poettgen, Rechenberger, Kluge und viele andere.

Die wichtigsten Referate der ersten 10 Jahre wurden in einem Sammelband zusammengefaßt und sind unter dem Titel *Der psychosomatische Weg zur gynäkologischen Praxis* erschienen.

Im 11. Lebensjahr verließ unsere Tagung den Heimatort Mainz und steuerte verschiedene Universitätsstädte an, um unser Fach möglichst breit zu repräsentieren. So waren Freiburg, Hamburg, Frankfurt und Köln die nächsten Stationen unserer Fortbildungstagung.

Das Interesse an unseren Tagungen wuchs zunehmend, so daß wir uns auch entschlossen haben, die geleistete Arbeit in Form eines jährlichen Kongreßbandes zu dokumentieren. So existieren nun bereits 4 Bände mit dem gleichbleibenden Titel *Psychosomatische Probleme in der Gynäkologie und Geburtshilfe*. Der Kölner Band ist gerade in dieser Woche erschienen und liegt auf unserem Buchstand aus.

Es bedarf noch einiger Tagungen, um alle Themen abzuhandeln und auch theoretische Konzepte vermehrt einzubeziehen. Hieraus soll allmählich eine Präsenzbibliothek für die Gynäkologie und verwandte Berufe entstehen. Wir verfolgen aber auch damit das Ziel, der psychosomatischen Geburtshilfe und Gynäkologie zu einer praxisnahen wissenschaftlichen Basis zu verhelfen. Wir brauchen eine solche Grundlage gegenüber den Kritikern aus den Reihen einseitig organisch tätiger Kollegen – wir brauchen sie aber auch zur Abgrenzung gegenüber Tendenzen einer Überpsychologisierung.

Um im Bild zu bleiben, tritt unsere Tagung – nun 15jährig – aus der Pubertät heraus und wird allmählich erwachsen. Dieses Erwachsensein haben wir auch in der Namensgebung zum Ausdruck gebracht: statt Section, was gelegentlich mit Sektierertum in Verbindung gebracht wurde, nennen wir uns jetzt Gesellschaft. Dies heißt aber nicht, daß wir ohne engere Bindungen zu anderen wissenschaftlichen Gesellschaften sein wollen. Im Gegenteil, wir fühlen uns vor allem 2 Gesellschaften sehr eng verbunden, was wir auch in unserer Satzung zum Ausdruck gebracht haben:

1. der „Internationalen Gesellschaft für psychosomatische Geburtshilfe und Gynäkologie", deren nationalen Teil wir darstellen. Wir beteiligen uns an den alle drei Jahre stattfindenden Weltkongressen und sind so über neuere internationale Entwicklungen informiert. Deren offizielles Organ, das *Journal of psychosomatic obstetrics and gynecology* gibt uns weiterhin eine Orientierung über neuere Forschungsergebnisse;
2. der „Deutschen Gesellschaft für Gynäkologie und Geburtshilfe", als deren Arbeitsgemeinschaft sich unsere Gesellschaft versteht. Auf der nächsten Gynäkologentagung in Düsseldorf werden wir nicht mehr wie bisher nur als Vorläufer vor dem eigentlichen Start des Geschehens am Programm teilnehmen, sondern voll integriert sein. Der derzeitige Präsident der „Deutschen Gesellschaft für Gynäkologie und Geburtshilfe", Herr Prof. L. Beck, teilte uns mit, daß er eine vermehrte Integration psychosomatischer Aspekte in unser Fach als sehr wichtig erachte und auch in Zukunft fördern werde. (In diesem Zusammenhang war auch die Empfehlung von Prof. Kindermann sehr erfreulich, an allen Universitätsfrauenkliniken psychosomatische Arbeitsgruppen einzurichten, was ja leider noch viel zu wenig erfolgt ist.)

Was hat die psychosomatische Betrachtungsweise im Fach Geburtshilfe und Gynäkologie in den letzten Jahren bewirkt oder verändert? Was ist konkret geschehen? Welche positiven Entwicklungen wurden eingeleitet?

Hierzu darf ich 3 Bereiche als Beispiele herausgreifen:

1. Unsere Kreißsäle und Wochenbettstationen sind familienorientierter geworden. Man geht nicht mehr ohne wichtigen Grund an den Wünschen der Mütter und Väter vorbei. Eine sichere individuelle Geburt ist das Ziel einer praxisnahen psychosomatischen Geburtshilfe geworden. Die konkreten Neuerungen, wie Anwesenheit der Väter bei der Geburt, Möglichkeit zur ambulanten Geburt, Rooming-in, Self-demand-feeding unterlagen vor 10 Jahren noch einer kontroversen Diskussion, ja man hat uns damals nicht selten belächelt. Wissenschaftliche Belege, die auf unseren Tagungen vorgetragen und diskutiert wurden, haben allmählich eine Basis für diese patientenorientierte Geburtshilfe geschaffen. Gewiß, der Zeitgeist war uns bei der Verwirklichung dieser Ideen behilflich. Es mußte aber auch eine Grenzziehung zu Überpsychologisierungen vorgenommen werden, wie z.B. zur Hausgeburt. Sie hat beim Auftreten unvorhersehbarer Komplikationen eine 4fach höhere perinatale Mortalität und muß deshalb auch von unserer Seite abgelehnt werden.
2. Ein weiteres Beispiel für die positive Wirkung einer Integration psychosomatischer Denkweise in die Gynäkologie stellt der Umgang mit Krebspatientinnen dar. Viele Frauenärzte haben erkannt, daß sie neben der wichtigen Operation

hier die *ganze* Frau sehen müssen. Eine einfühlsame Aufklärung muß einhergehen mit der Berücksichtigung individueller und sozialer Verhaltensweisen gegenüber diesem Signal des Todes. Man wird der Patientin ihren eigenen Umgang mit der Wahrheit gestatten, d.h. daß man z.B. eine Verleugnung nicht durchbrechen wird, jedoch stets zum offenen Wort bereit ist. In den letzten Jahren sind auch zunehmend psychosomatische Begleitprogramme entwickelt worden, die zu einer angstfreieren und bewußteren Verarbeitung der Tumorkrankheit führen können. Eine Aufgabe der Zukunft wird es sein, auch die Familienstrukturen der Krebspatientinnen in der ärztlichen Führung zu berücksichtigen.

3. Positive Auswirkungen einer psychosomatisch orientierten Gynäkologie ließen sich auch in die Kinderwunschbehandlung einbringen. Die neue Dimension der In-vitro-Fertilisation (IVF) mit dem möglichen Mißbrauch in Form von Manipulationen und einer Zerstörung jeglicher Familienstrukturen wurde auch von unserer Gesellschaft wiederholt in die Diskussion gebracht. Wir haben immer wieder betont, daß das Wohl der Patientin und des Kindes einen höheren Stellenwert hat als die Forschung. Eine sinnvolle Grenzziehung muß interdisziplinär erarbeitet und immer wieder überprüft werden. Unsere Gesellschaft hat im letzten Jahr als Grenze für die moderne Reproduktionsmedizin jeglichen Verzicht auf Manipulationen am Embryo postuliert – ebenso einen Verzicht auf eine Aufhebung der Familienstruktur (also keine Leihmütter, keine Leihväter, keine Embryobanken, keine Surrogatmütter im Tierreich). Wir werden auch in Zukunft dieses Thema wiederholt aufgreifen, so z.B. diesmal in Form einer themenzentrierten Gruppe, im nächsten Monat auf dem internationalen Kongreß in Australien und im September dieses Jahres auf der deutschen Tagung für Gynäkologie und Geburtshilfe. Vor allem fordern wir auch ein psychosomatisches Begleitpogramm für die IVF-Paare, da bekanntlich die psychische Belastung bei diesem Eingriff besonders groß ist.

Diese durchaus positive Bilanz soll nicht darüber hinwegtäuschen, daß unser Ziel einer patientenorientierten Geburtshilfe und Gynäkologie in der Praxis noch lange nicht überall erreicht ist, aber wir sind mitten drin. Wir verspüren in unserer Gesellschaft einen hoffnungsvollen Schwung und wollen auch in dieser Tagung neue Schwerpunkte anpacken.

Als Leitthema befassen wir uns erstmals intensiver mit dem intrauterinen Leben. Das embryonale und fetale Verhalten ist erst durch die Möglichkeiten der Ultraschallbeobachtung in ein Stadium getreten, das für den Gynäkologen nachvollziehbare praktische Konsequenzen hat. So wird der Geburtshelfer in Zukunft nicht mehr nur Kopf- und Rumpfgrößen vermessen, sondern auch ein Augenmerk auf Bewegungen und andere Vitalitätskriterien legen. Für eine intrauterine Zustandsdiagnostik sind auch Reize interessant, wie z.B. Töne oder Tastuntersuchungen, die beobachtbare Reaktionen des Fetus auslösen. Obwohl es primär unser Ziel ist, in dieser Sitzung erst einmal eine Basis für psychosomatische Überlegungen zu schaffen, werden wir uns schon fragen müssen, ob und wann der Fetus Lust, Unlust oder sogar Schmerz erlebt und ob sich diese neuen Erkenntnisse in der Schwangerenberatung sinnvoll einsetzen lassen.

Als 2. Hauptthema haben wir die Interaktion im Kreißsaal gewählt. Wir wissen alle, daß Unstimmigkeiten zwischen Arzt, Hebamme und Schwestern immer auch zu Lasten der gebärenden Frauen gehen. Es geht also um eine Beleuchtung dieser interaktionellen Schwierigkeiten. Unter dem Vorsitz meines Mit-Tagungsleiters, Herrn Diederichs, werden zu diesem Thema alle beteiligten Gruppen zu Wort kommen. Es ging uns bei der Konzeption dieser Sitzung um die Frage: „Wie läßt sich das Klima im Kreißsaal verbessern?"

Als nächstes Hauptthema werden dann sozialmedizinische Aspekte in der Frauenheilkunde abgehandelt. Wir haben hier sehr aktuelle Fragen aufgegriffen, wie z.B. den gesellschaftlichen Bedeutungswandel der Ehe sowie psychoanalytische Aspekte des Frauenbildes. Wichtig erschien uns hier auch noch die Fortsetzung des bereits im letzten Jahr aufgegriffenen Themas zum Problem der ausländischen Patientinnen. Aktuell gab es hier in Berlin im letzten Jahr Abschiebedrohungen auch für schwangere Frauen. Diese türkischen Schwangeren reagierten mit starken psychosomatischen Symptomen, wie Erbrechen, Gewichtsabnahme, drohenden fetalen Dystrophien. Wir haben uns für diese Frauen mit mehreren Gutachten für ihr Verbleiben und für eine adäquate Therapie eingesetzt und auch Besserung erreicht. Allgemein ist von psychosomatischer Seite zu fordern, Abschiebedrohungen und damit Zerstörungen intakter Familienstrukturen für schwangere Frauen unmöglich zu machen. Mit dieser humanen Geste, an der kein Staat zugrunde geht, läßt sich auch die Bestrafung ungeborenen Lebens vermeiden.

In der Sitzung „Aus Forschung und Praxis" werden hier neue Ergebnisse in Kurzform dargestellt. Sie sollen Anregungen für weitere Studien bzw. für die praktische Arbeit geben.

Zur Psychosomatik gynäkologischer Karzinome werden neue Untersuchungsergebnisse vorgestellt. (Auf diesem für den Gynäkologen besonders schwierigen Gebiet bedarf es einer behutsamen Vorgehensweise.) Der Akzent unserer psychosomatischen Intervention liegt v.a. auf der Hilfe bei der Krankheitsverarbeitung. Die Aufklärung der Patientin, der soziale Kontext der krebskranken Frau, ihre Rolle in der Familie sind wichtige Punkte, die diskutiert werden sollen.

Mit sexualmedizinischen Themen werden wir unsere Fortbildungstagung abschließen. Wir versuchen hier einen aktuellen Überblick über diagnostische und therapeutische Möglichkeiten zu erhalten. Obwohl sich verschiedenste Berufsgruppen mit sexualmedizinischen Themen befassen, müssen wir uns im klaren sein, daß für die meisten Patientinnen mit Sexualstörungen der Frauenarzt der erste Anlaufpartner ist. Der Frauenarzt braucht also auch sexualmedizinische Grundkenntnisse, wenn er seinen Patientinnen gerecht werden will.

Neben den Vorträgen kommt es uns auf unseren Fortbildungstagungen v.a. auf eine effektive Arbeit in den Gruppen an. Diese Gruppensitzungen bieten eine gute Gelegenheit für den gegenseitigen Erfahrungsaustausch und berücksichtigen den emotionalen Anteil in der Arzt-Patient-Beziehung. Dabei ist es unser Anliegen, an 1. Stelle auf die „Balint-Gruppen" aufmerksam zu machen. Sie vermitteln neben einem ganzheitlichen Verständnis des Krankheitsgeschehens auch Einsichten in die eigene Gefühlsbeteiligung beim Umgang mit der Patientin. Darüber hinaus sensibilisieren sie die Wahrnehmung des Arztes für averable psychodynamische Signale der Patientin und fördern die Empathie für sie. Und gerade für den Gynäkologen gibt es ein breites Feld, in dem er integrativ psychosomatisch tätig sein muß, wenn er seinen Patientinnen gerecht werden will.

Da wir in den letzten Jahren eine zunehmende „Balint-Gruppenmüdigkeit" zugunsten der themenzentrierten Gruppen festgestellt haben, darf ich bewußt nochmals auf die Unverzichtbarkeit dieser Gruppenarbeit hinweisen. Die Balint-Arbeit kann zwar anstrengend sein – man muß sich mehr selbst einbringen und wird weniger gefüttert –, aber sie schafft eine solide Grundlage für das Verstehen der Arzt-Patient-Beziehung.

An 2. Stelle bieten wir eine breite Auswahl themenzentrierter Gruppen an. Sie sind für Kolleginnen und Kollegen gedacht, die ihre Kenntnisse in einem speziellen Gebiet vertiefen möchten. Ein zusätzliches Ziel ist der Erwerb von mehr psychosozialer Kompetenz für die zahlreichen nicht somatisch bedingten Probleme, Konflikte und Krankheiten der Patientinnen.

Zum Schluß sei noch ein Wort zur teilweisen Ziffernstreichung für psychotherapeutische Interventionen durch den Gynäkologen erlaubt. Realität ist, daß psychosomatische Arbeit von ihm geleistet werden muß und es somit einer realen Abrechnungsmöglichkeit bedarf. Der Gynäkologe hat eine psychotherapeutische Funktion, die auch durch noch so drastische Sparmaßnahmen nicht zu streichen ist. Ein Frauenarzt, der sich mit Schwangerschaftskonflikten, mit Geburtsängsten, mit Sexualstörungen oder mit Kinderwunschproblemen befaßt, kann im integriert psychosomatischen Sinne oftmals effektiver und somit auch sparsamer arbeiten als der neu hinzugezogene Psychotherapeut. Somit soll nochmals die Notwendigkeit für eine korrekte Abrechnungsmöglichkeit für den Gynäkologen betont werden. Wir werden dies auch in unserer Mitgliederversammlung erörtern. Die Jagd nach Zertifikaten, wie sie durch die Ärztekammern verlangt wird, scheint ebenfalls zur Realität geworden zu sein. Ich persönlich bin nicht glücklich darüber, da ich Bedenken gegen die Schaffung von 2 Klassen von Gynäkologen habe: nämlich hier die „Somatiker“ ohne psychosomatische Abrechnungsmöglichkeit und dort die „Psychiker“ mit Abrechnungsmöglichkeit, womit wir wieder Gefahr laufen, den Menschen in Soma und Psyche aufteilen zu lassen. Dies könnte den Kern unserer Bemühungen treffen, eine integrierte psychosomatische Gynäkologie zu schaffen.

Es sollte trotzdem nicht vergessen werden, daß psychosomatisches Handeln in Praxen und Kliniken eine Einfühlung verlangt, die man mit Zertifikaten kaum bestätigen kann. Dieses Einfühlungsvermögen läßt sich aber schulen, und so freut es uns, daß Sie so zahlreich (wir haben über 600 Teilnehmer) zu unserer Fortbildungstagung gekommen sind. Ich wünsche uns allen eine erfolgreiche Tagung.

Embryonales und fetales Verhalten

Entwicklung der embryonalen und fetalen Motorik – Ergebnisse von Langzeituntersuchungen mit Ultraschall aus entwicklungsneurologischer Sicht

H. F. R. Prechtl

Erste Bewegungen des Fetus setzen 7½ bis 8 Wochen nach der letzten Menstruation ein. Dies gilt für Reaktionen, die durch taktile Stimulierung der perioralen Region des Fetus [4, 5] ausgelöst wurden ebenso wie für den durch Ultraschall beobachteten, sich spontan bewegenden Fetus. Während die ausgelösten Bewegungen lediglich in einem kontralateralen Beugen des Kopfes bestehen, sind die spontanen Bewegungen komplex und schließen Bewegungen von Rumpf und Gliedern in unregelmäßiger Folge ein. Erst vor kurzem ist es gelungen, diese frühen Bewegungen genau zu studieren. Mit dem beschränkten Auflösungsvermögen früherer Ultraschallgeräte wurden sie damals als „wurmähnliche" [6] oder als „gerade noch erkennbare Bewegungen" [31] bezeichnet.
Historisch hat es beim Studium der motorischen Entwicklung 3 Hauptfragen gegeben:

1. Von SSW 9 an lassen sich sowohl tonische allgemeine Bewegungen wie phasische Zuckungen regelmäßig feststellen. Da sie beide ungefähr zum gleichen Zeitpunkt auftreten, muß die bisherige Ansicht, daß die ruckartigen Bewegungen den langsamen Bewegungen in der frühen motorischen Entwicklung vorausgehen, abgelehnt werden.
2. Die Ansicht, daß undifferenzierte und amorphe zufällige Bewegungen der Differenzierung bestimmter und koordinierter Bewegungsmuster vorausgehen, wird von den Ultraschalluntersuchungen ebenfalls in Frage gestellt. Unser derzeitiges Wissen bestätigt das Bestehen einer solch undifferenzierten Bewegungsmatrix nicht. Im Gegenteil liefern die Ergebnisse Hinweise auf die geordnete Ausbildung dieser frühen Bewegungstypen.
3. Ein weiteres Problem betrifft das Einsetzen generalisierter Bewegungen im Gegensatz zu isolierten Bewegungen. Es gibt Hinweise, daß isolierte Bewegungen eines Armes oder Beines ohne Bewegung anderer Teile des Fetus mit halbwöchiger Verspätung dem Beginn generalisierter Bewegungen (z.B. Zuckungen und allgemeine Bewegungen) folgen [32].

Obwohl das Wissen über die strukturelle Reifung des Nervensystems beim menschlichen Fetus noch sehr begrenzt ist und keinesfalls an das heranreicht, was wir über die funktionelle, insbesondere die motorische Entwicklung wissen, ist es aufgrund elektronenmikroskopischer Untersuchungen doch klar, daß sogar die synaptische Innervation der zervikalen Motoneuronen erst in SSW 8 und 9 beginnt, wenn eine Vielzahl fetaler Bewegungen bereits ausgebildet ist (s. auch Okado [13]). Bis zur 10.

Woche erhöht sich die Dichte der axodentritischen Synapsen an den Motoneuronen um etwa das Achtfache, während die axosomatischen Synapsen erst in der 14.–15. SSW zunehmen. Wir sollten außerdem daran denken, daß die Differenzierung der Skelettmuskeln sich einige Wochen nach Einsetzen der fetalen Bewegungen noch im Anfangsstadium befindet. Minimale Nervenstrukturen sind also in der Lage, gut organisierte Bewegungen auszulösen. Diese Ansicht wird durch die Beobachtung an einem hirnlosen Fetus erhärtet [29], dessen Rückenmark oberhalb der Lendenregion fehlte und bei dem trotz dieses Defekts durch ektopische Nester von Motoneuronen ohne geometrische Ordnung, Bewegungen erfolgten.

Eine kritische Frage bei der Untersuchung fetaler Bewegungen ist ihre Beschreibung und Klassifizierung. Die einfachste, offensichtlichste und elementarste Unterscheidung verschiedener Bewegungstypen ist die Gruppierung in schnelle und langsame sowie große und kleine Bewegungen. Obwohl diese Art von Beschreibungsmerkmalen zu Beginn der Ultraschalluntersuchungen verwendet wurden, zeigte sich schon bald, daß die Komplexität fetaler Bewegungen sich mit dieser Kategorisierung nicht erfassen ließ. In neueren Untersuchungen versuchten die Wissenschaftler daher, ihre Terminologie der fetalen Bewegungskategorien mit früheren Studien in Einklang zu bringen. Birnholz et al. [2] setzten ihre Beobachtungen über spontane fetale Bewegungen mit den Reflexen und Reaktionen in Beziehung, die von Hooker [4] bei Feten nach Aboitus ausgelöst wurden (s. Humphrey [5]), aber es wurden keine Einzelheiten über das Ausmaß angegeben, in dem die mit Ultraschall beobachteten Bewegungen denen der ausgestoßenen Feten ähnelten. Iannirubert u. Tajani [6] verfolgten einen anderen Weg. Sie verwendeten Klassifizierungskriterien für den Fetus aus der Motoskopie von Milani-Comparetti u. Gidoni [9] für die Diagnose der neurologischen Abweichungen in der postnatalen Entwicklung. Leider sind die letzteren Beschreibungen sehr global und kurz und ergeben kein geeignetes Instrument für die allgemeine Anwendung bei Studien am Fetus.

Unsere eigenen Versuche in den Groningen-Untersuchungen [32, 33] basieren auf einer langen Erfahrung in der Beobachtung von Säuglingen. Meine persönliche Hoffnung bei Beginn unserer Ultraschallforschungsarbeiten über die Bewegungen des Fetus war, daß unsere genaue Kenntnis der motorischen Muster des Frühgeborenen und des reifen Säuglings dem Erkennen ähnlicher Muster beim Fetus hilfreich sein würde. Es kam aber etwas überraschend, daß das Repertoire der fetalen Bewegungen ausschließlich aus motorischen Mustern besteht, die sich auch nach der Geburt beobachten lassen. Dies ist jedenfalls unser derzeitiger Erkenntnisstand. Nicht alle „fetalen" Muster lassen sich direkt nach der Geburt beobachten; einige erscheinen erst mit einer Verzögerung von mehreren Wochen. Das Umgekehrte gilt natürlich nicht. Ebenso werden nicht alle postnatalen motorischen Muster auch vom Fetus ausgeführt.

Diese verblüffende Ähnlichkeit zwischen den Bewegungsmustern des Fetus und des Säuglings erleichtert die logische und umfassende, beschreibende Klassifizierung und Terminologie erheblich. Allerdings ist hier auch eine Mahnung zur Vorsicht angebracht. Ein Kind von etwa 3 Monaten und mehr zeigt fraglos Zeichen gerichteten Verhaltens. Es ist versucht worden, intentionelles Verhalten bereits in einem früheren Alter [27] und sogar beim Fetus zu unterstellen (z.B. „der Fetus untersucht die Uteruswand mit seinen Händen" [6]). Solche Interpretationen gehen weit über die vorhandenen Beweise hinaus. Das gleiche gilt für die Behauptung frühzeitiger sensorischer Fähigkeiten und Lernfähigkeit des Fetus (s. Kolata [7]). Andererseits zeigt der Fetus in der Tat in einer früheren Phase eine Reihe von Bewegungsmustern, die vor der Geburt keine spezifische Funktion haben (z.B. Atembewegungen, Augenbewegungen, Lächeln, Gähnen). Diese Vorwegnahme späterer Funktionen darf nicht als etwas anderes denn als Beweis für den Vorrang des motorischen Systems interpretiert werden. Auch wenn im postnatalen Leben einige dieser Muster Reflexcharakter annehmen und mit speziellen Stimuli und emotionalen Situationen verknüpft werden, ist ihre Auslösung beim Fetus oft unabhängig von den im späteren Leben vorhandenen sensorischen Auslösern.

Schwankungen im Auftreten fetaler Bewegungen über 24 Stunden und über die Zeit der Schwangerschaft hinweg wurden bereits lange vor der Einführung des Ultraschalls beobachtet [10]. Aber erst die Sichtbarmachung des unbeeinträchtigten Fetus ermöglichte eine genaue Analyse der zeitlichen Abläufe der verschiedenen Typen fetaler Bewegungen. Von den verschiedenen spezifischen Bewegungen wurden bisher nur Atembewegungen [16], Schluckauf [10] und grobe Körperbewegungen ohne weitere Spezifizierung [17] untersucht. Die neue Studie von de Vries et al. [34] liefert Daten für die erste Hälfte der Schwangerschaft in bezug auf das Vorkommen und die zeitliche Verteilung einer erschöpfenden Liste fetaler Bewegungstypen. Die Entstehungsprozesse hinter den verschiedenen Kategorien fetaler Bewegungen scheinen stark unterschiedlich zu sein. Dies läßt sich möglicherweise aus den erheblichen Unterschieden in den quantitativen Aspekten spezifischer Motilität in einem bestimmten Alter schließen. Das Auftreten und die zeitliche Verteilung verändern sich in vielen Fällen während der intrauterinen Entwicklung und ergeben ein sehr komplexes Bild. Bei der Enträtselung dieser Prozesse ist jetzt ein Anfang gemacht worden.

Verhaltenszustände sind zeitlich stabile Zustände neutraler und autonomer Funktionen, bekannt z.B. als Schlaf und Wachsein. Sie sind durch ein klares Verhalten bestimmter Variablen zueinander charakterisiert. Beobachtung oder Aufzeichnung dieser Variablen (z.B. Augenbewegungen, Pulsmuster, Atmungsmuster, EEG-Muster, Motilität) liefert eine Methode zur Langzeitüberwachung von Verhaltenszuständen. Es gibt ausgedehnte Studien am reifen Neugeborenen, und man hat mehrere Versuche unternommen, die Zustände des Frühgeborenen zu definieren (z.B. Parmelee [14], Stefansky et al. [26]). Beim gesunden, reifen Neugeborenen ist die Koordination zwischen den Variablen so, daß Übergänge von einem Zustand in einen anderen nicht mehr als 2–3 min dauern (d.h. alle Variablen ihre Parameter auf die Charakteristika des neuen Zustands umgestellt haben [15, 25]). Es ist dieses Phänomen der Gleichzeitigkeit zwischen den Variablen in den Übergängen, das sich um die 36.–38. SSW entwickelt. Vor dieser Zeit sind die Zustände „schlecht organisiert" [15], da die einzelnen Variablen zusammenhangloser schwanken als später. Auf der anderen Seite gibt es Zeiten des Zusammenfallens der Zustandsvariablen, welche der Zustandsdefinition entsprechen; jedoch fangen sie weder gleichzeitig an noch enden sie gleichzeitig. Die Möglichkeit der zufälligen Koinzidenz bestünde selbst dann, wenn die einzelnen Variablen völlig unabhängig voneinander schwankten. Ein derartig extremer Zustand scheint selten vorzukommen, weil etwa von SSW 30–32 an eine bestimmte Tendenz in der Beziehung zwischen besonderen Zustandsvariablen vorhanden sein dürfte (s. Prechtl et al. [22]).

Was die Ontogonese der Verhaltenszustände des Fetus betrifft, so konnten Nijhuis et al. [12] an Mehrgebärenden zeigen, daß Feten nach einer Schwangerschaftsdauer von 36 bis 38 Wochen Verhaltenszustände entwickelt hatten, die in ihrer Organisation voll mit den Zuständen reifer Neugeborener vergleichbar waren. Natürlich mußte die Auswahl der Zustandskriterien an die besondere Situation im Uterus angepaßt werden und wich teilweise von den beim Neugeborenen angewendeten ab. Es wurden 3 unabhängige Variablen ausgewählt, nämlich Pulsmuster des Fetus (ohne Beschleunigungen während der Bewegungen), Augenbewegungen ja oder nein und allgemeine Körperbewegungen ja oder nein. Ein wichtiger Schritt wurde durch die Differenzierung zwischen „Koinzidenz“ und „echtem Verhaltenszustand“ erreicht. Als Koinzidenz wurde jeder Zeitraum bezeichnet, in dem die Parameter der Variablen den Kriterien eines bestimmten Zustands entsprachen, die Veränderungen während der Übergänge jedoch nicht gleichzeitig erfolgten. Mit dieser Unterscheidung wurde es viel einfacher, sich auf die ontogenetischen Vorgänge bei der Entwicklung echter Verhaltenszustände zu konzentrieren. In diesem Zusammenhang erheben sich 2 Hauptfragen:

1. Wie verläuft die Entwicklung der verschiedenen Koinzidenztypen?
2. Wann treten synchrone Übergänge auf, und ist die Entstehung der einzelnen Übergangsformen (zwischen bestimmten Zuständen) altersabhängig?

Die neue Studie von van Vliet et al. [30, 31] liefert Daten für eine Gruppe von Feten von Erstgebärenden mit niedrigem Risiko. Es ergeben sich gewisse kleinere Unterschiede zu der vorher untersuchten Gruppe von Mehrgebärenden [12]; aber die Zunahme des Prozentsatzes von Koinzidenzen zwischen der 32. und der 40. SSW, die Zustand 1 vorspiegelten, war ähnlich der in der Gruppe der Mehrgebärenden. Überraschend genug fand sich von SSW 36 bis 38 kein gehäuftes Auftreten in der Synchronisation bestimmter Übergangstypen. Das Auftreten gut koordinierter Übergänge ist innerhalb des gleichen Fetus widersprüchlich und folgt scheinbar keiner bestimmten Regel. Künftige Forschungsarbeiten sollten sich daher auf diese Aspekte konzentrieren anstatt über das Bestehen von Zuständen vor Woche 36 ohne schlüssige Daten zu spekulieren. Klar ist jedoch, daß die Auswahl der Zustandsvariablen entscheidend ist. Einzelne Variablen (z.B. fetaler Puls oder Augenbewegungen) sind zur Identifizierung von Zuständen ungenügend und daher irreführend.

Daß Verhaltenszustände nicht nur bequeme deskriptive Kategorien komplexer physiologischer Regulationen sind, sondern bestimmte Modi von Nervenfunktionen ausdrücken [18], zeigt sich anhand von Untersuchungen der input-output-relation bei Reizung mit unterschiedlichen Modalitäten (siehe Prechtl u. O'Brien [20]) an Neugeborenen. Die Reaktionsstärke auf eine bestimmte Art von Reizen verändert sich nicht nur mit unterschiedlichen Verhaltenszuständen, sondern unterschiedliche Reizmodalitäten verhalten sich in den gleichen Zuständen unterschiedlich. Diese regulativen Eigenschaften von Verhaltenszuständen sind auch beim Feten zu erwarten. Trotzdem sind die Verhaltenszustände bei Reizexperimenten am Fetus weitgehend vernachlässigt worden. Es gibt etwa 30 Publikationen über die Reaktion des Fetus auf transabdominale akustische Reize, aber der regulative Effekt von Zuständen wird lediglich in der neuen Arbeit von Schmidt et al. [24] systematisch untersucht. Es grenzt an Ironie, daß die gleichen Mängel der früheren Reizexperimente an Neugeborenen auch in neueren Untersuchungen am Fetus wieder auftauchen. Viele der nicht schlüssigen Ergebnisse hätten vermieden werden können, wenn Verhaltenszustände berücksichtigt worden wären. Es ist nur zu hoffen, daß die künftige Forschung am Fetus diesen methodologischen Aspekten, die auch die hohe Zahl von spontan auftretenden (jedoch zustandsabhängigen) Bewegungen mit Erhöhung des fetalen Pulses einschließt, Aufmerksamkeit schenkt. Wenn diese Variablen als Reaktionszeichen genommen werden, ist eine angemessene Bewertung ihrer Basisrate eine Voraussetzung für die Vermeidung falscher Interpretationen.

Eine weitere Domäne für die erfolgreiche Anwendung von Ultraschall ist die Forschung über den fetalen Kreislauf. Die Untersuchung von van Eyck et al. [3], in der gezeigt wird, daß Durchblutungsveränderungen in der fetalen Aorta mit Verhaltenszuständen in Beziehung stehen, gibt der fetalen Physiologie eine neue Dimension. Auch hier werden künftige Forschungsarbeiten die gleichzeitige Überwachung von Verhaltenszuständen berücksichtigen müssen.

Bei komplizierten Schwangerschaften muß der Kliniker den Zustand des Fetus überwachen können, und die Möglichkeit direkter Ultraschallbeobachtungen der fetalen Bewegungen sowie die Überwachung der Verhaltenszustände hilft ihm heute dabei. Beide Aspekte zeigen den Zustand des fetalen Nervensystems in viel direkterer Weise als dies durch die Überwachung des fetalen Pulses allein möglich ist. Veränderungen in der Zahl und Intensität der fetalen Bewegungen in widrigen Umständen ließen sich durch mechanische Aufzeichnung der fetalen Bewegungen feststellen [23]. Eine wesentliche Abnahme der Motilität scheint ein ernstes Zeichen zu sein, das oft einen terminalen Zustand des Fetus anzeigt. Allerdings erwies sich in einer Langzeitstudie der Bewegungen von Frühgeborenen mit niedrigem und hohem Risiko (und mit neurologischen Schäden) das Auftreten verschiedener Bewegungen nicht als aussagekräftiger Indikator für den neurologischen Zustand [19]. Neuere Untersuchungen zeigten einen weiteren Aspekt ihrer anomalen Bewegungsmuster. Frühgeborene mit Hirnschäden können sich monoton bewegen, wobei feine Schwankungen in Tempo, Kraft und Ausschlag ihrer Spontanbewegungen fehlen. Diese komplexen Phänomene lassen sich leicht erkennen, insbesondere, wenn man sie anhand von Videoaufnahmen betrachtet; sie sind jedoch außer mit Begriffen wie flüssig, variabel und geschmeidig sehr schwer zu beschreiben. Unsere visuelle Gestaltwahrnehmung ist ein leistungsfähiges und empfindliches Instrument, mit dessen Hilfe wir die gleichzeitige vielseitige Komplexität solcher Phänomene erkennen können. Solche Muster entziehen sich leicht der linearen Sequenz sprachlicher Beschreibung. Quantitative Messungen bestimmter Bewegungskomponenten wie z.B. Amplitude, Beschleunigung etc. werden nicht der wichtigen Komplexität gerecht und lassen Unterscheidungskraft vermissen. Jedoch muß der Wert solcher subjektiver Beurteilungen, die allein mit dem Auge ohne Hilfsmittel durchgeführt werden, noch untersucht werden. Nur ein hohes Maß an Intersubjektivität zwischen verschiedenen Beobachtern garantiert eine zufriedenstellende Objektivität der Beobachtungen.

In der neuen Untersuchung von Bekedam et al. [1] wurde diese Methode bei der Analyse der fetalen Bewegungen von Feten mit Wachstumsverzögerung angewendet. Die nachgewiesene hohe Übereinstimmung zwischen den Beobachtern beim Erkennen von qualitativ anomalen Bewegungen läßt hoffen, daß dieser Weg ein brauchbares klinisches Instrument für die Beurteilung des neurologischen Zustands des Fetus liefern wird.

Schwere Mißbildungen des Gehirns, wie z.B. Anenzephalie, führen zu stark verzerrten Bewegungen. Nicht nur die Qualität der Bewegungen ist anomal, sondern auch ihre zeitliche Folge. Oft sind die verschiedenen spezifischen Bewegungsmuster nicht mehr unterscheidbar, sondern verfließen in einer „motorischen Kakophonie". Visser et al. [29] weisen in ihrer Arbeit die enge Verbindung zwischen morphologischem Defekt und anomalen Bewegungsverhalten des Fetus nach. Diese Ergebnisse stehen in starkem Gegensatz zu Aussagen in der Literatur, nach denen Neugeborene mit Anenzephalie „sich nahezu normal bei Haltungstests, Muskeltonus und einigen der neonatalen Reflexe verhalten können" [8].

Da der Zeitplan, nach dem die verschiedenen spezifischen Bewegungsmuster auftreten, inzwischen recht sicher nachgewiesen ist, ist die Frage interessant, ob bestimmte Zustände in der Schwangerschaft zu einer Abweichung von dieser Entwicklungsfolge führen können. Visser et al. [28] haben eine Verzögerung beim Einsetzen aller spezifischen Bewegungsmuster außer einem bei Patientinnen mit Diabetes Typ I festgestellt. Lediglich die Atembewegungen des Fetus setzten nicht verspätet ein.

Neben Anomalien bei den Bewegungen oder ihrem verspäteten Einsetzen läßt sich der Entwicklungsverlauf von Verhaltenszuständen nun beim Risikofetus im Vergleich zu Fällen mit geringem Risiko untersuchen. Van Vliet et al. [31] haben die Entwicklung von Verhaltenszuständen bei Feten mit verzögertem Wachstum untersucht und in den meisten Fällen bei der Entwicklung der Verhaltenszustände eine Verzögerung festgestellt. Dies war unabhängig von der Tatsache der Fall, daß die unterschiedlichen Koinzidenzarten in ihrem Auftreten kaum verändert waren. Was bei diesen Feten offensichtlich anders war, war die Fähigkeit, ihre Variablen in den Übergängen zu synchronisieren. Diese Feststellung unterstreicht, wie wichtig es ist, zwischen Koinzidenz und echtem Verhaltenszustand zu unterscheiden. Ohne diese Unterscheidung hätten sich die Anomalien in der Entwicklung der Verhaltenszustände bei Feten mit verzögertem Wachstum nicht feststellen lassen.

Ultraschall-Untersuchungen des gesunden Fetus haben wesentlich zum Verständnis der neurologischen Entwicklung vor der Geburt beigetragen. Auch über das pränatale Verhalten sind wir wesentlich besser orientiert, und es ist jetzt möglich, genau zu beobachten, was der Fetus wirklich macht. Für die weitgehenden Spekulationen über ein „pränatales Seelenleben" sind keinerlei Bestätigungen erbracht worden. Es ist vielmehr anzunehmen, daß der Fetus gegen äußere Reize weitgehend abgeschirmt ist, was biologisch sinnvoll ist.

Literatur

1. Bekedam DJ, Visser GHA, de Vries JJ, Prechtl HFR (1985) Motor behaviour in the growth retarded fetus. Early Hum Dev 12: 155–165
2. Birnholz JC, Stephens JC, Faria M (1978) Fetal movement patterns: A possible means of defining neurologic developmental milestones in utero. AJR 130: 537–540
3. Eyck J van, Wladimiroff JW, Noordam MJ, Tonge HM, Prechtl HFR (1985) The blood flow velocity waveform in the fetal descending aorta: Its relationship to fetal behavioural states in normal pregnancy at 37–38 weeks. Early Hum Dev 12: 137–143
4. Hooker D (1952) The prenatal origin of behaviour. University of Kansas Press, Lawrence
5. Humphrey T (1978) Function of the nervous system during prenatal life. In: Stave U (ed) Perinatal Physiology. Plenum, New York, pp 651–683

6. Ianniruberto A, Tajani E (1981) Ultrasoniographic study of fetal movements. Semin Perinatol 5: 175–181
7. Kolata G (1984) Studying learning in the womb. Science 225: 302–303
8. Lou HC (1982) Developmental neurology. Raven, New York, p 291
9. Milani-Comparetti A, Gidoni EA (1967) Pattern analysis of motor development and its disorders. Dev Med Child Neurol 9: 625–630
10. Newbery H (1941) Studies in fetal behavior. IV. The measurement of three types of fetal activity. J Comp Psychol 32: 521–530
11. Newbery Norman H (1942) Fetal hiccups. J Comp Psychol 34: 65–73
12. Nijhuis JG, Prechtl HFR, Martin CB Jr, Bots RSGM (1982) Are there behavioural states in the human fetus? Early Hum Dev 6: 177–195
13. Okado N, Kojima T (1984) Ontogeny of the central nervous system: Neurogenesis, fibre connection, synaptogenesis and myelination in the spinal cord. In: Prechtl HFR (ed) Blackwell, Oxford (Clinics in developmental medicine, No 94, pp 79–92)
14. Parmelee AH (1975) Neurophysiological and behavioural organization of premature infants in the first months of life. Biol Psychol 10: 501–512
15. Parmelee AH Jr, Wenner WH, Akiyama Y, Schultz M, Stern E (1967) Sleep states in premature infants. Dev Med Child Neurol 9:70–77
16. Patrick J, Challis J (1980) Measurement of human fetal breathing movements in healthy pregnancies using a real-time scanner. Semin Perintaol 4: 275–286
17. Patrick J, Campbell K, Carmichael L, Natale R, Richardson B (1982) Patterns of gross fetal body movements over 24-hour observation intervals during the last 10 weeks of pregnancy. Am J Obstet Gynecol 142: 363–371
18. Prechtl HFR (1974) The behavioural states of the newborn infant (a review). Brain Res 76: 1304–1311
19. Prechtl HFR, Nolte R (1984) Motor behaviour of preterm infants. In: Prechtl HFR (ed) Continuity of neural functions from prenatal to postnatal life. Blackwell, Oxford (Clinics in developmental medicine, No 94 pp 79–92)
20. Prechtl HFR, O'Brien MJ (1982) Behavioural states of the fullterm newborn. The emergence of a concept. In: Stratton P (ed) Psychobiology of the newborn infant. Wiley & Sons, Chichester, pp 53–73
21. Prechtl HFR, Akiyama Y, Zinkin P, Kerr Grant D (1968) Polygraphic studies of the fullterm newborn infants. I. Technical aspects and qualitative analysis. In: Bax MCO, Mac Keith RC (eds) Studies in infancy. Heinemann, London (Clinics in developmental medicine, No 27, pp 1–25)
22. Prechtl HFR, Fargel JW, Weinmann HM, Bakker HH (1979) Posture, motility and respiration in low-risk preterm infants. Dev Med Child Neurol 21: 3–27
23. Sadovsky E, Ohel G, Havazeleth H, Steinwell A, Penchas S (1983) The definition and the significance of decreased fetal movements. Acta Obstet Gynecol Scand 62: 409–413
24. Schmidt W, Boos R, Gnirs J, Auer L, Schulze S (1985) Fetal behavioural states and controlled sound stimulation. Early Hum Dev 12: 145–153
25. Shirataki S, Prechtl HFR (1977) Sleep state transitions in newborn infants: Preliminary study. Dev Med Child Neurol 19: 316–325
26. Stefanski M, Schulze K, Bateman D, Kairam R, Pedley TA, Masterson J, James LS (1984) A scoring system for states of sleep and wakefulness in term and preterm infants. Pediatr Res 18: 58–63
27. Trevarthen C, Murray L, Hubley P (1981) Psychology of infants. In: Davis JA, Dobbing J (eds) Scientific foundation of pediatrics. Heinemann, London
28. Visser GHA, Bekedam DJ, Mulder EJH, Ballegooie E van (1985) Delayed emergence of fetal behaviour in type-1 diabetic women. Early Hum Dev 12: 167–172
29. Visser GHA, Laurini N, de Vries JIP, Bekedam DJ, Prechtl HFR (1985) Abnormal motor behaviour in anencephalic fetuses. Early Hum Dev 12: 173–182
30. Vliet MAT van, Martin CB Jr, Nijhuis JG, Prechtl HFR (1985) Behavioural states in the fetuses of nulliparous women. Early Hum Dev 12: 121–135
31. Vliet MAT van, Martin CB Jr, Nijhuis JG, Prechtl HFR (1985) Behavioural states in growth retarded human fetuses. Early Hum Dev 12: 183–197
32. Vries JIP de, Visser GHA, Prechtl HFR (1982) The emergence of fetal behaviour. I. Qua-

litative aspects. Early Hum Dev 7: 301–322
33. Vries JIP de, Visser GHA, Prechtl HFR (1984) Fetal motility in the first half of pregnancy. In: Prechtl HFR (ed) Continuity of neural functions from prenatal to postnatal life. Blackwell, Oxford (Clinics in developmental medicine, No 94, pp 79–92)
34. Vries JIP de, Visser GHA, Prechtl HFR (1985) The emergence of fetal behaviour. II. Quantitative aspects. Early Hum Dev 12: 99–120

Untersuchungen über akustische Einflüsse auf den Fetus

E. Saling, B. Arabin

Einführung und theoretische Grundlagen

Mit der stürmischen Entwicklung der klinisch-praktischen Geburts- und Perinatalmedizin, die in ihren Hauptbestandteilen erst in den letzten 2 Jahrzehnten entstanden ist, gehen auch interessante Entwicklungen auf psychologischem und auf sinnesphysiologischem Gebiet einher.

Die erstmalige Begegnung, die persönliche Kontaktaufnahme mit dem – wie es so prägnant heißt – Neu-Geborenen, hat viel von seinem zäsurartigen Charakter verloren. Es ist bei weitem nicht mehr das so völlig unbekannte Individuum, mit dem wir sofort nach der Geburt den ersten unmittelbaren Kontakt aufnehmen. Noch vor 25 Jahren war das Auskultieren der fetalen Herztöne die wichtigste Untersuchung des Fetus. Sonst aber war der Zustand des Kindes dem Schicksal überlassen. Man stand als Geburtshelfer, als Hebamme, als werdende Mutter vor dem fast völlig Unbekannten, dem damals noch wirklich so neu Geborenen, und war gespannt, ob das Kind beim ersten Anblick auch in dem erhofften guten Zustand sei.

Heute können wir bereits in der Embryonalperiode mit der Real-time-Sonographie Bewegungen und Reaktionsweisen des Fetus beobachten und gleichzeitig sein Wachstum kontrollieren. Wie durch systematische Untersuchungen von de Vries et al. (1982) festgestellt wurde, können charakteristische Verhaltensweisen des Embryos – darunter etwa Daumenlutschen, Gähnen, Atem- und Schluckbewegungen bzw. Schluckauf, träge oder ruckartige Bewegungen des gesamten Körpers oder isolierte Kopf- bzw. Extremitätenbewegungen – unterschieden werden.

In der fortgeschrittenen Fetalperiode, insbesondere im letzten Schwangerschaftsdrittel können verschiedene Verhaltenszustände des Fetus durch seine Bewegungs- sowie seine Herzfrequenzmuster, seine Augen- sowie ggf. auch Atembewegungen charakterisiert werden. Durch Analyse dieser Parameter wurden von Nijhuis et al. (1982) ab der 37. SSW 4 verschiedene, im übertragenen Sinne „Schlaf-/Wachzustände" des Fetus als 1 F – 4 F definiert.

Wenn ein Kind nach einer guten medizinischen Versorgung und, wenn nötig, nach einer intensiven Betreuung geboren wird, ist es demnach keineswegs mehr ein so „neu" existenter Erdenbürger, vielmehr ist es eine uns in mancher Hinsicht schon bekannte kleine „Person", die eigentlich nur umzieht aus dem intrauterinen in das extrauterine Milieu.

Auch das Kind kann seinerseits bereits intrauterin seine Umgebung über akustische Ereignisse wahrnehmen: Vom morphologischen Aspekt her gesehen sind, wie Omerod (1960) festgestellt hat, die Voraussetzungen für akustische Wahrnehmungen beim Fetus mit 6 Schwangerschaftsmonaten gegeben. Fetale Reaktionen auf Töne sind erstmalig nach Berichten von Timor-Tritsch et al. (1978) bereits 1925 beobachtet worden. Sontag u. Wallace haben 1936 einen Anstieg der Herzschlagfrequenz des Fetus als Reaktion auf akustische Impulse – beginnend mit 29 SSW – beobachtet. Der jüngste Fetus, der auf akustische Reize reagiert hat, war, nach Berichten von Wedenberg im Jahre 1965 26 Wochen, nach unseren eigenen Ergebnissen nur 25 Wochen alt. Dagegen konnte Nakai 1970 bei einem 22 Wochen alten Fetus noch keine Reaktionen feststellen.

Hirnaktionspotentiale nach akustischen Reizen

Es ist möglich, vom menschlichen Fetus ein EEG aufzuzeichnen. Solche Ableitungen sind bisher aber nur in kleinen Untersuchungsreihen vorgenommen worden, da der dazu unbedingt erforderliche Zugang zum Fetus nur nach Öffnen der Fruchtblase, demnach also erst unter der Geburt, möglich ist. Damit hat das fetale EEG bislang keine klinische Bedeutung erlangt.

Ein neues Verfahren, das noch völlig am Anfang steht, bietet Chancen, Zugang zum fetalen Hirn auch bei geschlossener Fruchtblase zu erhalten. Es ist dies die Magnetoenzephalographie (MEG). Wo Strom fließt, bilden sich gleichzeitig auch magnetische Felder. Die magnetischen Felder bieten den großen Vorteil, daß sie durch maternes Gewebe und durch das Fruchtwasser nicht wie die elektrischen Aktionspotentiale verändert werden; das heißt, ein MEG vom Fetus ist nach akustischer Evokation atraumatisch und nicht invasiv durch die Bauchdecke der Mutter ableitbar. Die erste erfolgreiche Ableitung ist uns im November 1983 in Zusammenarbeit mit dem Neurophysiologen T. Blum und dem Physiker R. Bauer gelungen und 1984 publiziert worden.

Auditorisch evozierte Potentiale des Gehirns weisen eine Latenzzeit zwischen dem Setzen des jeweiligen akustischen Signals und der Reaktion des Fetus auf. Nach Barden et al. (1968), Scribetta et al. (1971) und Artal et al. (1975) nehmen, wie im Tierexperiment gezeigt wurde, die Latenzzeitintervalle mit dem Gestationsalter fast linear ab; d.h. ähnlich der nach der Geburt meßbaren sog. Nervenleitgeschwindigkeit (Goeschen et al. 1983) könnte es in Zukunft mit der Magnetoenzephalographie möglich werden, das Gestationsalter des Fetus in Zweifelsfällen zu bestätigen oder, falls es falsch eingeschätzt war, zu korrigieren. Dies ist ein Problem, vor dem wir Geburtshelfer oft genug stehen, z.B. bei der Entscheidung, ob es sich um einen mangelversorgten Fetus handelt, bei dem eine intensive Behandlung durchgeführt werden sollte, oder ob der angenommene Geburtstermin verschoben werden muß, weil der zunächst festgelegte Termin falsch war und man deshalb noch abwarten könnte.

Akustisches Milieu in utero

Untersuchungsergebnisse über das akustische Milieu sind durch einzelne Mikrophonaufnahmen bekannt. Die ersten Untersuchungen am Menschen wurden durch Walker et al. (1971) durchgeführt und publiziert. Es ist schwierig, akustische Phänomene durch Beschreibung darzustellen. Die besten konkreten Eindrücke erhält man durch eigenes Hören. Wir haben deshalb nach Aufbau einer entsprechenden Vorrichtung ein Minimikrophon während der Wehen – also während des Geburtsvorgangs – in das Uteruskavum eingeführt und Aufnahmen der dort erfaßbaren Geräusche vorgenommen (Saling et al. 1985). Das Mikrophon maß 4,8 mm im Durchmesser und war 4 mm lang. Es wurde am vorderen Ende des sonst bei uns für die interne Wehenaufzeichnungen gebräuchlichen Interauterinkatheters eingebaut. Vorne, an der Schalleintrittsöffnung, wurde eine feine Folie befestigt, um das Mikrophon vor Feuchtigkeit zu schützen. Die Frequenzspanne des Mikrophons liegt – nach Angaben des Herstellers Sennheiser – zwischen 20 Hz und 10 000 Hz. Es umfaßt damit den Hauptfrequenzbereich des menschlichen Hörens. Die akustische Empfindlichkeit ist etwa 500mal besser als in den bisher publizierten Veröffentlichungen.

Deutlich zu hören waren bei unseren Aufnahmen zunächst einmal typische, d.h. rauschende, rhythmische Gefäßgeräusche der Mutter. Ferner war deutlich das Stöhnen der Kreißenden zu hören. Relativ am lautesten und am deutlichsten waren klirrende und gurrende Darmgeräusche der Mutter wahrzunehmen. Stimmen und Geräusche in der Entbindungskabine sind in utero identifizierbar.

Aus unseren Studien läßt sich feststellen, daß in utero ständig Geräusche zu hören sind; im Vordergrund stehen solche materner Herkunft. Hinzu kommen von außen in den uterinen Raum eindringende, mehr oder minder laute Geräusche.

Für diejenigen, die den graviden Uterus bislang fälschlicherweise als einen schallisolierten, abgeschirmten Raum angesehen haben, führen solche Feststellungen zu der Erkenntnis, daß der Fetus ständig von akustischen Ereignissen, vorzugsweise seitens der Mutter, aber auch seitens der engeren Umwelt umgeben ist.

Klinisch-praktische Nutzanwendung akustischer Stimulation

Die heute am weitesten verbreitete Methode, durch intrauterine Sauerstoffmangelzustände hervorgerufene Gefahren für den Fetus in der Spätschwangerschaft rechtzeitig zu erkennen, ist die Kardiotokographie (CTG). Die meisten Fachleute verlangen dabei eine Registrierdauer von 30–40 min. Wir versuchen seit Jahren, die Untersuchungsdauer abzukürzen, diese diagnostische Methode also ökonomischer zu gestalten. So haben wir festgestellt, daß beim Vorhandensein von mindestens 2 Kindsbewegungsakzelerationen – von amerikanischen Kollegen nicht ganz zutreffend „non stress test" genannt (Everton et al. 1979) – man bereits nach 10 min Beobachtungsdauer den Zustand des Kindes als gut bezeichnen kann (Goeschen et al. 1983). Diese Kindsbewegungsakzelerationen treten aber tatsächlich nur bei einem Teil der Feten auf.

Seit etwa einem Jahr setzen wir deshalb versuchsweise zusätzlich einen einfachen akustischen Stimulationstest ein, nämlich den von Saling angeregten Fahrradklingeltest. Reagiert der Fetus auf das Geräusch einer Fahrradklingel mit einer unmittelbar folgenden, deutlich wahrnehmbaren Beschleunigung seiner Herzschlagfrequenz (Abb. 1), so gehen wir zunächst noch hypothetisch davon aus, daß der Fetus unbeeinträchtigt und folglich gut versorgt ist. Dies ist insbesonders dann von praktischer Bedeutung, wenn innerhalb von etwa 5–8 min Registrierdauer der Herzschlagfrequenz keine der vorhin genannten Kindsbewegungsakzelerationen aufgetreten sind.

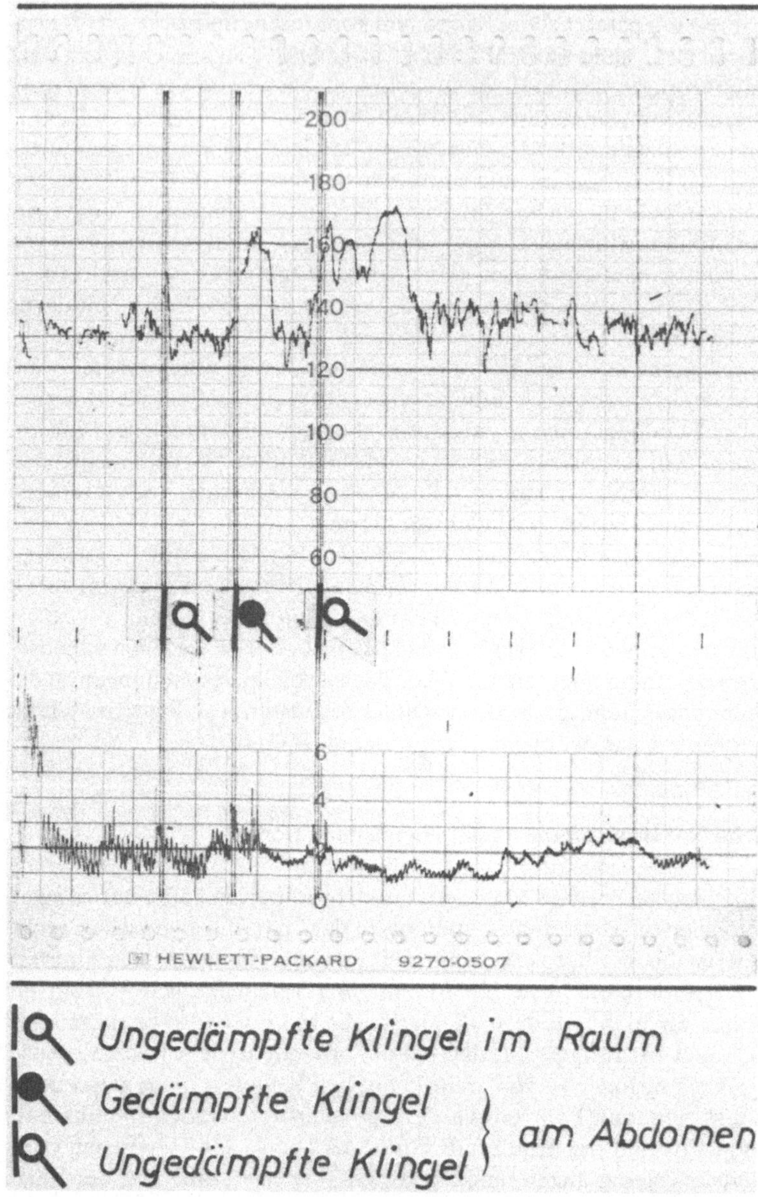

Abb. 1. Beispiel für die sich steigernden Reaktionen des Fetus (Akzelerationen) im antepartalen Kardiotokogramm auf immer kräftigere Reize beim „Fahrradklingeltest". Von links nach rechts erfolgte die Stimulation mit einer ungedämpften Klingel im Raum, dann mit einer gedämpften und schließlich einer ungedämpften dem mütterlichen Abdomen aufgelegten Klingel

Hier wäre entweder eine weitere, entsprechend lange Registrierung erforderlich, oder aber man müßte den von uns vor Jahren entwickelten Kniebeugenbelastungs-

Test durchführen. Beides bedeutet einen zusätzlichen Aufwand für die Schwangere und für das Personal. Von Bedeutung dürfte bei dem Fahrradklingeltest der aktuelle Verhaltenszustand (englisch: behavioural state) des Fetus sein. Die Reaktion ist um so weniger ausgeprägt, je schwächer der Reiz und je ruhiger das Stadium, in dem sich der Fetus befindet, ist (z.B. im „Tiefschlaf"). Deshalb steigern wir, wenn erforderlich, stufenweise die Reizintensität: Zuerst erfolgt das Klingeln im Raum. Reagiert der Fetus darauf nicht, erfolgt das Klingeln mit einer mit Isolierband umwickelten und damit gedämpften Fahrradklingel an der Bauchdecke der Mutter. Wenn auch damit kein Effekt zu erzielen ist, wird eine ungedämpfte Fahrradklingel und schließlich (selten) ein Rasselvibrator, auf den wir später noch kurz eingehen werden, an der Bauchdecke der Mutter angesetzt. In Abb. 1 sieht man deutlich, daß dieser Fetus auf jeden nächststärkeren akustischen Klingelreiz immer deutlicher reagiert hat.
Ob diese von uns zur Zeit untersuchten akustisch provozierten Herzfrequenzakzelerationen in ihrer prognostischen Wertigkeit den spontanen Kindsbewegungsakzelerationen in etwa gleichzusetzen sind, bleibt jedoch noch einer systematischen Analyse unserer Daten vorbehalten.

Polygraphisch erfaßte Reaktionsmuster des Fetus

Schließlich möchten wir auf eine z.Z. bei uns in Zusammenarbeit mit den Doktorandinnen S. Riedewald und C. Zacharias – laufende Studie über intrauterine fetale Verhaltenszustände eingehen. Dabei werden mit zwei Real-time-Ultraschallgeräten gleichzeitig Kopf-, Körper-, Extremitäten-, Augen- und Atembewegungen des Fetus beobachtet sowie mit Hilfe des sog. Actokardiographen der Firma Toitu durch Autokorrelationsverfahren die fetale Herzfrequenz sowie über Doppler-Verfahren die Summe aller fetalen Bewegungen registriert.
Zunächst werden die fetalen Parameter (s. oben) sowie zusätzlich die Herzfrequenz der Mutter über mindestens 1 h lang auf 9 Kanälen mit einem Papiervorschub von 2 cm/min simultan aufgezeichnet und die fetalen Bewegungen zusätzlich auf Video gespeichert, um sie in Zweifelsfällen einer neuen Analyse zu unterziehen. Nach Kenntnis des jeweiligen aktuellen Verhaltenszustands werden akustische Stimulationen ausgeführt und die Reaktionen des Fetus anhand der oben beschriebenen Parameter in ihrer Intensität und Zeitdauer beobachtet. Exemplarisch wurde dabei zunächst der Einfluß von kurzen Geräuschen (Fahrradklingel und Rasselvibrator) sowie alsdann von kurzanhaltenden monofrequenten Tönen, die jeweils über 5 min in regelmäßigen Intervallen von 1 s erzeugt wurden, geprüft. Da die akustische Stimulation mit Fahrradklingel und Vibrator am Abdomen der Mutter erfolgte, ist als Einflußgröße nicht nur der akustische Reiz, sondern auch die Vibration speziell bei dem auf Anregung amerikanischer Kollegen (R. Paul, persönliche Mitteilung) eingesetzten Rasselvibrator, zu berücksichtigen.
In Abb. 2, einem Ausschnitt von 12 min einer Aufzeichnung, ist erkennbar, daß der Fetus in der 38. SSW nach akustischer Stimulation mit ungedämpfter Klingel am Abdomen mit einer deutlichen, etwa 1 min anhaltenden, später sich wiederholenden Herzfrequenzakzeleration von über 20 Schlägen/min und simultan starken Extremitäten-, Körper- sowie Kopfbewegungen reagiert hat.

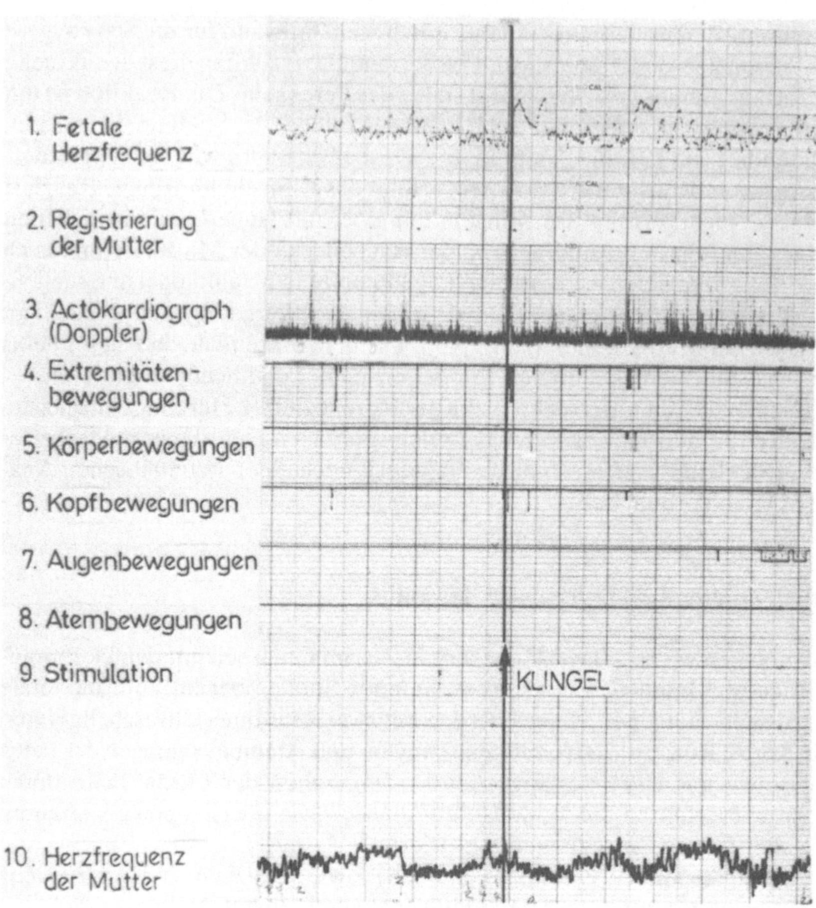

Abb. 2. Beispiel für die kurze (reflexartige) Reaktion des Fetus in SSW 37/1 nach Stimulation mit einer ungedämpften Klingel am Abdomen. Polygraphische Aufzeichnungen über fetale Verhaltensmuster zeigen: Akzeleration der Herzschlagfrequenz sowie Extremitäten-, Körper- und Kopfbewegung

Die fetale Reaktion im folgenden Beispiel (Abb. 3) unterscheidet sich deutlich vom vorangegangenen; die Stimulation erfolgte mit dem Vibrator. Der Fetus reagierte mit einer über 15 min anhaltenden Änderung seines ursprünglichen Verhaltensmusters, wobei sich nicht nur die Bewegungsfrequenz und -qualität, sondern auch die Basalfrequenz und die Oszillationen der Herzfrequenz (Tachykardie mit Oszillationsverlust) über die Zeitspanne deutlich unterschieden.
Desgleichen setzte eine lang anhaltende Steigerung der gesamten Kindsbewegungen ein.
Im folgenden Fall ist die fetale Reaktion auf die regelmäßige Intervallstimulation mit 500 Hz aus einem Lautsprecher, der im 1-s-Takt ertönte, dargestellt (Abb. 4). Dabei ist erkennbar, daß mit Einsetzen der monotonen Intervallstimulation die Bewegungen fast vollständig stagnierten und keine Herzfrequenzakzelerationen bis zum Sistieren der monofrequenten Töne stattfanden. Unmittelbar nach Absetzen kam es

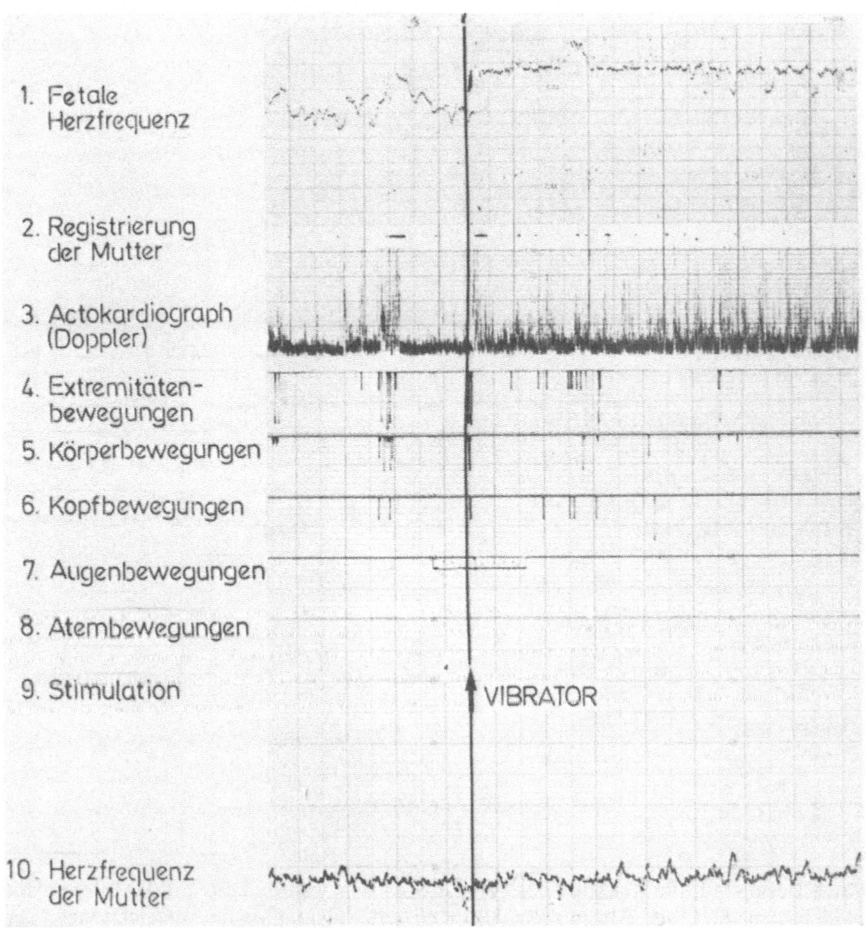

Abb. 3. Beispiel für eine anhaltende Reaktion des Fetus in der SSW 34/3 nach Stimulation mit dem Rasselvibrator am Abdomen. Polygraphische Aufzeichnungen fetaler Verhaltensmuster zeigen: Anstieg der Herzschlagfrequenz mit Oszillationsverlust und Zunahme der gesamten fetalen Bewegungen

erneut zu Kindsbewegungen in Kombination mit Akzelerationen der Herzschlagfrequenz.

Schließlich haben wir die fetalen Reaktionen sowohl auf die kurzen akustischen Stimulationen mit Klingel und Vibrator als auch auf die monotonen Intervall-Stimulationen systematisch analysiert: In Abb. 5 ist erkennbar, daß speziell die anhaltenden Reaktionen auf den Vibratorreiz viel häufiger sind. Gleichzeitig zeigt sich, daß mit zunehmendem Gestationsalter auch die fetalen Reaktionen auf akustische Reize, speziell die anhaltenden Reaktionen (rechts im Bild), aber auch die kurzen Reaktionen (links im Bild), zunehmen.

Ähnliche, allerdings mit nur einem Ultraschallgerät und einem Kardiotokographen durchgeführte Untersuchungen haben 1982 Prenzlau et al. in Ostberlin durchgeführt. Sie haben Reaktionen des Fetus auf akustische Reize eines Körperschallge-

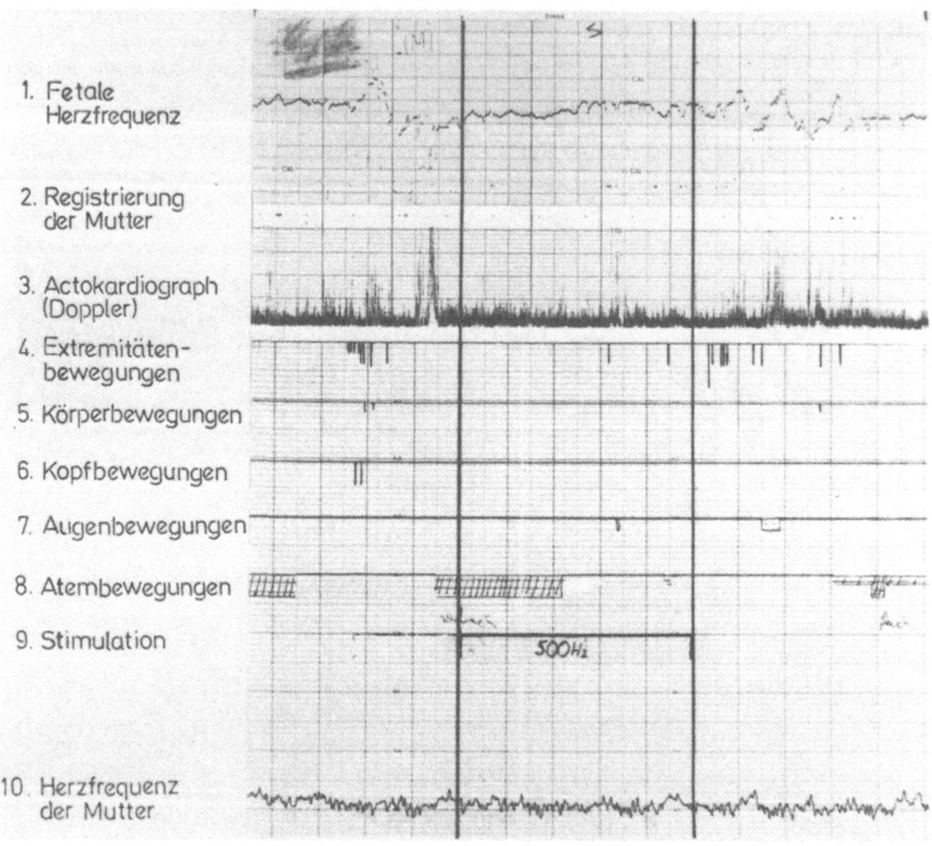

Abb. 4. Beispiel für die Reaktion des Fetus in SSW 34/4 während monotoner Intervallstimulation (Töne von 500 Hz im Abstand von 1 s über 5 min. Polygraphische Aufzeichnungen der fetalen Verhaltensmuster zeigen: Reduktion der Anzahl der Herzfrequenzakzelerationen sowie Abnahme fetaler Bewegungen

bers, wie er in HNO-Kliniken eingesetzt wird, beobachtet. Ihr Hauptergebnis war, daß Neugeborene mit niedrigerem Körpergewicht eine geringere Ansprechbarkeit aufwiesen.

In Abb. 6 sind die fetalen Reaktionen auf die monotonen Intervallstimulationen, d.h. im einzelnen die Zahl der Kopf- (links), Rumpf- (Mitte) und Extremitätenbewegungen (rechts) vor, während und nach der 5minütigen Stimulation mit monofrequenten Tönen von 500 Hz und 1000 Hz dargestellt.

Es ist deutlich erkennbar, daß die Zahl aller Bewegungen nach Beginn der monofrequenten Töne abnahm und nach Ende der Intervallstimulation wieder zunahm.

Den Grund für dieses Verhalten des Fetus können wir uns noch nicht eindeutig erklären. Hier sind noch weitere Untersuchungen erforderlich. Es mag sein, daß eintönige Geräusche den Fetus beruhigen, vielleicht auch einschläfern. Dies ist natürlich eine Spekulation und erfordert noch weitere Untersuchungen im Rahmen der Verhaltensforschung beim noch Ungeborenen.

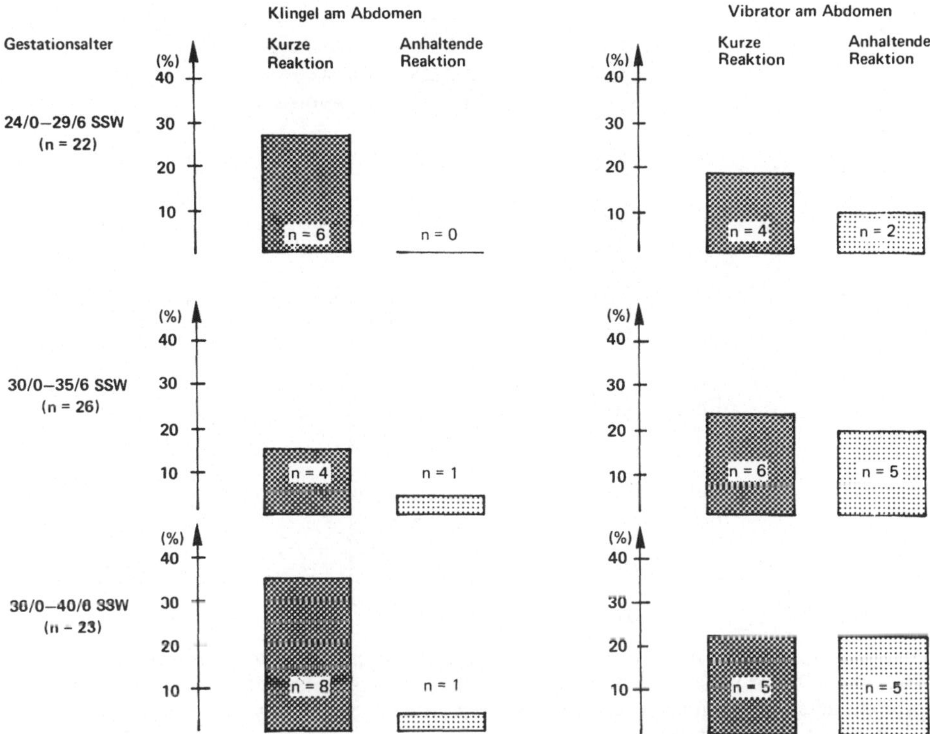

Abb. 5. Systematische Analyse kurzer bzw. anhaltender fetaler Reaktionen nach Stimulation mit ungedämpfter Klingel oder Rasselvibrator aufgeschlüsselt nach Gestationsalter (n = 71) (Bezugsquelle: polygraphische Ableitung)

Literatur

Artal R, Rosen MG, Sokol (1975) Fetal response to sound. Contemp Obstet Gynecol 5: 13–16

Barden TP, Pelzman P, Graham JT (1968) Human fetal E.E.G. response to intrauterine acustic signals. Am J Obstet Gynecol 100: 1128–1134

Blum T, Saling E, Bauer R (1984) Fetale Magnetoenzephalographie I: Erstmalige pränatale Registrierung eines auditorisch evozierten neuromagnetischen Feldes. Z EEG EMG 15: 34–37

Evertson LR, Thauthier RJ, Schifrin BS, Paul RH (1979) Antepartum fetal hear rate testing. I. Evaluation of the non-stress-test. Am J Obstet Gynecol 133: 29–33

Goeschen K, Pluta M, Rothe J, Saling E (1983) Measurement of the motor nerve conduction velocity: Precise method of estimating maturity in the newborn. Br J Obstet Gynaecol 90: 61–68

Goeschen K, Saling E (1984) Rationelle Diagnostik fetaler O_2-Gefahrenzustände in der Spätschwangerschaft. In: Dudenhausen JW, Saling E (Hrsg) Perinatale Medizin, Bd X. Thieme, Stuttgart New York, S 79–80

Nakai Y (1970) An electron microscopic study of the human fetus cochlea. Pract Oto Rhino Laryngol 32: 257–267

Nijhuis JG, Prechtl HFR, Martin CB, Boots RS (1982) Are there behavioural states in the human fetus? Early Hum Dev 6: 117–195

Omerod FC (1960) The pathology of congenital deafness in the child. In: Ewing A (ed) The modern educational treatment of deafness. Manchester University Press, Manchester, p 8

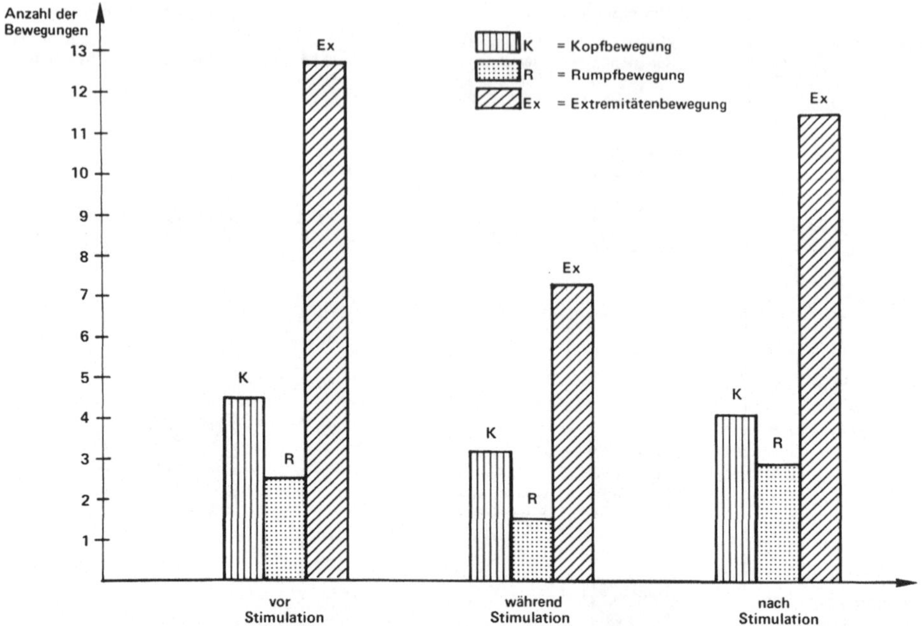

Abb. 6. Systematische Analyse fetaler Reaktionen während monotoner Intervallstimulation (Töne von 500 oder 1000 Hz im Abstand von 1 s über 5 min, aufgeschlüsselt nach Kopf-, Rumpf- und Extremitätenbewegungen vor, während oder nach der Stimulation (n = 26) (Bezugsquelle: polygraphische Ableitungen)

Prenzlau P, Hoffmann H (1982) Ein nicht invasiver Streßtest zur fetalen Bewegungsstimulation. Zentralbl Gynäkol 104: 960–964

Saling E, Blücher U, Rothe J (1985) Mikrofon-Aufnahmen in utero – akustisches Milieu des menschlichen Feten. Sitzungsbericht der Gesellschaft für Geburtshilfe und Gynäkologie in Berlin, Geburtsh u Frauenheilk 45: 682–684

Scibetta JJ, Rosen MG, Hochberg CJ, Chik L (1971) Human fetal brain response during labor. Am J Obstet Gynecol 109: 82–85

Sontag LW, Wallace RF (1936) Changes in the rate of the human fetal heart in response to vibratory stimuli. Am J Dis Child 51: 583–589

Timor-Tritsch IE, Dierker LJ, Hertz RH, Deagan C, Rosen MG (1978) Studies of antepartum behavioural states in the human fetus at term. Am J Obstet Gynecol 132: 524–528

De Vries JIP, Visser GHA, Prechtl HFR (1982) The emergence of fetal behaviour I. Qualitative aspects. Early Hum Dev 7: 301–322

Walker D, Grimwade J, Wood C (1971) Intrauterine noise: A component of the fetal environment. Am J Obstet Gynecol 109: 91–95

Wedenberg E (1965) Prenatal test of hearing. Acta Oto Rhino Laryngol [Suppl] 206: 27–32

Das intrauterine Leben aus psychosomatischer Sicht

W. Dmoch

Kulturelle Tradition

Vorstellungen, die so alt wie die Menschheit sind, haben sich u.a. in fernöstlichen Religionen niedergeschlagen und sind uns im Wiedergeburtsparadigma überliefert, demzufolge zugleich mit der Zeugung die Beseelung des Kindes stattfindet. Man findet sie vorwiegend in den Religionen derjenigen Kulturen, in denen die Vorstellung von der Seelenwanderung akzeptiert ist.
Aus unserer eigenen religiösen Tradition sind Vorstellungen von der Eigenaktivität des ungeborenen Kindes überliefert: Das Alte Testament berichtet (1. Mos. Kap 25, 22–26) vom intrauterinen Streit zwischen Jakob und Esau um das Vorrecht der Erstgeburt. Ihr postnatales Dasein erweist sich, wie es Müller-Eckhard (1961) einmal formuliert hat, als Fortsetzung ihres konflikthaften Geburtsweges.
Auch das Neue Testament kennt die pränatale Eigenaktivität des Ungeborenen: Der Arzt Lukas (Luk. Kap. 1, 41, 44) berichtet von Elisabeth, die ihr Kind im Leibe vor Freude hüpfen fühlt, als sie von der gleichfalls schwangeren Maria begrüßt wird.
Der Kirchenschriftsteller Tertullian spricht ebenfalls davon, daß der Fetus vom ersten Augenblick der Zeugung an beseelt ist, und überwindet so den aristotelischen Standpunkt, das Neugeborene sei eine Tabula rasa; diese Auffassung findet sich noch bei René Spitz (1957): „Das Neugeborene ist psychisch eine undifferenzierte Masse." Eine mittlere Position nimmt Thomas von Aquin ein, der von einer „sukzessiven Animation" des ungeborenen Kindes spricht.
Die zur Volksweisheit verdichtete Lebenserfahrung spricht davon, daß „eine weinende Mutter ein greinendes Kind zur Welt bringen" werde. Auch frühere geburtshilfliche Aufzeichnungen bestätigen die Auffassung vom Eigenleben des ungeborenen Kindes. So schreibt die kurbrandenburgische Hofwehemutter Justine Siegemundin im 1. Hebammenlehrbuch deutscher Sprache: „todes kind hilft sich nit." Sie führt den zuweilen verzögerten Geburtsbeginn oder den erschwerten Verlauf der Geburt auf die mangelnde Eigenaktivität eines intrauterin abgestorbenen Kindes zurück.
Die Vorstellung von der Wechselbeziehung zwischen Kind und Mutter ist also altes Kulturgut.

Frühe psychoanalytische Vorstellungen

Freud betonte in seiner Schrift „Das Ich und das Es" wiederholt, daß unser Ich – das Zentrum der Wahrnehmungsfunktion und des Identitätsgefühls – zu allererst ein körperliches ist. Diese Aussage macht er vorwiegend für die bewußten Anteile des Ich.

Die Alltagserfahrung mag ihm darin leicht zustimmen, es wird sich jedoch Widerspruch regen gegen die Annahme, daß auch ein ungeborenes Kind ein Ich habe. Wir sind ja gewöhnt, Ich-Gefühle weitgehend mit den Funktionen von Wahrnehmung und Erleben in Verbindung zu bringen, bei denen es sich um hochkomplexe psychische Leistungen handelt, durch die Sinnesreize zu mentalen Bildern aufgebaut werden. Solche Leistungen trauen wir dem Ungeborenen um so weniger zu, je jünger es ist.

Daher wird ein Naturwissenschaftler zunächst skeptisch reagieren, wenn er mit dem Begriff „pränatale Psyche" konfrontiert wird.

Freud hat in seinen Forschungen die vorgeburtliche Zeit ebenso wie die Erfahrungen der eigenen Geburt nicht besonders beachtet; freilich hat er sie auch nicht ausdrücklich ausgeschlossen. Er äußert sich vielmehr in eigentümlicher Weise widersprüchlich. In seinem Aufsatz „Hemmung, Symptom und Angst" läßt er erkennen, wie selbstverständlich ihm die Vorstellung war, „daß die Mutter, die zuerst alle Bedürfnisse des Fötus durch die Einrichtungen ihres Leibes beschwichtigt hatte, dieselbe Funktion zum Teil mit anderen Mitteln auch nach der Geburt fortsetzt. Intrauterinleben und erste Kindheit sind weitmehr ein Kontinuum, als uns die auffällige Zäsur des Geburtsaktes glauben läßt."

Möglicherweise war es der 2 Zeilen darauf folgende Satz, der für lange Zeit die Aufmerksamkeit von den psychologischen Bedeutungen dieses Wechsels in einen anderen Existenzraum ablenkte: „Das psychische Mutterobjekt ersetzt dem Kinde die biologische Fötalsituation. Wir dürfen darum nicht vergessen, daß im Intrauterinleben die Mutter kein Objekt war und daß es damals keine Objekte gab."

Für diese Behauptung führt Freud keinerlei Beweis an, was um so schwerer wiegt, wenn man bedenkt, wie peinlich genau Freud sonst Beobachtung und Beweis von Vermutung und Spekulation unterscheidet.

In seiner Auseinandersetzung mit der Arbeit seines Schülers Otto Rank leugnet Freud zunächst die Bedeutung des perinatalen Geschehens für die Psyche: „Im Geburtsakt besteht eine objektive Gefahr für die Erhaltung des Lebens; wir wissen, was das in der Realität bedeutet. Aber psychologisch sagt es uns gar nichts. Die Gefahr der Geburt hat noch keinen psychischen Inhalt. Sicherlich dürfen wir beim Fötus nichts voraussetzen, was sich irgendwie einer Art von Wissen um die Möglichkeit eines Ausgangs in Lebensvernichtung annähert."

Dann aber ändert sich seine Haltung, indem er deskriptiv wird: „Der Fötus kann nichts anderes bemerken, als *eine großartige Störung in der Ökonomie seiner narzißtischen Libido*. Große Erregungssummen dringen zu ihm, erzeugen neuartige Unlustempfindungen, manche Organe erzwingen sich erhöhte Besetzungen, was wie ein Vorspiel der bald beginnenden Objektbesetzung ist; was davon wird als Markenzeichen einer ‚Gefahrsituation' Verwertung finden?" Dann aber resigniert Freud schließlich: „Wir wissen leider viel zu wenig von der seelischen Verfassung des Neugeborenen, um diese Frage direkt zu beantworten."

Man kann annehmen, daß der so belesene Siegmund Freud die Äußerungen von Erasmus Darwin (Großvater von Charles Darwin, dem Begründer der Abstammungslehre) kannte, der schon im 18. Jahrhundert ganz ähnlich geschrieben hatte: „Die ersten starken Empfindungen, die nach der Geburt auf das Junge eindringen, entstehen durch die Atemnot mit Beklemmungen der Brust, durch den plötzlichen Übergang aus einer Temperatur von über 37° in unser kaltes Klima ... und aus dem Erleben dieser ersten unlustvollen Empfindungen entsteht der Angstaffekt, der nichts anderes ist, als die Erwartung unlustvoller Sensationen. Diese frühzeitige Kombination von Bewegung und Empfindung erhält sich durch das ganze spätere Leben."

In der Folgezeit hat sich der Hauptstrom der Psychoanalyse nicht mehr mit diesem Thema befaßt, obwohl Ferenczi (1924) und Rank (1924) erste ernsthafte Bemühungen um die psychologischen Implikationen der Perinatalzeit gezeigt hatten. Man könnte hier von selektiver Unaufmerksamkeit oder von einem kollektiven Verdrängungsvorgang sprechen, da sich im gleichen Jahr wie Rank auch Graber (1924) mit dem Wechsel der Daseinsweise des Kindes beschäftigt und die Entwicklung der Ambivalenz auf die perinatalen Geschehnisse bezogen hatte. Lange Zeit blieb er jedoch mit seinem Interesse für die pränatale Psyche allein.

Entwicklungsbiologische Untersuchungen

Die Forschung konzentrierte sich auf die komplexen Vorgänge der Entwicklung innerhalb der Strukturen, die das materielle Substrat der Psyche darstellen. So beschrieb Minkowski das stufenweise Reifen des zentralen Nervensystems und gab an, ab welchem Zeitpunkt er Reflexbewegung und motorisches Verhalten erwartete. In den 30er Jahren führte er Untersuchungen in vitro an kurzfristig überlebenden Feten aus Fehlgeburten durch und schloß von dem beobachteten Verhalten auf 4 Entwicklungsphasen:

1. neuromuskuläre Phase bis etwa zur 12. SSW,
2. frühfetale, spinal-bulbäre Phase etwa bis zur 16. SSW,
3. tegmento-bulbo-spinale Phase bis etwa zur 24. SSW,
4. subkortikale Phase etwa ab der 28. SSW.

Später haben Hooker (1952) und Humphrey (1970) die Formen der Bewegung angegeben, die mit der zunmehmenden neuromuskulären Reife des Fetus differenzierter werden. Es handelt sich um zunächst ruckartig anmutende Bewegungen des gesamten Körpers, zu dem später dann Beugungen des Rumpfes und des Kopfes hinzukommen; erst zuletzt werden Beugungen und Streckungen der Extremitäten entwickelt.

Es ist jedoch zu bedenken, daß diese in vitro durchgeführten Untersuchungen an überlebenden Feten nicht einfach darauf schließen lassen, von welchem Zeitpunkt ab diese Bewegungsmuster im spontanen Verhalten intrauterin auftauchen. Es muß daran erinnert werden, daß die Feten in einer unphysiologischen Umgebung und im Absterben begriffen waren. Diese Tatsachen schränken die Interpretationsmöglichkeiten der beobachteten Phänomene wesentlich ein.

Wie Prechtl haben auch Reinold (1976), Hansmann et al. (1985) und Terinde (1983 und in Rothkopf et al. (1985) sich in den letzten Jahren mittels Ultraschallaufnahmen für die fetalen Bewegungsmuster im Uterus interessiert und aktive Embryonalbewegungen ab der 8. SSW, komplexe und koordinierte Bewegungen schon ab der 12. und sicher in der 16. Woche beobachten und klassifizieren können. Nach Reinold wird ein über Stunden bewegungsloser Embryo mit noch registrierbarer Herzaktion mit großer Wahrscheinlichkeit bald absterben. Bestimmte Bewegungsmuster in der Fetalzeit bedeuten für den untersuchenden Gynäkologen Wohlbefinden des Kindes, und bestimmte andere motorische Muster sind Ausdruck einer intrauterinen Notsituation. Ähnlich können die Muster des Schlaf- und Wachrhythmus nach ihrer Art und Intensität, Dauer, Häufigkeit und Ausdehnung erfaßt und bewertet werden. So werden bestimmte Abweichungen, wie Wechsel von heftigen Bewegungsstürmen mit abnorm langen Ruhepausen in Verbindung mit einer früheren Wachstumsretadierung, als Hinweise auf eine Mißbildung des Kindes gewertet.

In dem lesenswerten Buch von Gross (1982) *Was erlebt ein Kind im Mutterleib?* werden die fetalen Reflexantworten auf bestimmte Umweltreize beschrieben. Die Untersuchungen wurden mit z.T. gefährlichen und invasiven Methoden durchgeführt.

Wie Peiper schon 1925 durch Röntgenaufnahmen feststellen konnte, zuckte auf das Ertönen einer Autohupe vor dem Bauch der Mutter der Fetus zusammen, während die Mutter selbst ruhig blieb, weil sie an diesen Reiz adaptiert und auf ihn vorbereitet war. So hat die von Saling hier demonstrierte Untersuchung mit der Fahrradklingel einen historischen Vorläufer (zit. nach Gross 1982).

1937 prüfte de Snoo den fetalen Geschmackssinn: Mit geschmacklich verschiedenen Zusätzen konnte er das Fruchtwasserschlucken hemmen oder anregen: Bei Zugabe von Chinin trank der Fetus sehr viel weniger Fruchtwasser und schien das Gesicht dabei zu verziehen; Süßstoff regte das Fruchtwasserschlucken an (zit. nach Gross 1982).

Durch EEG-Messungen an Feten im 7. Monat – wohlverstanden intrauterin – wurde festgestellt, daß der Anteil der REM-Phasen beim Fetus um ein Vielfaches höher liegt als beim Neugeborenen und nach der Geburt mit fortschreitendem Alter abnimmt.

Diese Befunde, die als Erkenntnisse zur Sicherung des Konstruktes einer pränatalen Psyche herangezogen werden, sind sicher wichtig und beeindruckend; dennoch sollten wir uns klarmachen, daß sie zum größten Teil von Feten stammen, die nach den Untersuchungen im Rahmen einer Abruptio sterben mußten. Terinde (1983) meinte hierzu: „Der Hang nach optisch perfekter Darstellung des intrauterin befindlichen Feten verleitet uns dazu, die schönen Bilder von Embryonen und Feten in den Büchern zu bewundern, die werdenden Müttern zur Information mitgegeben werden. Wir verdrängen, daß sie von sterbenden und toten Feten stammen.“ Gross (1982) berichtete über seine Erfahrungen mit der Ultraschalldiagnostik in der Schwangerschaft: „Auch Ultraschall scheint er (der Fete) nicht zu mögen. Ein befreundetes Ärzteehepaar berichtete mir, daß ihr Kind im Mutterleib fast vor dem Ultraschall zu fliehen begann. All das weist darauf hin, daß der Fetus so etwas wie ein Empfinden haben muß, mit dem er entscheiden kann, ob ihm etwas gefällt oder nicht.“

Terinde (Rothkopf et al. 1985), der seine wissenschaftliche Aufmerksamkeit als frauenärztlicher Ultraschallexperte u.a. auf das Erleben und Verhalten von Schwangeren im Umgang mit der Ultraschalldiagnostik richtete, ist sich sicher, daß Feten sich wohl oder unwohl fühlen können. Dies hat dazu geführt, daß ein bei der Ultraschalldiagnostik schlafend gefundener Fetus zum Beweis seines Wohlbefindens aus seiner Ruhe geweckt wird. Der Weckversuch mittels des Kontaktes der Hände durch die Bauchdecken führt zu einer „Startle"-Reaktion des Fetus, der darauf ein charakteristisches Bewegungsmuster zeigt. Fällt diese Reaktion anders als erwartet aus, muß nach den Gründen des schlechten Befindens dieses Kindes gesucht werden.

Aus alledem kann gefolgert werden, daß sich das Kind schon zu einer sehr frühen intrauterinen Zeit aktiv verhält, auf Reize reagiert, sich erschrecken kann und/oder sogar neugierig auf ihm unbekannte Reize reagiert. So scheint die Aussage von Foresti (1982) akzeptabel: „Es ist erwiesen, daß der Fetus vom Augenblick der Empfängnis an ein Leben mit Beziehungen zu seiner Umwelt lebt, in dem es nicht an Spannungszuständen fehlt."

Andere Forscher haben sich mit der Aufklärung von Schädigungen befaßt, die von der Mutter ausgehen. Dabei ist zunächst an ein schädigendes Verhalten zu denken, wie etwa Rauchen, Alkoholmißbrauch, Tablettenabusus oder Morphinsucht, welche schwere körperliche Beeinträchtigungen für das Kind nach sich ziehen und damit das materielle Substrat für die sich entwickelnde Psyche schädigen.

In einer 1956 erschienenen Studie beschrieben Strean u. Peer bei Kindern mit Gaumenspalten, daß ihre Mütter in der Schwangerschaft einer hohen Zahl von emotionalen und physischen Streßsituationen ausgesetzt waren. In weiterer Verfolgung dieser Sichtweise kam Ferreira (1960, 1965) zum Schluß, daß die mütterliche Einstellung auch im Unbewußten nachteilig auf das Kind wirken kann: Mütter, die fürchteten, daß sie ihrem Kind geschadet hätten oder schaden könnten, hatten Kinder mit mehr postnatalen Verhaltensauffälligkeiten. Ähnlich untersuchte auch Tec (1965) und kam zu dem Schluß, daß „die mütterliche Ablehnung des Kindes in undifferenzierter Weise als Angriff auf das Leben erfahren wird", so daß diese Kinder durch ihre nervöse, gereizte und ängstliche Konstitution auffallen und auf Belastungen mit übermäßigen Alarmreaktionen antworten.

Hultin u. Ottoson (1971) untersuchten die perinatale Situation ungewollter Kinder und stellten einen engen Zusammenhang zwischen dem Grad der Ablehnung durch die Mutter und ungünstigen Befunden der Kinder unmittelbar postnatal fest, womit sie frühere Befunde von Sontag (1941, 1944) und Pasamanick (1956) bestätigen konnten.

Differenzierter sind diese Zusammenhänge in den Dissertationen von Rottmann (1974) und Lukesch-Tomann (1975) dargestellt; die letzte Arbeit erweitert ähnliche Ergebnisse von Nilsson: Fehleinstellungen der Mütter und postnatale Verhaltensauffälligkeiten der Kinder sind nicht nur statistisch interkorreliert, sondern es lassen sich auch bestimmte Einstellungen bei den Müttern mit bestimmten Verhaltensauffälligkeiten bei Neugeborenen in Beziehung setzen.

Ähnlich fand in jüngster Zeit Foresti (1982), daß die Angst der Mütter in der Schwangerschaft zu einer Übererregbarkeit der Neugeborenen führt.

Kirchhoff (1982) hat die Pränatalpsychologen darauf hingewiesen, daß das zukünftige Verhaltensmuster des Kindes nicht durch eine „drahtlose" psychische Übermittlung von der Mutter zum Fetus beeinflußt wird, sondern daß die jeweilige psychische bzw. psychosoziale mütterliche Situation indirekt auf dem Umweg über das zentrale Nervensystem, das Vegetativum, und v.a. das Endokrinium der Mutter auf den Fetus einwirkt. Tierversuche und zahlreiche Beobachtungen beim Menschen haben bewiesen, daß so Angstzustände, psychische Dauerbelastungen, disharmonische Lebenssituationen mit seelischer Dauerspannung oder aber andere Störungen des psychosozialen Umfelds zu Veränderungen der hormonellen Parameter bei der Mutter führen, die sich auch auf den Fetus auswirken können. So beantwortet dieser z.B. eine Mangeldurchblutung der Plazenta und den daraus resultierenden Sauerstoffmangel im Uterus mit einer Aktivierung seines eigenen Hypophysenvorderlappen-Nebennierenrinden-Systems. Die Zusammenhänge zwischen dem Nebennierenrindensystem der Mutter, dem des Fetus und der Östriolsynthese der Plazenta hat Distler für eine biochemische Untersuchung der fetalen Befindlichkeit verwendet. Dabei stellte sich heraus, daß mit zunehmender Schwangerschaftsdauer der Fetus auf Belastungen verschiedenster Art – also Streßfaktoren – in spezifischer Weise reagieren kann. Es zeigte sich, daß er mit seinem Endokrinium nicht nur auf Streßfaktoren reagiert, sondern sich auch dem Streß anpassen oder aber auch mit einer Erschöpfung seiner Anpassungsfähigkeit reagieren kann. Der Fetus wird also mit zunehmender Reife streßfähig, und seine Belastungsbreite ist mittels biochemischer Parameter meßbar.

Die bis hierher an beispielhaften Arbeiten geschilderte Entwicklungslinie in der Forschung über das pränatale Leben des Kindes führte also über somatisch orientierte Untersuchungen wieder zurück zu den psychischen Bereichen.

Pränatale Psychologie

Die wissenschaftliche Entwicklung der pränatalen Psychologie ging zunächst mit Gustav Hans Graber einen einsamen Weg. Er betrachtete des menschliche Leben – ebenso wie Freud – von der Zeugung bis zum Tode als unteilbare Ganzheit. Diese der Biologie selbstverständliche Betrachtungsweise forderte er auch für die Psychologie. Daraus ergaben sich die Vorstellungen von 3 Bereichen der Entwicklung, die nicht mehr nur somatisch-neurologische Aspekte, sondern auch ausdrücklich psychische Phänomene erfaßt:

1. die Entwicklung des somatischen Substrats der Psyche, vorwiegend des zentralen Nervensystems, mit seiner anfänglichen Anlage und zunehmender Differenzierung,
2. die Ausbildung von „Seele als Gesamtheit aller psychischen Funktionen, Akte und Reaktionen“ nach weitgehend abgeschlossener Organentwicklung, also frühestens vom Beginn der Fetalzeit an,
3. das Auftreten ontogenetisch erster psychischer Inhalte, Anfänge von Erfahrung, Gedächtnis und Willen, deren Anfänge nicht erst nach der Geburt angenommen werden, sondern nach den als gesichert geltenden Ergebnissen der pränatalen Psychologie bis in das letzte Schwangerschaftsdrittel zurückreichen. Der Psychoanalytiker Kruse (1969, 1978) führt für diese Betrachtungsweise zahlreiche Beispiele aus seiner psychotherapeutischen Praxis an, formuliert aber wesentlich vorsichtiger als Silberer (1912a, b) mit seinem Konzept des Zeugungsschocks und der

„Spermatozoenträume" oder als Peerbolte (1975), der in seinem Buch über „psychische Energie" ein psychisches Kontinuum für Bewußtseinsinhalte auch aus der frühesten pränatalen Zeit annimmt.

Kritische Überlegungen

Kruse hält das Konzept der pränatalen Psyche für wissenschaftlich unangreifbar; er sagt aber auch, daß „speziell die vorgeburtliche Lebensphase präziser Definitionen, gezielter Forschungen, sorgsamer Verifikationen noch ermangelt." Dies aber sind Feststellungen, mit denen gewöhnlich Spekulationen gekennzeichnet werden.
Petersen (1979) schreibt hierzu, daß „mit den pränatalen Zuständen auch prärationales Gebiet betreten wird, das nach neuen, in der psychoanalytischen Theorie fehlenden Begriffsbildungen verlangt."
In wissenschaftlicher Hinsicht bedeutet dies die Forderung nach einer Erweiterung des zugrundeliegenden Paradigmas, die auch Peerbolte in seinem Buch *Psychic Energy* (1975) vollzieht.
Tatsächlich fällt es schwer, die sich in den postnatalen Begegnungen mit der Umwelt differenzierende Psyche mit dem gleichen Begriff zu belegen wie ihre vorläuferhaften Phänomene.
Ebenso wie Freud auf das Fehlen von Objekten in der intrauterinen Welt hinwies, machte auch Sullivan (1953) Bedenken gegen den inflationären Gebrauch des Begriffs „Psyche" geltend. Er meint mit Psyche empirisch faßbare, der Beobachtung zugängliche Phänomene des Erlebens und Verhaltens. Diese sind immer interpersonaler Natur, denn sie entstehen in einer kommunikativen Verzahnung mit anderen – realen oder imaginierten – Personen, setzen also das Vorhandensein von Objekten oder Objektrepräsentanzen voraus.
Diese Art der kommunikativen Verzahnung und wechselseitigen Beeinflussung nennt Sullivan „Integration". Sie geschieht in einer „kommunalen Existenz" des Menschen. Psyche ist wissenschaftlich auf den Bereich beobachtbarer Phänomene der Interaktion und Interrelation beschränkt, damit sie Gegenstand von Untersuchungen sein kann. Psyche in diesem operationalen Sinn gibt es pränatal nicht, da es keine empirisch faßbaren psychischen Phänomene im Sinne von interpersonal zustande gekommenem Erleben und Verhalten gibt.
Peerbolte wendet gegen diese Methodenkritik seine Beobachtung ein, daß sich im menschlichen Erleben Erinnerungsspuren finden, die nach seiner Meinung zwingend nachweisen, daß der Fetus intrauterin durchaus Objekten begegnet: Die Plazenta, die Nabelschnur, sogar die eigenen Gliedmaßen und das eigene Gesicht werden als Objekte erfahren; auch der Zwilling kann intrauterin so erfahren werden.
Den Widersprüchen begrifflicher und methodischer Art bei Aussagen über die pränatale Psyche trägt Rascovsky (1960, 1971) Rechnung, indem er von „fetalen Psychismen" spricht, die Keime oder Vorläufer einer Psyche im operationalen Sinn darstellen. Sullivan (1953) würde hier von der prototaxischen Funktion sprechen, auch könnte die Bezeichnung „protopsychisch" für bestimmte Verhaltensweisen und Leistungen des Fetus angebracht sein.

Hinweis 1

Hinweise für die Berechtigung, von einer pränatalen Psyche zu sprechen ergeben sich zunächst aus einer Überlegung: Wenn das komplexe Verhalten eines Neugeborenen wenige Minuten nach seiner Geburt als Ausdruck seiner Psyche verstanden wird, warum soll dann sein Verhalten unter der Geburt oder kurz vor der Geburt nicht ebenso gesehen werden? Gesteht man dem Kind aber kurz vor seiner Geburt seelisches Erleben zu, ist jede frühere Grenzziehung willkürlich.

Hinweis 2

Kruse (1969, 1978) hat viele tausend Träume von Analysanden gesammelt, die einen engen Bezug zwischen Art und Ausgestaltung der Neurosen einerseits und bestimmten perinatalen Störungen andererseits erkennen lassen; dabei handelt es sich in seinem Erfahrungsgut vorwiegend um agoraphobische und klausotrophobische Zustände als Ausdruck unbewältigter Geburtstraumen. Seine Ausführungen führen zurück zu den frühen psychoanalytischen Untersuchungen von Otto Rank (1924), der in der Nichtbewältigung des Geburtstraumas die Quelle aller menschlichen Ambivalenz, in der geglückten Überwindung dieses Traumas aber die Quelle aller Kreativität erkennt. Vielleicht kommt es daher, daß von genialen Menschen berichtet wird, daß sie in einem psychischen Kontakt zu den Geschehnissen der eigenen Geburt stehen; so wird von Pythagoras berichtet, er habe 3mal während seines Lebens die eigene Geburt geschaut.

Auch Elisabeth und Theodor Hau haben einen engen Zusammenhang zwischen Neurosen bei Jugendlichen und seelischen Belastungen ihrer Mütter in der Schwangerschaft nachgewiesen. Hau prägte den Begriff „intrauteriner Hospitalismus" (Hau 1968, 1979).

Als Kritik gegen die Annahme, daß intrauterine Entbehrungen psychischer Art die nachgeburtliche Entwicklung beeinflussen, ist einzuwenden, daß die nachgeburtliche Beeinflussung durch die Mütter vermittels Erziehung und Bemutterung ein nicht zu übersehender Einflußfaktor ist. Auch wenn dieser Einwand richtig ist, bleiben nach Hau doch charakteristische Merkmale der Symptomatologie, die eine pränatale Ätiologie wahrscheinlich machen. Ähnliche Befunde hat Peerbolte (1975) aus seinen Analysen publiziert.

Hinweis 3

Graber (1924), Verny u. Kelly (1981), Kruse (1969, 1978), Peerbolte (1975) und andere haben aus psychoanalytischen Behandlungen, aber auch aus Verhaltensbeobachtungen Befunde veröffentlicht, die für die Fähigkeit des Feten sprechen, zumindest im letzten Trimenon zu lernen, auf definierte, sich wiederholende Reize mit Habitualisierungen zu antworten.

Einen besonders eindrucksvollen Hinweis kann man aus der haptonomischen Arbeit von Frans Veldman (mündliche Mitteilung) entnehmen. Er hat die vom Tastsinn abhängigen Phänomene in ihrer interpersonalen Relevanz wissenschaftlich untersucht und daraus eine Vorgehensweise entwickelt, die sich fruchtbar für psychotherapeutische Zwecke, aber auch zur Bereicherung des geburtshilflichen Handelns eignet. Die Welt des Tastsinns ist eng mit der menschlichen Interrelation und mit der Affektivität verbunden; dies drückt sich schon darin aus, daß in der deutschen Sprache die gleiche Wortgruppe sowohl körperlich-taktile wie auch emotionale Beziehung ausdrückt: Ich werde berührt, ich fühle mich gerührt, ich lasse mich anrühren ...

In seinen haptonomischen Seminaren lehrt er Hebammen und Geburtshelfer und nicht nur Psychotherapeuten, sich taktil in Beziehung zu setzen und dabei fühlsam und spürbar für den anderen auch eine affektive Beziehung herzustellen. Im Bereich der Geburtshilfe und Geburtsvorbereitung hat sich daraus ein guter Zugang ergeben, schon im mittleren Trimenon den werdenden Eltern durch die Bauchdecken der Mutter einen Kontakt zum kommenden Kind zu ermöglichen. Obwohl es wünschenswert ist, daß schon vor dem Entschluß zum Kinde die Eltern ihre haptonomische Empfindung schärfen und kultivieren, ist doch spätestens in der Schwangerschaft mit ihrer besonderen Aufgeschlossenheit der werdenden Eltern eine Einführung in diese Phänomenologie möglich.

Durch die Bauchdecken der Mutter hindurch kann ein spürbarer Kontakt mit den Händen zum Kinde aufgesucht werden; dabei kann den Eltern demonstriert werden, wie aktiv sich das Kind auf eine solche sichernde, kontaktgebende Verhaltensweise einstellt. Wird zu bestimmten Tageszeiten das intrauterine Spiel mit dem Kinde wiederholt, so zeigt sich bald, daß sich das Kind zur gewohnten Stunde meldet und seine „Spielstunde“ zu fordern beginnt. Das Kind läßt sich also nicht nur intrauterin durch von außen herangetragene Schall- und Lichtreize – wie von den obigen Autoren benutzt – „konditionieren“, sondern es reagiert aktiv und mit Neugierverhalten auf eine affektive und taktile Zuwendung, wenn diese regelmäßig wiederholt wird. Katamnesen solcher intrauterin schon vorbereiteter Kinder zeigen eine günstigere postnatale psychomotorische Entwicklung als nicht haptonomisch begleitete Kinder gleichen Alters.

Veldman ist sich z.B. mit Erikson darin einig, daß dieses taktile und affektiv sichernde Verhalten der Eltern postnatal die Wurzel zum Urvertrauen legt; er geht aber noch weiter als Erikson und betont, daß solche Entwicklungsreize schon präpartal gegeben werden können. Seine reiche Erfahrung mit der Anwendung haptonomischer Möglichkeiten in der Geburtshilfe und der Geburtsvorbereitung haben in Holland, in Belgien und in Frankreich inzwischen weite Anerkennung gefunden. Es wäre für die Weiterentwicklung der Geburtsvorbereitung in Deutschland wünschenswert, wenn die Haptonomie in Kreisen der Frauenärzte und Hebammen einen größeren Bekanntheitsgrad erreichen könnte; hierzu sollte unsere psychosomatische Gesellschaft die Möglichkeit schaffen.

Alle Phänomene der Haptonomie sind objektiv beobachtbar, überprüfbar und reproduzierbar; darüber hinaus sind sie lehr- und lernbar, wenngleich für die Lernfähigkeit in diesem Bereich individuelle Unterschiede bestehen. Es muß hervorgehoben werden, daß gerade diejenigen Menschen, die sich mit dem Erlernen haptonomischer Wahrnehmung schwertun, davon eine um so stärkere Bereicherung ihres persönlichen Empfindens und Erlebens erfahren können.

Für das Thema des vorgeburtlichen Lebens geben die haptonomischen Kontaktmöglichkeiten zum Kind einen unmittelbaren Erfahrungszugang für jeden, der sich darin anleiten läßt, selbst zu überprüfen, daß – wie Fedor-Freybergh (1983) hervorgehoben hat – der Fetus in der Lage ist, Unterbrechungen seiner Kontinuität in Form von Rhythmus durch eine Änderung seines Verhaltens zu beantworten. Während im Beginn der Schwangerschaft Embryo und Fetus dies zunächst nur im osmotischen Austausch und auf biochemische Weise vollziehen können, springen im weiteren Verlauf der Schwangerschaft andere Fähigkeiten an und werden durch Funktion und Inanspruchnahme auch differenziert. Für die werdenden Eltern ist es ein emotional stark ergreifendes Erlebnis, wenn sie erfahren können, daß ihr Kind auf regelmäßige Ansprache intrauterin mit aktivem und differenziertem Verhalten antwortet. Wer diesen Austausch zwischen den Eltern und dem im Mutterleib befindlichen Kind miterlebt, kann schwerlich noch der Vorstellung anhängen, daß ein Neugeborenes oder auch ein Kind im letzten Trimenon in psychischer Hinsicht eine Tabula rasa und ohne Erleben sei.

Hinweis 4

In nahezu 30 Jahren experimentellen und therapeutischen Umgangs mit halluzinogenen Substanzen berichtet Stanislav Grof (1978, 1979, 1985), daß seine Patienten und Versuchspersonen Erlebnisse haben, die sich in direkte Beziehungen zu den perinatalen Geschehnissen setzen lassen. Aus seinem reichhaltigen Material kann er 4 verschiedene „perinatale Matrizen" unterschiedlicher Erlebnismuster und Erlebnisweisen abgrenzen, die sich in direkte Beziehung zu den biologischen perinatalen Geschehnissen setzen lassen. Diese perinatalen Matrizen sind dem psychoneurotischen Material postnataler Traumen, welche nach Grof als „Co-ex-Systeme" zu Komplexen aus Trieb und Hemmung verdichtet sind, in psychisch tieferen Schichten untergelagert.

Die Kritik, daß diese Inhalte durch die Art seiner intensiven Vorbereitung auf die psycholytische Therapie erzeugt werden oder aber von der verabreichten Substanz abhängig sind, trifft nur begrenzt zu. Inzwischen ist bekannt geworden, daß solche regressiven Zustände mit ihren spezifischen Erlebensweisen und -inhalten auch mit anderen Drogen erreicht werden können, also nicht substanzabhängig sind, und dennoch werden die gleichen perinatalen Matrizen im Erleben aktiviert. Auch sind in den letzten Jahren Möglichkeiten (wieder) entdeckt worden, diese Erlebensschichten auch ohne Drogen zu erschließen, und eigene Erfahrungen zeigen, daß auch nicht im Sinne Grofs vorbereitete Patienten über ähnliche Erlebensmuster berichten.

Es ist freilich eine wissenschaftlich unentschiedene und wahrscheinlich auch nicht entscheidbare Frage, ob es sich wirklich um im historischen Sinne entstandene Erinnerungsspuren handelt; nach den geltenden Gesetzen der Entwicklungsbiologie ist nicht vorstellbar, auf welchen Wegen solche Erfahrungen wahrgenommen, gespeichert und erinnert werden sollten. Dennoch muß aber festgestellt werden, daß in der menschlichen Psyche tief verankerte Strukturen vorhanden sind, die das Bild von der eigenen Geburt und vom eigenen Werden zum Inhalt haben. C. G. Jung spricht hierbei vom Urbild (Archetypus). Diese Urbilder sind seelische Wirkprinzipien oder Ordnungskräfte, nach denen sich die Gesamtheit aller seelischen Äußerungen strukturiert.

Ausblick

Die Ergebnisse der perinatalen Psychologie sind in vielfacher Hinsicht ungesichert, und ihre Beurteilung wird noch lange Zeit kontrovers bleiben. Dennoch muß anerkannt werden, daß ihre Befunde eine Erweiterung des bisherigen Paradigmas der Neurosenlehre, vielleicht auch des bisherigen psychologischen Wissenschaftsbegriffs, verlangen, um die perinatalen und auch die transpersonalen Phänomene im menschlichen Erleben zu erfassen. Für den Frauenarzt und Geburtshelfer haben die Bemühungen der Pränatalpsychologen eine besondere Bedeutung: Es ist gesichertes psychologisches Wissen, daß der menschlichen Seele Bilder von der eigenen Geburt zugehörig sind. Dies legt nahe, daß Kinder schon intrauterin in einer rudimentären Weise Erleben und Verhalten im Sinne protopsychischer Phänomene haben.
Ganz sicher aber hat schon der Embryo die Kapazität, psychische Phänomene zu entwickeln, die entsprechend dem einmaligen Erbsatz völlig individuelle Züge haben. Aus diesem Grund benutzt mancher Gynäkologe den Begriff vom „Fetus als Patient". Das Forscherehepaar Liley (1972) spricht davon, daß der Fetus eine jeweils einzigartige Persönlichkeit ist. Die in der „Internationalen Studiengemeinschaft für Pränatale Psychologie" zusammengeschlossenen Forscher aus den unterschiedlichsten wissenschaftlichen Bereichen haben eine Fülle von Hinweisen dafür zusammengetragen, daß der Mensch vor seiner biologischen Geburt nicht nur eine körperliche Existenz hat, sondern auch eine sich in zunehmend komplexen Leistungen und Verhaltensweisen äußernde Seele; das ungeborene Kind ist also auch vor seiner biologischen Geburt ein auf Reize antwortender, zunehmend auch fühlender und erlebender Mensch, dem unsere menschliche Verantwortung gilt.
Das Wissen um diese Zusammenhänge muß die heute vielfach vorherrschende rücksichtslose Haltung gegenüber dem ungeborenen Leben in Frage stellen. Es handelt sich nicht bloß um sog. „werdendes" Leben, sondern um das Leben eines zur Geburt hin kommenden Menschen; mit gleichem Recht könnte man auch nach der Geburt immer von einem „werdenden" Menschen sprechen, da wir unser Leben lang in Entwicklung und Wandlung befindlich, und somit Werdende sind. Die Rede vom „werdenden Leben" dient also dazu, dem Leben des Ungeborenen den vollen Wert abzusprechen, da es nach dieser Redensart ja noch nicht „ist", sondern erst „wird". So wird mit einem semantischen Trick das diffuse Gefühl erzeugt, als sei die Abtreibung dieses „erst werdenden" Lebens nicht so schwerwiegend wie die Beseitigung eines „schon seienden" Lebens. Wer selbst erlebt oder auch nur miterlebt hat, wie Menschen sich an Erlebensweisen annähern, die man auf ihre biologische Geburt oder ihr vorgeburtliches Dasein beziehen kann, und mit welcher großen emotionalen Erschütterung dies verbunden ist, wird vielleicht kritisch einwenden, solches Erleben sei nicht mit realer Erinnerung gleichzusetzen. Dennoch wird anzuerkennen sein, daß diese psychischen Produktionen bildhafte und sehr lebendige Äußerungen des Seelenlebens sind und daß in der menschlichen Psyche ein stark wirksames Empfinden dafür vorhanden ist, daß auch ungeborene Kinder ein Recht auf Leben und Unversehrtheit haben. Bei der Annäherung an diese Erlebensbereiche im Verlauf einer Psychotherapie wird ein weiterer Bereich menschlichen Erlebens erkennbar: Im Gegensatz zu der Kritik beider christlicher Kirchen, daß die Vorstellung von der Reinkarnation den Blick für die Einmaligkeit der menschlichen Existenz und damit deren Würde relativiere, wird doch dieser „perinatale" Bereich mit großer persönlicher Evidenz

erlebt, und der Gedanke von der seelischen Wiedergeburt führt in diesem Zusammenhang zu einer Vertiefung der Achtung vor dem individuellen Leben. Patienten, welche diese Schichten des Erlebens erreicht haben, berichteten von starkem Ergriffensein durch Demut und Achtung vor der Schöpfung und dem Leben als direkte Folge des Erlebens ihrer vorgeburtlichen Existenz.

Hierdurch veränderte sich nicht nur in manchmal dramatischer Weise die eigene Todessehnsucht, die sich zuvor bei ihnen in Suizidversuchen geäußert hatte. Auch die Auseinandersetzung mit persönlicher Schuld oder Schuldgefühlen im Zusammenhang mit Fehlgeburten und Abtreibungen wandelte sich: Die Auseinandersetzung wurde erneut und vertieft aufgegriffen und führte letztlich trotz aller Schmerzhaftigkeit zu einer bewußten Verantwortung. In Fällen, wo Patienten sich als Opfer von Abtreibungsversuchen erlebt hatten, führte die Aktivierung dieses Erlebensbereiches zu einer nachhaltigen Auseinandersetzung und Durcharbeitung von vielfach als schuldhaft erlebten Haßgefühlen, zu einem tief emotional vollzogenen Verzeihen und gleichzeitig mit einer nachhaltigen Stärkung des Selbstwertgefühls zu einer Art psychischer Wiedergeburt.

Insgesamt trat also durch die Konfrontation mit der Bedrohtheit des menschlichen Lebens und dem Wieder- oder Neuerleben eigener Bedrohtheit und Angst im Zusammenhang mit der eigenen Geburt ein meist als erschütternd erlebter Wandel im Verhältnis zum eigenen und zum fremden Leben ein.

Wenn die Bemühungen der von Graber gegründeten und von S. Schindler fortgeführten Internationalen Studiengemeinschaft für Pränatale Psychologie und ihre lebendigen Forschungsaktivitäten in weiteren Kreisen bekannt und akzeptiert werden, ist eine erhebliche Veränderung in der heute „real existierenden" Handhabung von Schwangerschaftsabbrüchen und Fruchtbarkeitstechnologien zu erwarten.

Literatur

Distler W (1983) Endokrinologische Adaptationsmechanismen des ungeborenen Kindes (Vortrag in der Arbeitsgruppe „Psychosomatische Aspekte der Mutter-Kind-Beziehung"; 7. Tagung der Internationalen Studiengemeinschaft für pränatale Psychologie, 12.–15. Mai). Düsseldorf

Fedor-Freybergh P (1983) Psycho-Neuro-Endokrinologie. Zugang zu einem interaktionistischen Modell der Mutter-Kind-Beziehung während der Schwangerschaft (Vortrag auf der 7. Tagung der Internationalen Studiengemeinschaft für pränatale Psychologie, 12.–15. Mai). Düsseldorf

Ferenczi S (1924) Versuch einer Genitaltheorie. Internationaler Psychoanalytischer Verlag, Wien Leipzig

Ferreira AJ (1960) The pregnant mother's attitude toward and its reflection upon the newborn. Am J Orthopsychiatry 30: 353–361

Ferreira AJ (1965) Emotional factors in prenatal environment – a review. J Ment Dis 141: 108–118

Foresti G (1982) Mütterliche Angst und Zustände kindlicher Übererregbarkeit. In: Haus JF, Schindler S (Hrsg) Pränatale und perinatale Psychosomatik. Hippokrates, Stuttgart, S 156–161

Freud S (1926/1948) Hemmung, Symptom und Angst. Fischer, Frankfurt am Main (Gesammelte Werke, Bd 14)

Graber GH (1924) Die Ambivalenz des Kindes. Internationaler Psychoanalytischer Verlag, Wien Leipzig

Grof S (1978) Die Topographie des Unbewußten. Klett-Cotta, Stuttgart

Grof S (1979) LSD-Psychotherapie. Klett-Cotta, Stuttgart

Grof S (1985) Geburt, Tod und Transzendenz. Kösel, München

Gross W (1982) Was erlebt ein Kind im Mutterleib? Herder, Freiburg

Hansmann M, Hackelöer BT, Staudach A (1985) Ultraschalldiagnostik und Gynäkologie. Sprin-

ger, Berlin Heidelberg New York Tokyo
Hau TF (1968) Frühkindliches Schicksal und Neurosen. Vandenhoek & Ruprecht, Göttingen
Hau TF (1979) Psychosomatische Aspekte der prä-, peri- und postnatalen Situation. Therapiewoche 29: 1930–1935
Hooker I (1952) The prenatal origin of behaviour. University of Kansas Press, Lawrence
Hultin MJ, Ottoson JO (1971) Perinatal conditions of unwanted children. Acta Psychiatr Scand 221: 59–76
Humphrey I (1970) The development of human fetal activity and its relation to postnatal behaviour. Adv Child Dev Behav 5: 242–248
Kirchhoff H (1982) Die vorgeburtliche Interaktion zwischen Mutter und Kind: Pränatale Psychologie – ihre Stellung in der heutigen Geburtshilfe. Geburtshilfe Frauenheilkd 42: 1–5
Kruse F (1969) Die Anfänge des menschlichen Seelenlebens. Enke, Stuttgart
Kruse F (1978) Zur Psychologie der Ungeborenen. Therapiewoche 28: 9540–9550
Liley A (1972) The fetus as a personality. Aust NZ J Psychiatry 6: 99–105
Lukesch H (1981) Die Bedeutung psychischer Faktoren für Schwangerschaftsverlauf, Geburt und Kindesentwicklung. In: Schindler S (Hrsg) Geburt – Eintritt in eine neue Welt. Hogrefe, Göttingen
Lukesch-Tomann M (1975) Psychogene Faktoren der Schwangerschaft. Dissertation, Philosophische Fakultät, Universität Salzburg
Müller-Eckhard H (1961) Das Erlebnis des postnatalen Daseins als fortgesetzter Geburtsweg. Psychologe XIII: 320–327
Nilsson A (1970) Prenatal emotional adjustment. A prospective investigation of 165 women, I & II. Acta Psychiatr Scand [Suppl] 220
Pasamanick B (1956) Pregnancy experience and development of behaviour disorder in children. Am J Psychiatry 112: 613–618
Peerbolte L (1975) Psychic energy. Servire, Waasenaar
Petersen P (1979) Fruchtbarkeit und Freiheit zum Kinde. Familiendynamik 4: 255–267
Rank O (1924) Das Trauma der Geburt und seine Bedeutung für die Psychoanalyse. Internationaler Psychoanalytischer Verlag, Wien Leipzig
Raskovsky A (1960) El psiquismo fetal. Buenos Aires
Raskovsky A (1971) Profundos del psiquismo. Buenos Aires
Reinold E (1976) Ultrasonics in early pregnancy. Diagnostic scanning and fetal motor behaviour. Karger, Basel
Reinold E, Georgiades E (1974) Der intrauterine Patient. Diagnose aus dem fetalen Bewegungsverhalten. Zentralbl Gynäkol 96: 641–643
Rothkopf K, Terinde R, Dmoch W (1985) Über das Erleben und Verhalten von Patientinnen bei der geburtshilflichen Ultraschalluntersuchung. In: Fervers-Schorre B, Poettgen H (Hrsg) Psychosomatische Probleme in der Gynäkologie und Geburtshilfe. Springer, Berlin Heidelberg New York Tokyo
Rottmann G (1974) Die vorgeburtliche Mutter-Kind-Beziehung. Dissertation, Universität Salzburg
Silberer H (1912a) Spermatozoenträume (I). Jahrbuch Psychoanalyt Forschung IV: 141–161
Silberer H (1912b) Zur Frage der Spermatozoenträume (II). Jahrbuch Psychoanalyt Forschung IV: 708–740
Sontag LW (1941) Significance of fetal environmental differences. Am J Gynaecol Obstet 42: 996–1003
Sontag LW (1944) War and the fetal-maternal relationship. Marriage Family Living 6: 1–5
Spitz R (1957) Die Entstehung der ersten Objektbeziehungen. Klett, Stuttgart
Sullivan HS (1953) The interpersonal theory of psychiatry. Norton, New York
Tec L (1965) Difficult pregnancy and birth blamed for child neurosis. Medical Tribune 23
Terinde R (1983) Mißbildungsdiagnostik mittels Ultraschall, Be(un)ruhigung für die Schwangere und ihren Arzt (Vortrag in der Arbeitsgruppe „Psychosomatische Aspekte der Eltern-Kind-Beziehung"; 7. Tagung der Internationalen Studiengemeinschaft für pränatale Psychologie, 12.–15. Mai). Düsseldorf
Verny T, Kelly J (1981) Das Seelenleben des Ungeborenen. Rogner & Bernhard, München

Zur Interaktion im Kreißsaal: Podiumsdiskussion

Die Beziehung zwischen Arzt und Hebamme in ihrer Bedeutung für eine psychosomatisch orientierte Geburtshilfe

P. Diederichs

Einleitung

Obwohl ich als Psychotherapeut vorwiegend indirekt am Kreißsaalgeschehen beteiligt war, z.B. während meiner 3½jährigen psychosomatischen Arbeit in einer Universitätsfrauenklinik, als Dozent einer Hebammenschule oder durch die Balint-Gruppenarbeit mit Kreißsaalpersonal, glaube ich, gewisse Einblicke in die kreißsaalspezifische Interaktion gewonnen zu haben. Darüber hinaus fühle ich mich motiviert und legitimiert, über Beziehungsaspekte des Kreißsaalpersonals zu sprechen, weil ich eine deutliche Parallele zwischen dem Geburtshelfer und dem Psychotherapeuten erlebe. Beide sind an der Entstehung einer neuen Beziehung beteiligt. Der Geburtshelfer (Arzt und Hebamme) trägt zum „Manifestwerden" der Mutter-Kind-Beziehung bei. Der Psychotherapeut ist in der Behandlung für den Patienten das wichtigste „Instrument", den Neubeginn einer Beziehung zu lernen. Die meisten der heutigen Patienten sind letztlich beziehungskrank; sie erkranken an psychoneurotischen oder psychosomatischen Symptomen beim Eingehen oder Aufgeben einer Partnerbeziehung. Nicht umsonst hat Freud die psychoanalytische Methode als Hebammenkunst bezeichnet und Otto Rank, einer seiner ersten Schüler, die erfolgreiche psychotherapeutische Behandlung mit einer Wiedergeburt verglichen.

An der Interaktion im Kreißsaal sind verschiedene Personen und Rollenträger beteiligt: in erster Linie die Gebärende und ihr Partner sowie die Hebamme und der Kreißsaalarzt. Darüber hinaus sind häufig der Anästhesist und der Pädiater beteiligt, nicht zu vergessen das Reinigungspersonal. In Universitätskliniken und akademischen Lehrkrankenhäusern wird das Kreißsaalteam noch um die Studenten im praktischen Jahr, Famuli und Hebammenschülerinnen erweitert. Gruppendynamisch gesehen handelt es sich also um eine sehr heterogene Gruppe.

Im folgenden möchte ich mich auf die Interaktion von Arzt und Hebamme beschränken, weil die Qualität dieser Beziehung sich am intensivsten auf die Gebärende und den Geburtsverlauf auswirken kann. Gesicherte empirische Daten liegen bisher zu diesem Thema nicht vor.

Der *Beziehungsaspekt* von Arzt und Hebamme läßt sich auf 2 verschiedenen Ebenen untersuchen, und zwar auf einer gruppendynamischen und einer intrapsychischen oder persönlichkeitsspezifischen Ebene.

Zur gruppendynamischen Ebene

Ärzte und Hebammen sind zunächst formelle Rollenträger. Die meisten Entbindungen finden im Krankenhaus statt. Insbesondere größere geburtshilfliche Abteilungen erfordern arbeitsteilige Rollen. Dabei kann die Belastung des Personals häufig so groß sein, daß die Rollen – wie Davies-Osterkamp u. Beckmann (1982) zu Recht hervorheben – in erster Linie betriebsorientiert und nicht patientenorientiert sind. Aus dem Mund einer Hebamme hört sich das folgendermaßen an: „Früher hatte ich den Anspruch, auf jede Frau einzugehen, heute ist es so, daß – wenn ich viel Arbeit habe – ich nur wie ein Roboter durch den Kreißsaal gehe und Handreichungen mache." Bei eindeutiger Betriebsorientiertheit muß sich die Gebärende z.B. der Einleitung und automatischen Registrierung der Wehen und der Durchführung der Periduralanästhesie unterwerfen. Die Gebärende übernimmt damit die formelle Rolle des Objekts einer hochtechnisierten Medizin. Auf der informellen Ebene ist die Gebärende in einer „ängstlich-abhängigen Position gegenüber einer allmächtig fantasierten Klinik" (Davies-Osterkamp u. Beckmann 1982). Das kann einerseits einen Gewinn an Sicherheit, andererseits aber auch einen Verlust an Autonomie und Geborgenheit mit entsprechend negativen Auswirkungen auf den Geburtsverlauf bedeuten. Trotz der arbeitsteiligen Rollen zwischen Ärzten und Hebammen, die auch juristisch im Hebammengesetz definiert sind, machen beide Gruppen – besonders nachts – z.T. die gleiche Arbeit. Beide Gruppen unterscheiden sich jedoch in der Hierarchie und im Status, was sich z.B. in der Bezahlung bemerkbar macht, und nicht immer der klinischen Kompetenz entspricht; denn eine erfahrene Hebamme ist einem jungen Kreißsaalarzt zunächst klinisch überlegen. Diese Tatsache kann zu Konkurrenz- und Rivalitätsproblemen führen.

Beispiele

1. Eine junge, klinisch noch unerfahrene Kreißsaalärztin wollte wegen schlechter Herztöne den Oberarzt rufen lassen. Die erfahrene Hebamme war jedoch der Ansicht, daß dazu keine Zeit mehr sei, sondern daß das Kind möglichst schnell geholt werden müsse. Es entwickelte sich dann ein intensiver Streit um die Frage, ob der Oberarzt geholt werden muß oder nicht. Die Kreißsaalärztin berief sich dabei auf ihr Recht, in kritischen Situationen den Oberarzt zu rufen, während die Hebamme auf ihre klinische Kompetenz pochte, daß hier schnell gehandelt werden müsse. Bei diesem Streit wurde fast das Kind vergessen, das dann asphyktisch zur Welt kam.
2. Ein Kreißsaalarzt geriet zu Beginn seiner Tätigkeit bei schwierigen Geburtsverläufen – wie er selbst kritisch bemerkte – schnell in Panik und Unruhe. Ein Teil der Hebammen machte sich darüber lustig und gab ihm den Spitznamen Katastrophen-X. Obgleich er inzwischen über größere klinische Erfahrung und Souveränität verfügt, ist er dieses negative Odium nie mehr losgeworden. So wurde er letztlich nicht mehr ernst genommen, auch wenn er zu Recht auf mögliche Komplikationen des Geburtsverlaufs hinwies. Die Folge war, daß während seiner Kreißsaalarzttätigkeit statistisch gesehen die höchste Anzahl von Dammrissen 3. Grades aufgetreten sind. Er selbst führte diesen Befund auf sein gespanntes Verhältnis zu den Hebammen zurück.

Zu der Konkurrenzproblematik zwischen Hebamme und Ärzten gehört noch die Beobachtung, daß sich zumindest unter den Berliner Hebammenschülerinnen relativ viele Abiturientinnen befinden. Bei einer Befragung von Kursteilnehmerinnen der Berliner Hebammenschule fiel auf, daß fast die Hälfte des etwa 20 Schülerinnen umfassenden Ausbildungskurses ursprünglich Medizin studieren wollte! Dieser mehr oder weniger latente Rivalitätskonflikt zwischen Hebammen und Ärzten läßt sich auch in einer medizinsoziologischen Untersuchung über „Professionalisierungstendenzen im Hebammenberuf" (Langener 1985) empirisch nachweisen: Hebammen erleben ihre Tätigkeit in der Geburtshilfe als eine weitgehend selbständig gestaltete Arbeit, und sie halten den eigenen Rat für die Gebärende für mindestens genauso bedeutsam wie den des Arztes. Auf die Frage, ob sie die vom Arzt angeordneten schmerzstillenden Medikamente der Kreißenden verabreichen, antworteten 32%, daß sie dem nicht Folge leisten, und weitere 28% tendieren eher dazu, diese Medikamente der Gebärenden nicht zu geben. Darüber hinaus gaben 66% der befragten Hebammen an, daß die Geburtshilfe Frauensache sei.

Eine ältere Hebamme wies mich in einer Balint-Gruppe darauf hin, daß der Kreißsaal früher einen Machtbereich der Hebammen darstellte. Die Ärzte hätten sich deswegen mit ihnen gutgestellt. Diese Situation hat sich natürlich verändert, und die Geburtshilfe wird heutzutage von Hebammen und Ärzten ausgeübt. Daß dieser Wandel in der Beziehungsstruktur von Arzt und Hebamme noch nicht abgeschlossen ist bzw. mit Konflikten einhergeht, zeigt zum einen die Äußerung von Prof. Dudenhausen (1985) auf dem letzten Deutschen Hebammenkongreß, daß viele Hebammen ihren Platz in der neuzeitlichen Geburtshilfe noch nicht gefunden haben, und zum anderen, daß sich über 50% der in der zitierten medizinsoziologischen Untersuchung befragten Hebammen aus der Geburtshilfe herausgedrängt fühlen. Darüber hinaus schätzt der Bund Deutscher Hebammen die Vereinigung der Hebammenlehrer als ärztlichen Konkurrenzverband ein.

Zur gruppendynamischen Ebene gehört weiterhin, daß Ärzte und Hebammen wiederum unter sich hierarchisch strukturiert sind, was zu spezifischen Spannungen innerhalb der eigenen Gruppe führen kann. In der Gruppe der Hebammen kann z.B. zwischen Schülerinnen, Hebammen, Oberhebammen und Lehrhebammen unterschieden werden. Es können charakteristische intragruppale Konflikte auftreten, wie sie überall, wo Ausbildung und Lehre stattfindet, zu beobachten sind; z.B. beklagen sich Hebammenschülerinnen, daß die von der Lehrhebamme vermittelte Theorie von der in der Praxis stehenden Hebamme im Kreißsaal nicht immer akzeptiert wird. Innerhalb der Ärztegruppe gibt es eine Hierarchie vom Studenten über den Studenten im praktischen Jahr, den Stationsarzt, den Oberarzt bis hin zum Chef der Geburtshilfe.

Eine von mir beobachtete Rivalität zwischen 2 Oberärzten führte z.B. dazu, daß die vom diensthabenden Oberarzt in der Wartburg oder im Kreißsaal verordnete Medikation oder Maßnahme vom nächstfolgenden Oberarzt erst einmal umgestoßen wurde – natürlich unter fachlichen Argumenten. Gelegentlich wurde dies auch noch vor dem Bett der Kreißenden diskutiert.

Ein besonders schwieriges „Betriebsklima" herrscht nach meinen Erfahrungen an Universitätskliniken, entsprechend auch in ihren geburtshilflichen Abteilungen. Da aufgrund der begrenzten Finanzen auch die Stellen knapper geworden sind, belastet Rivalität und Abgrenzung zwangsläufig auch die zwischenmenschlichen Beziehungen, z.B. gibt es an manchen Universitätsabteilungen zu viele habilitierte Oberärzte. Darüber hinaus sind auch Kreißsaalärzte in Universitätskliniken mit Spezialsprechstunden und umfangreichen wissenschaftlichen Arbeiten betraut, so daß sie nicht zu der für ein gutes Gebärklima notwendigen Homogenität des Kreißsaalteams beitragen können.

Des weiteren möchte ich darauf hinweisen, daß die Indikation zur operativen Geburtsbeendigung in das gruppendynamische Spannungsfeld von Arzt und

Hebamme geraten kann. Hebammen drängen gelegentlich auf eine Sektio, wenn sie sich durch einen zu langen Geburtsvorgang überfordert fühlen und ihn daher beenden möchten. Letzteres ist dann für den Arzt nicht immer nachvollziehbar. Umgekehrt sind Hebammen in der Versuchung, hinsichtlich einer operativen Entbindung zu „bremsen", wenn diese von den Ärzten vorgeschlagen wird, z.B. kann dann betont langsam das Vakuumgerät gebracht werden. Der psychodynamische Hintergrund ist, daß die Hebamme bei einer operativen Entbindung ihren Kompetenzbereich an den Arzt abtreten muß. Eine ähnliche Dynamik kann beim Schichtwechsel entstehen. Manche Hebammen haben Schwierigkeiten, sich von der Gebärenden zu trennen und sie der Kollegin zu übergeben. Der dann mehr oder weniger bewußt ausgeübte Druck auf Geburtsbeendigung von seiten der Hebamme kann bei der Gebärenden unbewußt einen entsprechenden Gegendruck oder Trotz erzeugen und den Geburtsvorgang blockieren. Dieser Umstand könnte erklären, warum gelegentlich nach Schichtwechsel ein bis dahin stagnierender Geburtsverlauf durch eine plötzliche Spontangeburt beendet wird.

Zur gruppendynamischen Ebene gehört noch, daß Hebammen Frauen sind und die ärztlichen Geburtshelfer vorwiegend Männer. „Der Kampf der Geschlechter" wird auch gelegentlich im Kreißsaal ausgetragen. Bei den eben diskutierten interaktionellen Problemen der operativen Entbindung ist z.B. verständlich, daß sich die Hebammen als Frauen mehr mit der Gebärenden identifizieren als die Ärzte und genitale Verletzungen vermeiden wollen. Entsprechend ärgerlich bis haßerfüllt können daher Hebammen auf eine ungeschickte vaginale Entbindung durch den Kreißsaalarzt reagieren. So verwundert es nicht weiter, daß in der Balint-Gruppenarbeit z.B. bei Hebammenschülerinnen (Diederichs 1982) Fantasien auftauchen können, den Kreißsaalarzt auf den gynäkologischen Stuhl zu binden und ihn im genitalen Bereich zu quälen.

Zugleich sind aber Ärzte für Hebammen auch potentielle Liebesobjekte – wie Oeter (in diesem Band) zu Recht betont – um deren Zuwendung auf vielfältige Weise geworben wird. Eine partnerschaftliche Beziehung oder sogar Heirat entwickelt sich jedoch nur ausnahmsweise. „So sehen die Hebammen die Ärzte mit latenter Bewunderung und Verachtung, Sehnsucht und Enttäuschung, Neid und Haß. Dagegen müssen sie vielfältige Abwehrmechanismen einsetzen. Reziproke Abwehrmechanismen entwickeln die Ärzte" (Oeter s. S. 110). Diese Dynamik kann das Kreißsaalklima beeinflussen.

Natürlich kann auch eine Konkurrenz zwischen Hebammen und Kreißsaalärztinnen auftreten, die u.U. komplizierter als die zwischen Ärzten und Hebammen ist, weil sie häufig „versteckter läuft".

Zur intrapsychischen oder persönlichkeitsspezifischen Ebene

Neben den bisher diskutierten gruppendynamischen Aspekten determinieren auch persönlichkeitsspezifische Faktoren die Interaktion von Arzt und Hebamme. Die Beziehung von Arzt und Hebamme wird also dadurch beeinflußt, mit welchen Persönlichkeitsstrukturen, spezifischen Vorerfahrungen mit dem anderen Geschlecht, persönlichen Schicksalen und eigenen seelischen Behinderungen oder Belastungen Ärzte und Hebammen in den Kreißsaal kommen. Warum sind sie überhaupt

Hebammen oder Gynäkologen geworden? Es handelt sich hier also um die unbewußte Dynamik (Übertragung und Gegenübertragung) zwischen Arzt und Hebamme.
Es ist daher wichtig, daß sich jeder Geburtshelfer über sein männliches oder weibliches Selbst- und Idealbild im klaren ist, also wie er sich als Mann oder Frau fühlt bzw. akzeptiert und wie er gerne sein möchte.

Einer Hebamme fiel z.B. auf, daß sie immer sehr mißmutig auf Kreißende reagierte, die in der Preßphase „schlapp machten und durchhingen". Ihr konnte bewußt gemacht werden, daß sie das Ich-Ideal internalisiert hatte, eine Frau müsse immer durchhalten und nie eine Schwäche zulassen. Das verlangte sie auch unausgesprochen von den Gebärenden und zog sich entsprechend enttäuscht innerlich von denjenigen Frauen zurück, welche diesem Idealbild nicht standhielten.
Eine an Minderwertigkeitsgefühlen leidende Hebamme ist z.B. stärker verunsichert als eine mit stabiler Selbstwertregulation, wenn die Gebärende post partum nur noch den Namen des Arztes, der sie entbunden hat, erinnert und nicht mehr den Namen der Hebamme, die sie u.U. stundenlang auf die Geburt vorbereitet hat. Man kann sich nun unschwer vorstellen, zu welchen emotionalen Spannungen und Interaktionsschwierigkeiten es kommen muß, wenn eine an ihrem labilen Selbstwertgefühl leidende Hebamme auf einen narzißtisch strukturierten Kreißsaalarzt trifft. Dabei sind Überheblichkeit, Arroganz oder zu starke Selbstbezogenheit nur die Kehrseite der Minderwertigkeitsgefühle. Der pathologische Narzißmus dient zur Abwehr tiefsitzender Gefühle von Kleinheit und Nichtakzeptiertwordensein. Die eingangs beschriebene Interaktion, bei der Ärztin und Hebamme in Streit gerieten, besaß ebenfalls diese Aspekte, denn die Kreißsaalärztin wirkte in ihrer Haltung etwas überheblich, andere abwertend, wodurch sich die Hebamme sicherlich provoziert gefühlt hat.

Mehr Selbstreflexion, Identität und mehr Bewußtsein des eigenen Frauen- bzw. Männerbildes wäre wünschenswert. Denn nichtreflektierte Gefühle können sich negativ auf die Beziehung von Arzt und Hebamme auswirken und zu Interaktionsschwierigkeiten führen, die beide behindern, den für die Gebärende – wie für den anwesenden Vater – so wichtigen emotionalen Zugang zu ihr zu finden, um damit die gerade entstehende erste Mutter-Kind-Beziehung zu fördern.
Letztlich geht es uns bei der Beziehungsklärung zwischen Hebamme und Arzt um die gerade manifest werdende Mutter-Kind- bzw. Vater-Kind-Beziehung. Nimmt man die inzwischen umstrittenen wissenschaftlichen Erkenntnisse von Klaus u. Kennell (1976) immer noch ernst, muß vom Kreißsaalpersonal alles dafür getan werden, den unmittelbaren postpartalen Kontakt zwischen Mutter und Kind zu fördern. Die zentrale These dieser Autoren besteht in der Annahme einer sensitiven Phase auf seiten der Mutter in den ersten Stunden nach der Geburt. In dieser Phase ist es für eine spätere optimale Mutter-Kind-Beziehung sehr wichtig, daß die Mutter und auch der Vater möglichst engen Kontakt mit dem Neugeborenen haben.
Abschließend möchte ich eine kleine konkrete Utopie bezüglich der Beziehung zwischen Arzt und Hebamme äußern. Sie ist dahingehend, daß ich sie mir als ein ideales Elternpaar wünsche. Ich möchte mich dabei in der Analogie unseres alten Familienmodells (Vater, Mutter, Kind) bewegen:
Die Hebamme wünsche ich mir als gute und einfühlsame Mutter, die genau spürt, was für das „Kind", die Gebärdende, richtig ist. Eine „gute Mutter" wird ihr „Kind" als gleichberechtigt erleben und nicht ihre Überlegenheit mißbrauchen und das „Kind" (Gebärende) zum Objekt ihrer eigenen Wünsche und Interessen machen. Sie wird also den seelischen Raum des „Kindes" (Gebärende) respektieren und keine Grenzverletzungen vornehmen. Ich glaube, – soweit ich mich als Mann ein-

fühlen kann – daß viele Frauen in der Gebärsituation sich sehr ungeschützt und damit verletzbar fühlen, was kein Widerspruch zu ihrer gleichzeitig vorhandenen Stärke zu sein braucht. „Eine gute Mutter" (Hebamme) spürt auch rechtzeitig die Angst des „Kindes" und stellt sich dementsprechend darauf ein, wie nah oder fern sie bleiben soll; u.U. muß sie auch das „Kind" (Gebärende) in den Arm nehmen, also Körperkontakt herstellen. Eine mit sich im Gleichgewicht befindende Hebamme („Mutter") wird auch nicht gleich „allergisch" auf einen sich kompliziert verhaltenden Ehemann im Kreißsaal reagieren, z.B. auf einen Ehemann, der seine Frau dominiert, nur auf den Monitor starrt oder sich mit der Hebamme zu verbrüdern sucht. Ich glaube, daß hier der Geburtshelfer interessante Beobachtungen während der Geburt über die Qualität der Paarbeziehung gewinnen kann.
Den ärztlichen Geburtshelfer – es sind ja meist noch die Männer – wünsche ich mir als einen „guten und starken Vater", der aber mehr im Hintergrund bleiben und nur kommen sollte, wenn „Mutter" ihm „grünes Licht" gibt. „Vater" (Kreißsaalarzt) sollte sich natürlich mit der „Mutter" (Hebamme) gut verstehen, da es sonst dem „Kind" Angst macht. Angst verspannt und verzögert den Geburtsverlauf. Er sollte auch in der Lage sein, sich mit seiner „Frau", also der Hebamme, darüber auszutauschen, daß ihm die Zurückhaltung bei der „Tochter" (Gebärende) eigentlich schwerfällt und er auch eifersüchtig auf den intimen Kontakt zwischen „Mutter" und „Tochter" ist. Er sollte auch zulassen können, daß er insgesamt auf die Gebärfähigkeit der Frau neidisch ist und sich gar nicht immer so stark und sicher fühlt, wie er es sich wünschte. Außerdem sollten sich „Mutter" und „Vater" darüber im klaren sein, daß die „Tochter" (Gebärende) endlich erwachsen ist und auch eine sexuelle Beziehung hat, mit deren Konsequenzen sie sich jetzt auseinandersetzen müssen (die Geburt). Diese Reflexion könnte helfen, den „Schwiegersohn" (Ehemann im Kreißsaal) besser zu akzeptieren und zu integrieren und auch die einzigartige Intimität dieser Beziehung zu respektieren. Nur wenn sich das „Elternpaar" (Kreißsaalarzt/ Hebamme) gut versteht, wird sich die „Tochter" (Gebärende) angstfrei und geborgen fühlen.
Alle Gleichnisse haben ihre Grenzen. Die „Tochter" bzw. Gebärende ist kein gewachsenes Kind der „Kreißsaaleltern", sondern nur eine „Adoptivtochter", die mit mehr oder weniger großen Problemen oder Behinderungen in den Kreißsaal kommt. Die „Kreißsaaleltern" können nicht alle persönlichen Defizite der „Tochter", die sich u.U. negativ auf den Geburtsverlauf auswirken, ausgleichen.
Nun werden nach meinen Erfahrungen gute „Mütter" oder gute „Väter" nicht einfach geboren, sondern sie müssen etwas dafür tun, um solche zu werden und damit der „Kreißsaaltochter" zu ermöglichen, nach der Geburt den Dialog mit ihrem Kind sofort aufnehmen zu können. Eine Möglichkeit, für sich etwas zu tun, besteht z.B. in der Balint-Gruppe.
Neben der weiter wünschenswerten Fortentwicklung der geburtshelferlichen Technik meine ich, daß Geburtshelfer in einer so verstandenen psychosomatischen Geburtshilfe im Interesse der Mutter und insbesondere des Kindes einen nicht unwesentlichen persönlichen Beitrag zur Senkung der Geburtskomplikationen und damit auch möglicherweise der perinatalen Morbidität und Mortalität beitragen können.

Literatur

Davies-Osterkamp S, Beckmann D (1982) Psychosoziale Aspekte von Schwangerschaft und Geburt. In: Beckmann D, Davies-Osterkamp S, Scheer JW (Hrsg) Medizinische Psychologie. Springer, Berlin Heidelberg New York, S 493–515
Diederichs P (1982) Balint-Gruppenarbeit mit Hebammenschülerinnen. In: Richter D, Stauber M (Hrsg) Psychosomatische Probleme in Geburtshilfe und Gynäkologie. Kehrer, Freiburg, S 131–139
Dudenhausen JW (1985) Hebammen heute – Hebammen morgen. Dtsch Ges Gynäkol Geburtshilfe 9: 31–34
Klaus MH, Kennell JH (1976) Maternal infant bonding. Mosby, St. Louis
Langener B (1985) Professionalisierungstendenzen im Hebammenberuf – eine empirische Fragebogenuntersuchung bei 154 Hebammen. Dissertation, Universität Freiburg i.Br.

Diskussionsbeitrag U. Schroth

Es liegt ganz wesentlich am Verhalten des gesamten geburtshilflichen Teams, wie die Stimmung im Entbindungszimmer ist, und wie die werdenden bzw. gewordenen Eltern die Geburt ihres Kindes empfinden.
Zum Team gehören für mich Hebamme und ärztliche Geburtshelfer. Gegebenenfalls sind noch die Hebammenschülerin, der Pädiater und der Anästhesist hinzuzurechnen.
Hebammen und Ärzte, die bereits längere Zeit gut miteinander arbeiten und die sich gegenseitig in ihrer Arbeit anerkennen, werden es leichter haben, ein positives Geburtserlebnis zu vermitteln. Schließlich werden neben den werdenden Eltern auch alle am geburtshilflichen Team Beteiligten meistens davon profitieren, wenn sich die Schwangere und der Arzt oder die Schwangere und die Hebamme oder noch besser alle bereits vor der Geburt kennen.
Wir alle wissen, daß diese Idealvorstellungen nicht allzu oft realisierbar sind.
Die Tatsache, daß das Thema der Beziehung zwischen Arzt und Hebamme und ihre Auswirkung auf die Geburt hier zur Diskussion ansteht, beweist, daß vieles verbesserungsfähig ist. Für meine Berufsgruppe möchte ich folgendes darstellen: Das Hebammengesetz von 1985 beschreibt in § 5 das Ziel der Ausbildung so:
„Die Ausbildung soll insbesondere dazu befähigen, Frauen während der Schwangerschaft, der Geburt und im Wochenbett Rat zu erteilen und die notwendige Fürsorge zu gewähren, normale Geburten zu leiten, Komplikationen des Geburtsverlaufs frühzeitig zu erkennen, Neugeborene zu versorgen, den Wochenbettverlauf zu überwachen und eine Dokumentation über den Geburtsverlauf anzufertigen."
Ebenso enthalten die Richtlinien des Rates der EG von 1980 bereits definitive Angaben darüber, daß eine Hebamme u.a. befugt sein muß, die Betreuung einer normalen Schwangerschaft und die Durchführung von Normalgeburten bei Kopflage zu übernehmen.
Ich gehe davon aus, daß eine in Theorie und Praxis gut ausgebildete Hebamme diese Aufgabe wahrnehmen kann. Schließlich hat sie bereits während ihrer Ausbildung stundenlang am Entbindungsbett gesessen und Wehen ertastet, KHT gehört, kardiotokographische Aufzeichnungen beobachtet, Hilfestellung beim Atmen gegeben und viele Gespräche während der Geburt geführt.

Sie hat einfach die Chance gehabt, u.a. auch durch Beobachtungen vieles zu erlernen. Nach einer Einarbeitungszeit als fertige Hebamme, in der sie selbständig ohne das Augenmerk der Lehrhebamme tätig wird, wird sie bald die ihr noch fehlende Sicherheit bei der Beurteilung der verschiedenen Situationen erlangt haben.
Der Arzt zu Beginn seiner Facharztausbildung hat zwar eine hervorragende theoretische geburtshilfliche Ausbildung. Die Hebamme ist ihm aber im praktischen Umgang mit der Kreißenden und dem werdenden Vater überlegen. Gerade bei einem Zusammentreffen von einem anfangs in der Ausbildung befindlichen Arzt und einer berufserfahrenen Hebamme werden oft Konflikte in der Zusamenarbeit beschrieben. Ich denke, hier sollte sich jeder seiner Situation bewußt sein und sich gegenseitig anerkennen. Der junge Arzt kann einiges von der Hebamme lernen und sie sicherlich von ihm.
Wenn die verschiedenen Berufsgruppen des geburtshilflichen Teams mit den werdenden Eltern während der Geburt zusammentreffen und sich gegenseitig richtig einschätzen, dann verstehen sie sich und können ihre Gedanken austauschen. Dadurch wird eine erfolgreiche Interaktion möglich. Sind aber die gegenseitigen Beurteilungen falsch, so entstehen Mißverständnisse, die besonders in der Gruppe zu unhaltbaren Zuständen führen können. Schließlich ist man auf eine fruchtbare Zusammenarbeit angewiesen.
Ich sehe die Rolle der Hebamme heute in einer Vermittlerposition zwischen den Ängsten und Wünschen der Kreißenden und ihres Partners und den Bemühungen um medizinische Sicherheit in den meistens technisch gut ausgerüsteten Entbindungsabteilungen der verschiedenen Kliniken. Eine besondere Erschwernis dieser Aufgabe bedeutet für mich, Hebammenschülerinnen ihrem Ausbildungsstand entsprechend daran teilhaben zu lassen.
Die Hebammen haben seit dem Inkrafttreten des neuen Hebammengesetzes von 1985 und durch die Festlegung in den EG-Richtlinien keine neuen Aufgaben zugewiesen bekommen. Vielmehr hat der Gesetzgeber definitiv festgelegt, daß sie in der Lage sein sollen und dazu befugt sind, normale Geburten zu leiten und den Wochenbettverlauf zu überwachen. Auch ein vermehrtes Tätigwerden der Hebammen in der Schwangerenberatung hält der Gesetzgeber für wünschenswert. Ich gehe davon aus, daß die Hebammen diese Aufgaben erfüllen können. Die Ausbildung dauert seit 1983 3 Jahre und die Zugangsvoraussetzungen wurden angehoben. Nicht verordnet werden kann die Fähigkeit zur Arbeit im Team. Diese ist entweder vorhanden – hier meine ich sowohl bei Hebammen und Ärzten – oder sie muß erworben werden. Möglichkeiten dazu bieten gemeinsame Gespräche, innerbetriebliche Gruppensitzungen und gemeinsame Fortbildungsveranstaltungen.

Diskussionsbeitrag H. J. Prill

Bei der Interaktion im Kreißsaal steht im Mittelpunkt wohl die Gebärende, um die sich Hebamme, Ehemann und Ärztin oder Arzt bemühen. Deshalb möchte ich zunächst einige Hinweise dafür geben, was die Kreißende denn eigentlich von uns in dieser Krisensituation ihres Lebens erwartet. In einer Befragung von 204 Frauen aus dem Jahre 1962 äußerten 33%, daß sie eine straffe Führung für erforderlich hielten und auch wünschten. Sie würden die Anweisungen der Hebamme und des Arztes sogar dann befolgen, wenn sie ihnen nicht sinnvoll erschienen, weil sie sich der größeren Erfahrung der Fachkräfte anvertrauten.

53%, also über die Hälfte, wünschten Führung und Hilfe dann, wenn sie zu einer Korrektur des falschen eigenen Verhaltens notwendig ist. Insgesamt möchten 86% in mehr oder weniger starkem Maße angeleitet oder geführt werden.

Nur 6% lehnten eine Führung ab, sie wollten Hilfe nur auf die geburtshilflichen Maßnahmen beschränkt wissen.

7% war das Ganze egal, sie waren indifferent in ihrer Meinung.

Zwanzig Jahre danach würde ich heute sagen, daß die Zahl der Frauen, die Führung und Hilfe in jedem Falle wünschen, abgenommen hat, und dafür eine Gruppe zugenommen hat, die aufgrund der Geburtsvorbereitung und anderer sozialpsychologischer Faktoren zumindestens im Geburtsbeginn mehr Selbstbewußtsein entwickelt.

Aus tiefenpsychologischer Sicht müssen wir sagen, daß Frauen unter der Geburt ein besonders intensives Verlangen nach Geborgenheit haben, was ich mit 3 Zitaten von Frauen begründen will:

1. „Man muß sich wie bei einer Mutter fühlen können, die viel versteht und alles verzeiht" oder
2. „Man muß das Gefühl haben, daß um einen alles ganz ruhig und sicher abläuft" oder
3. „Die Angst wird man los, wenn man sich geborgen fühlt".

Aus tiefenpsychologischer Sicht modifizieren sie also ihren Geborgenheitswunsch an eine behütende oder tröstende Mutterfigur oder an eine Vaterfigur. Übertragung und Projektion als tiefenpsychologische Fakten sind kaum in anderen Krisensituationen so schnell herzustellen wie während der Geburt. Nur müssen wir erkennen, daß dies während der Geburt nicht immer gefragt ist und man je nach Verhalten der Kreißenden verschiedene Reaktionsmöglichkeiten hat (Tabelle 1):

Tabelle 1. Reaktionsmöglichkeiten des Geburtshelfers gegenüber der Kreißenden während der Geburt

Verhalten der Kreißenden	*Reaktion des Geburtshelfers*
Ängstlich	Klare, überzeugende Anweisungen, Fragen nach Befindlichkeit
Labil	Stützend „mütterliche" Zuwendung
Gehemmt	Zurückhaltend, Betonung des Verstehens, später Wünsche erfragen und darauf eingehen
Emanzipiert	Zunächst „Freiheit" lassen, Verständnis für Rolle der Hebamme aufbauen, später gemeinsames Bemühen betonen

Es wird immer wieder die Forderung aufgestellt, eine moderne Geburtsleitung verlange das Kreißzimmer, d.h. die isolierte Entbindung. Nur 17% bejahten die Frage, daß sie unbedingt in einem Einzelzimmer entbinden möchten. Bei den anderen war allerdings eine Vorbedingung zur gemeinsamen Entbindung, daß die andere Kreißende nicht unruhig sein oder schreien dürfe. Sie begründeten ihre Ansicht damit, daß die Gemeinsamkeit des Ertragens, manches leichter mache. Oder sie gaben sogar an, daß damit ein gewisses Geborgenheits- und Sicherheitsgefühl verbunden sei. Gerade die Unruhigen – abgesehen von den völlig Haltlosen, die ihre Umwelt nicht mehr akzeptieren – wünschten, weder räumlich noch persönlich allein gelassen zu werden.

Nur 7% wollten in der Eröffnungsperiode allein bzw. in Ruhe gelassen werden, so daß wir sagen müssen, es ergibt sich das Problem der psychologischen Geburtsleitung für 93%.

Vor Wehenbeginn hatten nur 25% der Erstgebärenden Furcht vor dem Wehenschmerz. Das steigerte sich bei Belassen in der pflegerischen Betreuung auf über 60% Ängstigung vor dem Wehenschmerz, aber auf nur 40% bei denen, die unter einer guten psychologischen Geburtsleitung standen. Ich glaube, mit diesen wenigen Zahlen wird schon deutlich, wie notwendig die psychologische Geburtsleitung nicht nur zur Beseitigung einer Hyperalgesie ist, sondern auch für die Einstellung zu weiteren Schwangerschaften und zur Beziehung zum Kind.

Wenn wir nun die Psychodynamik zwischen Arzt und Hebamme betrachten, so gibt es nur sehr wenige empirische Beobachtungen, und allzu gerne diskutiert man kasuistisch. Wer überblickt schon das sog. psychische Klima in mehr als 3 oder 4 Kliniken?

Vor einigen Jahren war ich anläßlich einer Lehrhebammentagung in einer TZI-Gruppe, in der ich mich mit zehn von zwölf anscheinend negativ auf Professoren eingestellten Lehrhebammen auseinanderzusetzen hatte. Nachdem ich ihnen erklärt hatte, daß sie durch ihre Aggressionsabfuhr auf mich sehr wenig für das Verständnis ihrer jeweiligen Ärzte gewinnen konnten, stellte ich die Gegenfrage, wie oft sich im letzten Vierteljahr ein Assistent oder Oberarzt bei der Eröffnungsperiode der Gebärenden länger als 5 min der Frau in menschlicher Weise zugewendet habe, ohne CTG, Blasensprengung oder was immer sie an medizinischen Eingriffen habe. Eine Lehrhebamme meldete sich und sagte ja, es gebe einen jungen Assistenten der dies doch häufiger tue. Meine Antwort war, wenn es wirklich so wäre, dann gebe es doch eigentlich gar keine Probleme zwischen Arzt und Hebamme. Zum anderen zweifelte ich an, ob Lehrhebammen trotz Unterricht und all den vielen Dingen, die sie ja vom Kreißbett fernhält, dies wirklich beurteilen können. Es bestand eben einfach die Meinung, daß das so sei.

Das immer wieder Störende für die Hebamme ist ja das Zerstören der mühsam über Stunden erarbeiteten Bindung zwischen Hebamme und Gebärender. Solche Situationen gibt es immer wieder.

Ein anderes empirisches Beispiel liefert die 1985 erschienene Dissertation von Beate Langener: *Professionalisierungstendenzen im Hebammenberuf – eine empirische Fragebogenuntersuchung bei 154 Hebammen.* In meiner Einleitung möchte ich hier nur ein Beispiel herausgreifen. Da finden sich auf S. 64 2 Feststellungen:

- Von dem prophylaktischen Nutzen eines Dammschnitts zeigte sich kaum eine Hebamme überzeugt.
  Es ist betrüblich, daß sich nicht bis zu den Hebammen herumgesprochen hat, daß bei der Frühgeburt durch den prophylaktischen Dammschnitt über 50% weniger Hirnblutungen entstehen.
- Die meisten Hebammen wehrten sich dagegen, der Gebärenden schmerzstillende Mittel zu verabreichen, selbst wenn der Arzt/die Ärztin dies für richtig hielt. Sie befürchteten, daß die Frauen durch die Medikalisierung dem Geburtserlebnis emotional entfremdet würden.

Noch wichtiger ist aber, daß man sich gegen unser oberstes ärztliches Gebot, Schmerzen zu lindern, wehrt, selbst wenn der Arzt es für richtig hält, diesem Gebot Folge zu leisten.
Bei der Erforschung dieser Gründe wird hervorgehoben, daß Hebammen unter 33 Jahren und diejenigen, die Geburtsvorbereitungskurse abhalten, am wenigsten kooperativ mit dem Arzte sind. Den Ärzten und den verheirateten, kinderlosen Ärztinnen wird immer vorgehalten, daß sie ja gar nicht den Schmerz beurteilen könnten. Woher aber Hebammen ohne eigene Kinder diese Beurteilungsfähigkeit haben, müßte wohl tiefenpsychologisch abgeklärt werden. Die beiden letzteren Befunde deuten doch auf ein mangelndes Einfühlungsvermögen hin und auf Ärger darüber, daß die Geburtsvorbereitung bei dieser Patientin so wenig Erfolg gehabt hat. Das Schmerzerleben ist ein so subjektiver Vorgang, der wirklich unserer gemeinsamen, auch subjektiven Behandlung bedarf. Gerade bei der medikamentösen Analgesie kann man durch die Suggestion einen zusätzlichen Wirkungseffekt erreichen.

Diskussionsbeitrag R. Hils

Ich möchte Ihnen einige Beispiele aufzeigen, die aus meiner Sicht wesentlich zu Interaktionsproblemen im Kreißsaal beitragen können.
Beginnen wir mit dem unerfahrenen unsicheren Arzt, der sich Hebammen gegenübersieht, die auf ihn übermächtig wirken. Erzogen als jemand, der Anordnungen an seine „Befehlsempfänger" weitergibt, was von Krankenschwestern in der Regel akzeptiert wird, trifft er auf Hebammen, die im allgemeinen aufgrund ihrer Persönlichkeitsstruktur ein ausgeprägtes Selbstbewußtsein haben. Das daraus resultierende Rivalitätsdenken dieser beiden Gruppen schließt von vorneherein eine gute Zusammenarbeit im Kreißsaal aus. Einen Ausweg aus diesem Dilemma finden wir nur, wenn beide Seiten sich gegenseitig respektieren und sich nicht als Konkurrenten betrachten.
Wir Ärzte dürfen nicht vergessen, daß die Hebamme eine qualifizierte Berufsausbildung hat und meist wesentlich mehr Erfahrung als ein junger Arzt, der davon sehr viel profitieren kann. Diese Chance verspielt er sich durch ein Verhalten, wie ich es vor kurzem beobachtet habe, als ein junger Assistent auf den Therapievorschlag einer Hebamme mit diesen Worten reagierte: „Sie haben mir hier nichts zu sagen. Ich bin nicht als Lehrling eingestellt, sondern habe ein abgeschlossenes Hochschulstudium und bin in Weiterbildung beschäftigt."

Andererseits gibt es Hebammen, die ihre Meinung um jeden Preis durchsetzen wollen und uns permanent belehren, dabei aber vergessen, daß wir zu unserer Entscheidung stehen müssen und dafür auch zur Verantwortung gezogen werden.
Oft haben aber Hebammen die Befürchtung, daß der Arzt zum Beispiel in einer Notsituation nicht dazu in der Lage ist, eine schnelle und richtige Entscheidung zu treffen, oder eine Gefahrensituation nicht richtig einschätzt und dadurch die Hebamme zwingt, selbständig zu handeln und damit die Verantwortung selbst zu übernehmen. Wir haben alle schon in verschiedenen Fällen die Bemerkung gehört: „Aber es hatte doch eine erfahrene Hebamme Dienst."
Im Laufe der Zeit schwindet bei vielen Kollegen die anfängliche Kreißsaaleuphorie und die damit verbundene Motivation. Geburtshilfe wird zum notwendigen Übel, um Facharzt zu werden, normale Geburten werden langweilig, das nächtliche Aufstehen wird zur Last. Gelegentlich fällt es mir schwer, mich unter der Geburt persönlich zu engagieren, da zwischen Hebamme und Patientin schon eine intensive Beziehung besteht, an der ich manchmal kaum Anteil habe, weil die Hebamme das nicht will oder weil ich als Außenstehender nicht stören möchte.
Je mehr Erfahrung wir Ärzte gesammelt haben, desto wichtiger ist es, wie wir sie präsentieren, ob wir autoritär und selbstherrlich eine Anordnung durchsetzen oder ob es gelingt, in einem fruchtbaren Gespräch mit der Hebamme beziehungsweise mit dem Kollegen eine gemeinsame Entscheidung zu finden. Letzteres verbessert sicherlich die Beziehung zur Gebärenden und ihrem Partner und schafft Vertrauen. Unausgesprochene Aggressionen, die unter anderem durch autoritäres Verhalten entstehen, bleiben der Patientin nicht verborgen, verstärken ihre Angst und können so zu Gebärstörungen führen.
Ich glaube, es ist mir in meiner bisherigen Kreißsaaltätigkeit meist gelungen, zu den Hebammen ein gutes Verhältnis herzustellen. Ich versuche, die Hebamme als gleichberechtigte Partnerin zu sehen und Meinungsverschiedenheiten in persönlichen Gesprächen beizulegen.

Diskussionsbeitrag E. Kimmerle

Im letzten Jahr führten wir an unserer Klinik eine Befragung durch. Wir wollten in Erfahrung bringen, welche Eigenschaften von der Hebamme bei der Geburt erwartet werden, und befragten 70 Frauen aus einem Geburtsvorbereitungskurs an unserem Krankenhaus. 66 Schwangere beantworteten unsere Frage „Was erwarten Sie von ihrer Hebamme?" und formulierten schriftlich und in Stichworten insgesamt 46 Eigenschaften.
Nach der Häufigkeit der gemachten Angaben wünschten die Frauen vor der Geburt eine freundliche, ruhige, geduldige Hebamme, die für sie während der Geburt mit ihrem fachlichen Können „da sei" und auch den Ehemann miteinbeziehe. Bei den genannten Eigenschaften – die häufigsten habe ich hier zusammengefaßt – wurde die Zusammenarbeit mit dem Arzt nicht erwähnt. Nach der Entbindung wurde erneut befragt, was denn rückwirkend wichtig gewesen sei, wurden die in der Schwangerschaft genannten Eigenschaften z.T. wiederholt. Neu war die auf Erfahrung basierende Erkenntnis, daß ein gutes Verhältnis zum Arzt und der Kollegin der Hebamme bestanden habe, und daß der Arzt rechtzeitig hinzugezogen wurde.

Offensichtlich zeigte sich unter der Geburt, wie bedeutsam die Zusammenarbeit aller Beteiligten für deren Verlauf ist. Die befragten Mütter empfanden diese Zusammenarbeit wohl eher positiv. Negative Erfahrungen wurden bei unserer Befragung von den Müttern nicht erwähnt.

Bei Gesprächen mit Vätern – die alle nach der Geburt stattfanden und bei denen keine schriftlichen Fragen formuliert wurden – wird die Beziehung von Arzt und Hebamme ebenfalls erwähnt, hier aber eher kritisch. So sei eine wichtige Aufgabe der Hebamme die Mittlerfunktion zwischen Arzt und Gebärender gewesen, sie habe die „Coolness" des Arztes auffangen müssen und die häufig durch den Arzt verursachte Unruhe ausgeglichen. Ich gehe aber davon aus, daß auch die umgekehrte Situation möglich ist, wobei dann der Arzt eine ausgleichende Rolle haben kann.

Die Befragung an unserem Krankenhaus spiegelt die Erlebnisse eines Zeitraums an einer Klinik, und möglicherweise haben sich die Befragten auch ausgetauscht. Selbst wenn die Ergebnisse keine allgemeine Gültigkeit haben, denke ich doch, daß die Aussagen nicht ohne Bedeutung sind.

Ich möchte hier die Gedanken eines Gynäkologen zusammenfassen: „Es kann doch nicht richtig sein, daß man sich darum streiten muß, wer die größere Berechtigung hat, sich der Kreißenden zuzuwenden. Eine Geburt kann nur dann schön sein, wenn alle, Mutter, Vater, Kind, Arzt und Hebamme gut zusammenarbeiten." Wir reden so viel vom geburtshilflichen Team, doch die Existenz eines solchen genügt nicht, es muß auch funktionieren. Es fällt sicher manchmal schwer, die persönliche Eitelkeit vor der Kreißsaaltüre zu lassen, oder mit Menschen zusammenzuarbeiten, die man nicht sonderlich mag. Doch der Kreißsaal darf nicht zum Gegenstand von Machtkämpfen und Kompetenzschwierigkeiten werden.

Bei einer normal verlaufenden Geburt wird es wohl die Hebamme sein, die von Anfang an dabei ist, und die den intensiveren Kontakt zur Gebärenden bekommt. So erfährt sie auch in der Regel von Wünschen und Vorstellungen zum Ablauf der Geburt und wird oft gebeten, sie dem Arzt zu vermitteln.

Wie ist es aber, wenn der Arzt bereits vor der Geburt Zusagen macht, die Hebamme mit den Versprechungen nicht einverstanden ist, in der entsprechenden Situation dann „zwischen 2 Stühlen" sitzt? Ein klärendes Gespräch mit der Frau und dem Ehemann fällt der Hebamme in der Regel leichter als offene Worte mit dem Arzt. Woran liegt das? Ist es die Gewißheit, daß die Gebärende letztendlich doch auf die Hebamme „angewiesen" ist? Daß der Arzt aber der Weisungsbefugte ist?

Daraus ergibt sich die Frage, inwieweit die Gebärende Einfluß auf die Interaktion zwischen Arzt und Hebamme hat.

Wie kann ich mich, die Hebamme, dazu bringen, Schwierigkeiten zu besprechen und sie nicht zur Seite zu schieben, um bei nächster Gelegenheit vor der gleichen Situation zu stehen? Wie erreiche ich, daß man auch mir mein Fehlverhalten deutlich macht?

Zusammenfassung P. Diederichs

Die Wiedergabe der Podiumsdiskussion kann ich kürzen, da viele von den Referenten aufgezeigte Aspekte in der Diskussion aufgegriffen und mit konkreten Beispielen belegt wurden.
Die Diskussion erfolgte zunächst nur unter den Podiumsteilnehmern. Herr Prill zitierte aus der medizinsoziologischen Untersuchung über den Hebammenberuf und kritisierte, daß offenbar ein hoher Prozentsatz der befragten Hebammen den Anweisungen des Kreißsaalarztes hinsichtlich der Verabreichung von Analgetika nicht Folge leistet. Darüber hinaus problematisierte er, daß nach dieser Untersuchung sich viele Hebammen gegen die Episiotomie wenden. Frau Schroth versuchte diese Kritik mit folgenden Argumenten zu entkräften:
Prinzipiell wendeten sich Hebammen nicht gegen analgetisierende Medikamente oder Maßnahmen unter der Geburt. Sie würden nur manchmal die zu schnelle Entscheidung des Arztes über die Vergabe von Analgetika problematisieren. Die Hebamme verfüge nämlich hinsichtlich der Kreißenden über eine längere Beobachtungszeit und daher auch bessere Beurteilungsmöglichkeit bezüglich der Schmerztoleranz der Gebärenden. Die Hebamme sollte also bei der ärztlichen Anordnung von Medikamenten mehr mit einbezogen werden. Des weiteren relativierte Frau Schroth die Kritik an den Hebammen wegen ihrer Einstellung zur Episiotomie. Die Hebammen stellten sich nicht gegen diesen Eingriff, sondern nur gegen seine routinemäßige Anwendung.
Herr Diederichs griff die Diskussion über den Dammschnitt als Beispiel für ein gruppendynamisches Problem zwischen Kreißsaalärzten und Hebammen auf, nämlich das der Kompetenzüberschneidung. Die Aufgabe der Hebamme ist es, den Dammschutz zu leisten. Der Damm sei ihr Bereich. Entsprechend wehrten sie sich gegen die von ärztlicher Seite durchgeführten operativen Eingriffe. Darüber hinaus könne – wie eine Kollegin aus Graz anmerkte – die Identifikation mit dem eigenen Geschlecht eine Rolle spielen. Die Verletzung des Genitales einer Geschlechtsgenossin könne mehr oder weniger bewußt Widerstand erzeugen.
Herr Dudenhausen wehrte sich im folgenden gegen den Vorwurf der Hebammen, daß die Kreißsaalärzte in der Eröffnungsperiode an der Kreißenden nicht genügend interessiert seien. Er plädierte für eine frühe Kontaktaufnahme zu der Gebärenden durch den Kreißsaalarzt und nicht erst bei der Episiotomie. Herr Prill wiederum bestätigte die Kritik der Hebammen nach seinen Erfahrungen aus Lehrgängen und Tagungen mit Hebammen, daß häufig nur die jüngeren, noch unerfahrenen Kollegen schon vorher mit der Gebärenden Kontakt aufnehmen. Auch Frau Hils sprach sich als Kreißsaalärztin für eine möglichst frühe Kontaktaufnahme zur Kreißenden aus, weil dann die Motivation des Arztes, zur Geburt dazuzukommen, insbesondere während des Nachtdienstes wegen der dann schon bestehenden Gefühlsbindung eine bessere sei.
Im weiteren Verlauf der Diskussion rückte das neue Rollenverständnis der Hebammen in den Vordergrund. Hierbei wurde hervorgehoben, daß es die Frauenbewegung der 70er Jahre gewesen sei, welche die Hebamme neu entdeckt habe und sich von ihr eine Art Volksmedizin wünsche. Überhaupt sei es dem Druck „der Basis" zu verdanken, daß in den letzten Jahren psychosomatische Aspekte in die Geburtshilfe integriert worden seien. Hierbei habe mit eine Rolle gespielt, daß die geburtshilfli-

chen Kliniken durch die fallende Geburtenzahl unter Konkurrenzdruck geraten seien. Unter anderem haben sie sich auch mit Hilfe der Psychosomatik für die Frauen attraktiver gemacht. Frau Schroth, die selbst noch Ende der 60er Jahre in einer Klinik arbeitete, wo 8 Hebammen 4000 Geburten im Jahr zu bewältigen hatten, sprach sich für einen Mittelweg zwischen Übertechnisierung und einer der Gebärenden zugewandten Haltung aus. Frau Kimmerle betonte in diesem Zusammenhang die Vorteile einer Belegklinik bzw. der Beleghebamme. Sowohl unter den Hebammen als auch den Ärzten bestehe keine Hierarchie. Darüber hinaus seien die Ärzte alle Fachärzte für Gynäkologie und Geburtshilfe. Außerdem liege keine Übertechnisierung vor. Trotzdem werde eine sichere Geburtshilfe praktiziert und es bleibe viel Raum für einen persönlichen Kontakt zur Kreißenden. Hiergegen wurde eingewandt, daß die Beleghebamme nur deswegen zufriedener sei, weil der Belegarzt von ihr abhängiger sei als ein Kreißsaalarzt in einem normalen öffentlichen Krankenhaus. Der Belegarzt werde erst zur Geburt gerufen. Frau Kimmerle antwortete darauf, daß sie deswegen zufriedener sei, weil es einen wirklichen Kontakt zwischen Arzt und Hebamme gebe und sie den Arzt auch besser akzeptieren könne, eben weil er schon Facharzt sei, also über genügend Kompetenz verfüge. Außerdem wirke sich auf das Geburtsklima positiv aus, daß sich Geburtshelfer und Gebärende schon im Vorfeld der Geburt kennen.

Nachdem bisher vorwiegend die gruppendynamische Ebene der Hebammen-Arzt-Beziehung diskutiert wurde, sprach Herr Diederichs noch die intrapsychischen oder persönlichen Seiten dieser Beziehung an. Frau Kimmerle bestätigte, daß auch die Frau-Mann-Beziehung zwischen Hebamme und Arzt die Interaktion im Kreißsaal beeinflussen könne, z.B. kämen nach ihrer Erfahrung in Balint-Gruppen Hebammen sehr schnell auf die Kreißsaalärzte zu sprechen, anstatt sich auf ihre Beziehung zu den Gebärenden zu konzentrieren. Hebammen werden also offensichtlich gefühlsmäßig durch die Kreißsaalärzte beansprucht. Frau Schroth ergänzte noch, daß eine Hebamme z.Z. etwa 3–4 Jahre auf ihren Ausbildungsplatz warten müsse. Sie sei dann bei Berufsbeginn etwas älter und damit auch selbstbewußter als die Krankenschwestern. Sie könne sich daher gut vorstellen, daß es gerade mit jüngeren Kreißsaalärzten Rivalitätsprobleme geben könne.

Im folgenden wurde in die Diskussion auch das Auditorium einbezogen. Herr Potthoff wies auf die anthropologischen Grundlagen der Geburtshilfe hin. Weiterhin hob er hervor, daß der Geburtshelfer erst mit seinen eigenen Ängsten, Verletzbarkeiten und körperlichen Verspannungen in Kontakt kommen müsse, bevor er sensibel auf die Kreißende und das Neugeborene reagieren könne.

Schließlich kamen noch anregende Beiträge aus dem Auditorium, die aber wegen der schlechten Bandqualität hier nicht alle wiedergegeben werden können: Unter anderem wurde noch einmal an die Read-Atmosphäre im Kreißsaal erinnert, die Zuwendung zu der Kreißenden und ein ruhiges harmonisches Verhalten im Kreißsaal bedeute. Außerdem wurde noch auf die möglichen Umstellungsschwierigkeiten älterer Hebammen hingewiesen und auf die Gefahr modischer Trends in der psychosomatischen Geburtshilfe. Weiterhin wurde betont, daß Gebären etwas Aktives und nicht etwas Passives sei wie die häufige Formulierung „die Frau wird entbunden" vermuten ließe. Die Betonung des Aktiven erfordere ein verändertes Rollenverhalten des Geburtshelfers.

Insgesamt wurde deutlich, daß es keine rezeptartigen Strategien gibt, die Interaktionsprobleme des Kreißsaalteams zu lösen. Es wurde davor gewarnt, daß Geburtsteam zu idealisieren; realistischer sei es, den Kreißsaal als ein Konfliktfeld zu akzeptieren, z.B. werde es immer unter den Kreißsaalärzten Anfänger geben, die auf schon klinisch erfahrene Hebammen treffen. Zu fragen wäre hier, ob bestimmte Interaktionsverläufe zwischen Arzt und Hebammen voraussehbar sind. Die Zielvorstellung sei eben nicht ein konfliktfreies Feld im Kreißsaal, sondern der Umgang mit diesen Konflikten. Eine in der Diskussion immer wieder genannte Möglichkeit, Konflikte anzugehen, besteht in der Balint-Gruppenarbeit des Teams. Der Balint-Gruppenleiter sollte jedoch nicht Mitarbeiter der Klinik sein.

Sozialmedizinische Aspekte in der Frauenheilkunde

Zum gesellschaftlichen Bedeutungswandel der Ehe

H. P. Dreitzel

Wie sehr gesellschaftliche Zusammenhänge sich hinterrücks bis in die privatesten Verhaltensweisen hinein auswirken, läßt sich vielleicht nirgends so gut zeigen wie am widersprüchlichen Schicksal der modernen Ehe. Auf der einen Seite hat die Ehe ihre alten Funktionen als Kern einer familiären Produktionsgemeinschaft lange schon eingebüßt und scheint sich seither ständig in der Krise zu befinden. Auf der anderen Seite schließen sich heute mehr Menschen denn je zu einer auf Dauer angelegten Paarbeziehung zusammen, und in diesem Sinne erweist sich – wenn schon nicht juristisch, so doch jedenfalls soziologisch – die Ehe als die stabilste aller gesellschaftlichen Institutionen. Verständlich werden solche Widersprüche erst auf dem Hintergrund des gesellschaftlichen Bedeutungswandels der Ehe, der sich über mehrere Generationen erstreckt und dabei früher oder später alle Menschen mitberührt. Ich will im folgenden diesen Wandel kurz dadurch veranschaulichen, daß ich die Situation von Ehe und Familie, die wir vor dem 1. Weltkrieg vorfinden, derjenigen gegenüberstelle, die wir nach dem 2. Weltkrieg erleben.

Seit dem 16. Jahrhundert hat sich in Europa eine Ehestruktur ausgebildet, die bis zu Beginn unseres Jahrhunderts vorherrschend blieb und noch bis heute in den Wertvorstellungen und Leitbildern nachwirkt. Bis dahin war während des ganzen Mittelalters die Ehe eine von den Eltern und/oder den Grundherren arrangierte Verbindung zweier Menschen mit dem einzigen Zweck, die Legitimität einiger Nachkommen des Mannes sicherzustellen.

Wenige Menschen heirateten überhaupt, die Zahl der illegitimen Kinder war stets hoch, alle lebten in feudalherrschaftlichen oder nach Zunftordnungen strukturierten Gemeinschaften zusammen. Kinder galten als kleine Erwachsene, die so rasch als physisch möglich zu Dienstleistungen herangezogen wurden. Die sexuellen Verhältnisse waren offenherzig und relativ ungeregelt, Scham- und Peinlichkeitsschwellen kaum entwickelt.

Mit Beginn der Neuzeit ändern sich diese Verhältnisse allmählich. Die Feudalgemeinschaften verlieren an Gewicht gegenüber den kleineren Familieneinheiten, die nun zum eigentlichen sozialen Träger der Produktion werden. Langsam entwickelt sich jetzt das neue Ideal von der Ehe als einer Liebesgemeinschaft auf Dauer. Dazu gehört auf der einen Seite die freie Partnerwahl und auf der anderen Seite das Gebot ehelicher Treue. Dazu gehört aber auch die neue Liebessemantik (Luhmann 1982), die bis heute als abgesunkenes Kulturgut durch die Medien vermittelt nachwirkt. Die Idee der romantischen Liebe etabliert sich – unterstützt von den Geboten vorehelicher Enthaltsamkeit – als ein kommunikativer Selektionsmechanismus bei der Partnerwahl: es kommt zu einer affektiven Aufladung der ehelichen Beziehungen, die auch ein emotionaleres Verhältnis zu den eigenen Kindern mit sich bringt. Gleichzeitig wird das Sexualleben durch kirchliche Gebote, die langsam in die familiäre Erziehung selbst miteingehen, v.a. für die Frauen immer mehr eingeschränkt. Schließlich werden voreheliche Jungfräulichkeit und eheliche Treue zum Inbegriff weiblicher Wesensart überhaupt hypostasiert, während der Mann als nur schwer im Zaum zu haltendes Triebwesen gilt. Die Rolle des Zuchtmeisters im Kampf um den Prozeß der inneren Zivilisierung geht von der Kirche auf die Frau über. Bis zu den Hexenverfolgungen der frühen Neuzeit war es noch umgekehrt gewesen: da hatte der Mann sich zu hüten vor den gefährlichen Verführungskünsten liebeshungriger Frauen, denen die Natur – oder der Teufel – mehr Sinneslust geschenkt habe als dem Manne. Schlimmer als auf die verheirateten Frauen wirkte sich übrigens der neue Puritanismus auf die vielen unverheirateten aus. Die moralische Stigmatisierung unehelicher Schwangerschaften und Geburten ist nur die Spitze eines Eisbergs von sexueller Repression. Immerhin hatten in vielen Regionen weniger als die Hälfte der erwachsenen Bevölkerung überhaupt eine Chance, die ökonomischen Voraussetzungen für eine Heirat zu erfüllen.

Wenn wir diesen historischen Typus der Familie – der sich natürlich in Schüben und mit Brüchen entwickelt hat, aber doch bis zum 1. Weltkrieg seine charakteristischen Züge behält – mit der heutigen Familie vergleichen, ist es zunächst nützlich, sich ein paar demographische Tatsachen zu vergegenwärtigen (Imhoff 1981):

In den letzten 100 Jahren hat sich – in Durchschnittszahlen ausgedrückt – das Heiratsalter um 5 Jahre auf 23 gesenkt, während die Dauer ungeschiedener Ehen von etwa 33 auf etwa 45 Jahre angestiegen ist. Im gleichen Zeitraum ist das Alter der Menarche um 4 Jahre auf 12 gefallen und das Alter der Menopause um 6 Jahre auf 51 gestiegen, so daß die Fruchtbarkeitsperiode der Frau heute um 10 Jahre länger ist. Sie wird aber weit weniger ausgenutzt als vor 100 Jahren: damals bekommen verheiratete Frauen noch durchschnittlich 6–7 Kinder, von denen allerdings noch immer nur 66% das Erwachsenenalter erreichen; heute dagegen pendelt sich die Durchschnittsfamilie auf 2 Kinder ein, die nur selten nicht das Erwachsenenalter erreichen. Vor allem aber – und nicht nur wegen des Kinderbettfiebers – ist der ältere Familientyp stark bestimmt durch eine alle Altersgruppen betreffende Übersterblichkeit der Frauen, während Frauen heute ihre in der Regel etwas älteren Ehemänner um über 8 Jahre überleben. Nicht alles drückt sich in diesen Durchschnittszahlen aus. Verborgen bleibt z.B., daß sich das Heiratsalter von etwa 28 Jahren im älteren Familientyp aus sehr unterschiedlichen Faktoren zusammensetzt: man heiratet damals in jedem Alter, sobald die ökonomische Lage es erlaubt. Manche Söhne kommen durch den plötzlichen Tod des Vaters schon sehr früh in den Ehestand, andere wiederum erst spät, nicht wenige gar nicht. Im Gegensatz zu heute gibt es viele Witwer mit nichterwachsenen Kindern, die junge Frauen heiraten, für die eine solche Heirat nicht selten die einzige Ehechance darstellt. Verdeckt bleibt auch, daß der quantitativ kaum veränderte Zeitraum von etwas über 10 Jahren zwischen Menarche und Erstheirat qualitativ ganz Unterschiedliches bedeutet, nämlich für die frühere Zeit unaufgeklärte Enthaltsamkeit, auf dem Land unterstützt von traditionellen Pettingritualen, und heute frühzeitige, relativ kurzfristige, aber monogame sexuelle Beziehungen.

Trotzdem zeigen schon diese wenigen Zahlen, daß sich die naturale Basis der Ehe in den letzten 100 Jahren in 3 Punkten drastisch verändert hat:

1. Die kinderlose Zeit der verheirateten Frau hat sich von 1870 bis 1970 von 6,2 auf 29,1 Jahre nahezu verfünffacht. Gemeint ist damit die Zeit zwischen dem 20. Geburtstag des letztgeborenen Kindes und dem Tod. Früher verblieb der Frau nur noch eine kurze Lebensspanne, wenn ihr letztes Kind erwachsen und damit die Aufgabe der Kinderaufzucht beendet war; heute umfassen diese Jahre 38% ihrer gesamten Lebenszeit.
2. Die geringere Zahl der Kinder macht sich als größerer Freiraum selbst in der Lebensphase bemerkbar, in der die Kinder noch nicht erwachsen sind. Bei einem durchschnittlichen Abstand von knapp 4 Jahren zwischen der Geburt des 1. und der des 2. Kindes ergibt sich – wenn man mit 8 Jahren das Alter, in dem Kinder nicht mehr ständig beaufsichtigt werden müssen, ziemlich hoch ansetzt – eine Zeitspanne von 10 Jahren, während derer die Frau voll mit den Kindern befaßt ist. Die langsam zunehmenden Hilfeleistungen der Ehemänner im Haushalt sind dabei ein Faktor, der allerdings das im 19. Jahrhundert auch der Mittelschicht zur Verfügung stehende Dienstpersonal kaum ausgleicht. Es bleibt eine Verminderung des Zeitaufwandes für Kinder um mindestens die Hälfte.
3. Die Ehedauer als Ganzes hat sich um 50% verlängert, und das in einer Zeit enorm raschen technischen und sozialen Wandels. Heute wächst jede Generation schon wieder mit anderen technischen Systemen auf; was in der eigenen Schulzeit galt, hat wenig zu tun mit dem, womit die eigenen Kinder in der Schule beschäftigt sind; und die Normen und Leitvorstellungen, mit denen einer seine Ehe vor 15 oder gar 30 Jahren begonnen hat, sind längst nicht mehr die von heute. Schließlich, wer könnte denn heute zu hoffen wagen, daß die gesellschaftlichen Bedingungen, unter denen er und sie jetzt heiraten wollen und können, in 15 oder gar 30 und 40 Jahren sich nicht wesentlich verschlechtert haben? So gesehen ist die scheinbar so hohe Scheidungsrate – von 1890 bis 1975 haben sich die Scheidungen von 7,5 auf 70 pro 10 000 Ehen verzehnfacht – ein notwendiges und vermutlich viel zu wenig genutztes Ventil, das kaum diejenigen Befreiungen enthält, die im 19. Jahrhundert der Tod brachte.

Insgesamt gesehen scheinen die Veränderungen v.a. die Frauen begünstigt zu haben, dafür spricht auch die veränderte Mortalität. Trotzdem aber liegt bekanntlich die Morbidität der Frauen hartnäckig über der der Männer. Hier liegt es nun nahe, etwas genauer nach den Bedingungen und Umständen von Glück und Unglück in der Ehe, von subjektiver Zufriedenheit und Unzufriedenheit in der Zweierbeziehung zu fragen. Bevor ich gleich darauf zu sprechen komme, sollen noch ein paar Daten (Claessens et al. 1981) zur Abrundung des qualitativen Bildes angefügt werden, das Ehen in der BRD derzeit bieten.
Über 90% der Bevölkerung ist zu irgendeinem Zeitpunkt während des Lebens verheiratet; in der Lebensmitte, in der Altersgruppe der 35- bis 40jährigen, sind 84% verheiratet – die Ehe ist eine kulturelle Selbstverständlichkeit geworden. Nicht ganz so selbstverständlich gehören auch Kinder dazu, wenngleich der Trend zur Kinderlosigkeit zuweilen überschätzt worden ist. Immerhin leben etwas über 50% der Verheirateten ohne Kinder zusammen, wobei die meisten Paare aber solche sind, die noch Kinder bekommen werden oder deren Kinder schon aus dem Hause sind. Andererseits haben nur 12% der Paare 3 oder mehr Kinder, mehr als doppelt soviele Paare dagegen nur eins. Aber auch auf der Ebene der Erwachsenen werden die Familien

kleiner. Immer seltener wohnen 3 Generationen im Hause zusammen, während umgekehrt die sog. unvollständigen Familien, in denen meist die Mutter ohne Mann die Kinder aufzieht, ständig zunehmen. 1979 lebten bereits 2,3 Millionen Kinder in der BRD in solchen Familien. Aus diesen Zahlen geht hervor, daß immer mehr Menschen in immer kleineren Familieneinheiten zusammenleben. Wenn man nun mitbedenkt, wie wenig tragfähig die Gemeinde- und Nachbarschaftsstrukturen angesichts noch immer fortschreitender Verstädterung und weiter wachsender regionaler Mobilität der Bevölkerung sind, dann wird allmählich deutlich, wie isoliert die Zweierbeziehungen sich im Netzwerk distanzierter Sozialkontakte ausnehmen, oder umgekehrt, warum die Menschen so verzweifelt an den emotionalen Inseln ihrer Ehe hängen. Das öffentliche Leben mit seinen Anforderungen an hochgradige emotionale Selbstkontrolle beginnt ja heute schon fast vor den Türen von Schlafzimmer und Küche – kein Wunder also, daß sich zumal die Jüngeren nun auch außerhalb der Zweierbeziehung nach emotionalen Freiräumen in allerhand Alternativszenen umschauen.

Die Hauptlast der Bedürfnisse nach emotionaler Sicherheit, nach menschlicher Wärme und Zuneigung, nach affektivem Ausdruck, und nicht zuletzt natürlich nach sexueller Befriedigung trägt heute die Paarbeziehung. Um so überraschender ist es daher, daß die neuesten Forschungsergebnisse zur Lebensqualität in der Bundesrepublik (Glatzer u. Zapf 1984) einen unglaublich hohen Grad von Ehezufriedenheit ausweisen. Vielleicht ist hier eine Art heilsamer Verdrängung am Werk, ähnlich wie merkwürdigerweise alle Leute immer einen ganz hervorragenden Zahnarzt haben oder jede Ferienreise besonders schön gewesen sein muß. Um Genaueres über die Ehezufriedenheit zu erfahren, muß man spezifisch nach unbefriedigten Bedürfnissen und nach Streitpunkten forschen. Dann stellt sich heraus, daß immerhin fast 25% der Eheleute sich mehr gemeinsam zu verbringende Zeit wünschen. Was sich bei den Ledigen deutlich zeigt, setzt sich bis in die Ehe hinein fort: ein kaum stillbares Verlangen nach Nähe. Grundsätzlich bekennen Ledige sehr viel mehr Defizite an Liebe und Zuneigung als Verheiratete, wobei die älteren Ledigen und die Verwitweten besser mit ihrem Alleinsein zurechtkommen als die Noch-nicht-Verheirateten und die Geschiedenen. Auch objektive Indikatoren wie etwa die Suizidrate weisen darauf hin, daß die Ehe für die subjektive Zufriedenheit von großer Bedeutung ist.

Zugleich aber ist die Zweierbeziehung mit den emotionalen Defiziten des Lebens in der Industriegesellschaft überfordert. Kaum ist nämlich die ersehnte Nähe erreicht, gibt es Streit. Hauptstreitpunkte in der Ehe sind nach Befragungen die *Kindererziehung* und die *Arbeitsteilung* zwischen den Eheleuten, also Bereiche, in denen das Familienleben eher *be*lastend als *ent*lastend ist. Zumal die Frauen mit der Arbeitsteilung durchweg wenig zufrieden sind, was angesichts der Realitäten nicht Wunder nehmen kann: trotz des inzwischen durch alle Schichten verbreiteten partnerschaftlichen Eheideals beteiligen sich Männer noch immer nur geringfügig an der Hausarbeit und überlassen sie zum größten Teil auch dann ihren Frauen, wenn sie arbeitslos sind oder in Rente gehen. Die Unzufriedenheit darüber nimmt bei den teilweise erwerbstätigen Frauen noch zu, während die voll erwerbstätigen Ehefrauen wieder etwas zufriedener mit der häuslichen Arbeitsteilung sind. Offenbar beginnen die Ehemänner sich neu zu orientieren, wenn ein bestimmter Grad an Doppelbelastung der Frau überschritten wird. Trotzdem ist die Verbindung von Berufstätigkeit und Mutterrolle vermutlich einer der Hauptgründe für die höhere Mortalitätsrate der

Frauen – ein Trend, der in Zukunft noch ausgeprägter werden kann. Derzeit leben etwa 50% der verheirateten Frauen in Ehen mit traditioneller Arbeitsteilung: der Mann verdient das Geld und die Frau führt den Haushalt. Von der anderen Hälfte sind 2/3 teilerwerbstätig und 1/3 voll im Beruf. Je jünger die Nur-Hausfrauen sind, desto eher möchten sie aber berufstätig werden, so daß man gegenwärtig davon ausgehen kann, daß sehr viel mehr Frauen berufstätig wären, wenn der Arbeitsmarkt es erlauben würde. Gleichzeitig ist aber die Problematik der familiären Arbeitsteilung offenbar nur bei dem Sechstel der verheirateten Frauen einigermaßen gelöst, die *voll* berufstätig sind.

Zu vermuten ist freilich, daß in die bei der Arbeitsteilung und der Kindererziehung entstehenden Konflikte auch aufgestauter Ärger aus Frustrationen in ganz anderen Bereichen einfließt, v.a. aus dem außerhäuslichen Berufsleben und aus der ehelichen Sexualität. Soziologische Befragungen sind nicht die beste Methode, um derartigen Verschiebungen auf die Spur zu kommen. Aber deutlich ist ja auch in der soziologischen Perspektive die Diskrepanz zwischen den Bildern körperlicher Attraktivität, mit denen wir unablässig überschüttet werden, und der Zumutung, den wie immer geliebten Partner 30 Jahre und länger als sexuell anziehend erleben zu sollen. Nach wie vor dürften im sexuellen Bereich die größten Verdrängungen zu finden sein. Gewiß ist es falsch zu meinen, daß es eine sexuelle Revolution nur an der Oberfläche gegeben habe, wenn es auch besser wäre, hier von Befreiung zu sprechen. Die praktisch vollständige Freigabe der vorehelichen Sexualität und die Tatsache, daß Ehebruch nicht nur nicht mehr strafbar ist, sondern auch – außer vom Partner – sozial weithin toleriert wird, macht gewiß für die Lebensqualität der betroffenen Menschen einen sehr wesentlichen Unterschied. Aber die Entwicklungsschübe dieser sexuellen Befreiung sind gegenwärtig zum Halten gekommen vor einer Mauer verinnerlichter kultureller Deutungs- und Bewertungsmuster. Das entscheidende Hindernis ist leicht zu identifizieren, nämlich die tief verwurzelte Vorstellung, daß dauerhafte partnerschaftliche Liebe die moralische Voraussetzung befriedigender Sexualität sei oder sein müsse. An dieser Vorstellung zu rütteln ist nach wie vor ein Tabu. Unter diesem kulturellen Deutungsmuster leiden alle Paare – vielleicht aber sogar noch mehr die sog. „Singles". Ein Blick auf die Bevölkerungsstruktur unserer Stadt, in der sich bestimmt Tendenzen der westdeutschen Bevölkerungsstruktur nur besonders scharf ausgebildet haben, mag das illustrieren: „Nicht nur verteilen sich die rund 1,9 Mio. (West)Berliner sehr ungleichmäßig auf 46% Männer und 54% Frauen, sondern ... es stehen 84 000 geschiedenen Frauen nur 49 000 geschiedene Männer gegenüber, 202 000 Witwen allen Alters gar (nur) 28 000 Witwer. Umgekehrt gibt es (aber) 220 000 ledige Männer zwischen 15 und 45 Jahren in der Stadt, hingegen nur 145 000 Frauen in diesem Alter." (Imhoff 1985, S. 184) Angesichts des nach wie vor herrschenden moralischen wie emotionalen Standards der monogamen Zweierbeziehung, gleichviel ob sie auf Dauer oder auf Zeit gedacht ist, stellt sich die Frage, was die jeweils im Überschuß vorhandenen Menschen eigentlich mit ihrer Sexualität anfangen sollen. Die puritanische Koppelung von Ehe und Sexualität ist in Wahrheit also bei weitem noch nicht überwunden. Es erscheint nun zwar eher möglich, daß ein Mensch im Laufe seines Lebens mehrere dauerhafte Liebesbeziehungen nacheinander eingeht; oft ist das Leben für eine einzige Ehe zu lang geworden, v.a. aber werden in der vorehelichen Jugendphase kürzerfristige und doch meist Jahre dauernde Beziehungen ausprobiert. Zugleich aber ist die sexuelle Monogamie innerhalb einer gegebenen Beziehung eherner Standard schon bei den Teenagern. Die Folge dieser Situation kann man als serielle Monogamie bezeichnen: nicht mehr nur ein Partner fürs Leben, wohl aber nur ein Partner zu einer Zeit und keine Sexualität außerhalb fester Beziehungen. Dabei steht zu befürchten, daß diese Tendenz durch einen äußeren Faktor künftig noch verstärkt wird: ähnlich wie die strukturelle Arbeitslosigkeit die Frauen im Haus hält, wird die Angst vor AIDS beide Geschlechter in der Monogamie halten. Die Ehe als soziale Institution bleibt also ungefährdet, ja sie wird womöglich in Zukunft noch gestärkt werden. Zu rechnen sein wird dabei allerdings mit 2 Problemen – einem alten und einem neuen: das alte, inzwischen bis in feinste psychische und psychosomatische Wirkungen hinein bekannte Problem ist das Leiden, das aus unbefriedigter oder nicht ausreichend befriedigender Sexualität entsteht. Das neue Problem ist die immer größere soziale, psychische und womöglich auch somatische Bedeutung, die die Trennung und Auflösung einer Zweierbeziehung im Zeitalter der seriellen Monogamie bekommt. Wieviel Leiden Scheidungen und Trennungen bewirken, gehört heute zum Alltagswissen schon der Heranwachsenden, und die Drohung dieses Leidens hängt wie ein Damoklesschwert über jeder Paarbeziehung. So gesehen haben Ehe- und Familientherapeuten, die mit so viel Trauerarbeit befaßt sind, einen neuen Problembereich nicht erfunden, sondern entdeckt. Auch diese Bedrohung durch Trennungsleid wirkt gewiß stabilisierend auf die Ehe ein. Zugleich aber haben Kinder als der wesentliche Inhalt der Ehe heute weitgehend ihre Bedeutung verloren, wodurch sich die Gefahr einer inneren Aushöhlung der ehelichen Beziehung verstärkt. Mehr denn je wird den Eheleuten heute ständig eine sinnvolle Deutung ihrer Beziehung als eine praktische und theoretische Leistung im Alltag abverlangt. Und dafür ist die sexuelle Monogamie eher ein Hindernis. Die Ehe, so meint Ernst Bloch im *Prinzip Hoffnung* (1960, S. 353), ist „so fern von einem bloßen moralischen Nachtrag zur Liebe, daß sie gerade im Vergleich zu ihr ein seltsam Neues darstellt: das Abenteuer erotischer Weisheit. So daß sie das gelingende oder nicht gelingende Experiment einer Kommunion darstellt, die weder in Sexualliebe noch in irgendeiner bisher erschienenen sozialen Gemeinschaft ihresgleichen findet.“ Wo dieses Leitbild zur Idee einer sexuell-sozialen Versorgtheit verkommt, da wird AIDS für die Ehe das von außen leisten, was Alkohol und das Fernsehen in der Binnenstruktur übernehmen: soziale und psychische Amnesie.

Literatur

Bloch E (1959) Prinzip Hoffnung. Suhrkamp, Frankfurt

Claessens D, Klönne A, Tschoepe A (1981) Sozialkunde der Bundesrepublik Deutschland. Diederichs, Düsseldorf Köln

Glatzer W, Zapf W (1984) Lebensqualität in der Bundesrepublik – Objektive Lebensbedingungen und subjektives Wohlbefinden. Campus, Frankfurt New York

Imhoff AE (1981) Die gewonnenen Jahre – Von der Zunahme unserer Lebensspanne seit dreihundert Jahren. Beck, München

Imhoff AE (1985) Geschichte der Sexualität – Sexualität in der Geschichte. In: Wulf C (Hrsg) Lust und Liebe – Wandlungen der Sexualität. Piper, München, S 181–215

Luhmann N (1982) Liebe als Passion. Zur Codierung von Intimität. Suhrkamp, Frankfurt

Zum Frauenbild in der Psychoanalyse

B. Vogt-Heyder

Das Bedürfnis, die Fähigkeit und die Möglichkeit, sich von sich selbst – und auch dem anderen – ein Bild zu machen, d.h. zu entwerfen und zu gestalten, scheint schon zur Zeit der Höhlenmalereien – also vor 30 000 Jahren und vielleicht noch früher – dem Menschen wichtig gewesen zu sein.

Diese vorgeschichtlichen Dokumente, also die Höhlenmalereien, zeigen u.a. Männer mit erigiertem Penis, Darstellungen des weiblichen Genitales, Reliefzeichnungen von weiblichen Körpern und von sexueller Vereinigung.

All diese sehr plastischen und eindrucksvollen Bilder – wie sie George Bataille (1981) in *Die Tränen des Eros* präsentiert – sind für unsere Vorfahren vermutlich bei ihren Beschwörungszeremonien von hoher Bedeutung gewesen. Diese Abbildungen sind gewissermaßen Beweise für eine jahrtausendealte Tradition der Menschheit, nämlich sich in Phantasien und bildlichen Darstellungen auch mit dem Körper, dem eigenen und dem des anderen, mit der Erotik und auch der Sexualität zu beschäftigen. Ob es eine Art differenzierter, abstrahierender Sprache damals schon gegeben hat, ist nicht sicher – wohl aber, daß es eine eindeutige Körpersprache gab.

Manchmal sieht es so aus, als hätten wir heute – so wie es Samy Molcho, der Meister der Pantomime, unlängst in seinem Buch fast beklagt – zu wenig Zeit oder Sinn, uns um unsere Primärsprache, nämliche die Sprache unseres Körpers, noch zu kümmern (Molcho 1983). Oder sind wir auf dem Wege, zu Robotern zu werden, also zu Wesen, bei denen v.a. das einwandfreie Funktionieren ganz in das Zentrum des Interesses gerückt ist?

Doch nun möchte ich mich dem Frauenbild in der Psychoanalyse zuwenden. Dabei werde ich zwangsläufig immer wieder auf Freuds Sicht der Weiblichkeit zu sprechen kommen, die schon zu seinen Lebzeiten auch von bedeutenden Psychoanalytikern wie seinem treuen Schüler Ernest Jones, von Karen Horney u.a. zum Teil auch in Frage gestellt wurde und v.a. bis zum heutigen Tage Anlaß zu heftigen Diskussionen unter Psychoanalytikern, aber auch unter Feministinnen und uns Frauen ganz allgemein gegeben hat.

Freud bezeichnete die weibliche Sexualität einerseits als einen „dark continent" und betonte in dieser Hinsicht stets sein unzureichendes Wissen, andererseits hat er jedoch eine komplizierte Theorie aufgestellt und eisern verteidigt, also sich wenig geneigt (und vielleicht auch fähig) gezeigt, in flexibler Weise auf gewichtige Einwände gegen seine phallozentrische Sicht der Frau überhaupt einzugehen.

Zunächst sei vorausgeschickt, daß Freud seiner Zeit weit vorauseilende Erkenntnisse im Hinblick auf die kindliche Sexualität hatte. Hierdurch ist zweifellos bis in unsere Zeit die Kindererziehung ganz wesentlich mitbeeinflußt worden. Es erscheint uns heute kaum faßbar, welche Stürme der moralischen Entrüstung Sigmund Freud noch vor dem 1. Weltkrieg entgegenschlugen, als er der Sexualität eine bedeutende Rolle für die psychische Entwicklung überhaupt und auch für die Entstehung von Neurosen zusprach. Es galt noch zu Beginn des Jahrhunderts als moralische Entgleisung, Freuds Thesen auf wissenschaftlichen Tagungen diskutieren zu wollen.

Freuds Haltung gegenüber der weiblichen Sexualität – also sein Frauenbild – war über einige Jahrzehnte und bis zuletzt sehr von Ambivalenz geprägt, man kann auch sagen beeinträchtigt. Es war Freud offensichtlich nicht möglich (im Gegensatz zu anderen Themen in der Psychoanalyse, wie etwa der Angsttheorie), seine Meinung und Auffassung über das Bild der Frau im Laufe der Jahre weiter zu differenzieren oder auch in einigen Punkten zu revidieren. Er bleibt – bis an sein Lebensende – in diesem Punkte nahezu rigide bei seiner einmal geäußerten Auffassung.

Schon 1905 in den *Drei Abhandlungen zur Sexualtheorie* formuliert Freud die Grundlagen für seine Konzeption von der Weiblichkeit. So heißt es hier u.a. die kleinen Knaben und Mädchen dächten, die Welt sei nach ihrem Bild geschaffen und wüßten nichts von der Existenz der Vagina. Weiter behauptet Freud, die Sexualität des kleinen Mädchens habe durchaus männlichen Charakter. Im Alter von etwa 4 Jahren bemerke der Knabe, daß die Mädchen anders seien als er, daß sie keinen Penis besäßen, während das Mädchen feststelle, daß ihm etwas fehle. Der Knabe erschrecke, wenn er feststelle, daß es Wesen ohne Penis gebe. Er interpretiere diesen Mangel als das Ergebnis einer Kastration und fürchte diese Gefahr für sich selbst, entwickele also Kastrationsängste und daraufhin eine „anhaltende Geringschätzung der Frau". Das kleine Mädchen glaube ebenfalls, es sei kastriert worden, und wünsche nun, ein Knabe zu sein.

Beobachtungen an Kindern im frühen Kindergartenalter und auch Berichte aus der analytischen Arbeit mit Kindern, wie von Ruth Cycon (1980) u.a., sind hingegen eher dazu angetan, die obigen Behauptungen Freuds in Frage zu stellen. Es stimmt zwar, daß kleine Mädchen in diesem Alter den Wunsch nach einem Penis äußern. Genauso selbstverständlich bestehen aber die kleinen Jungen auch darauf, Kinder gebären zu können. Aus dem Verhalten und den Phantasien dieser Kinder wird aber auch deutlich, daß diese Wünsche keineswegs die Bedeutung einschließen, dem anderen Geschlecht angehören zu wollen. Es ist wohl eher so, daß die Kinder – und das ist sehr verbreitet – *alle* Fähigkeiten und Beziehungsmöglichkeiten in sich selbst vereint erleben möchten, d.h. alles haben und alles sein wollen. Dem liegt das Bedürfnis zugrunde, an der eigenen Omnipotenz festhalten zu können und sich nicht mit der Tatsache der Begrenztheit, die von beiden Geschlechtern als Verlust erlebt wird, auseinandersetzen und abfinden zu müssen.

So erinnere ich mich an einen kleinen Jungen, der mir ernsthaft wiederholt versicherte, er werde es mir schon eines Tages zeigen, daß er doch ein Baby in seinem Bauch wachsen lassen und dann später auch zur Welt bringen könne. Auch aus längeren Psychoanalysen erinnere ich von durchaus tüchtigen und erfolgreichen Männern, die selbst junge Familienväter waren, zu einer bestimmten Zeit im psychoanalytischen Verlauf Phantasien, in denen es um eigene Möglichkeiten zum Schwangerwerden und Gebären eines Kindes ging. Es gibt also nicht nur einen Penisneid beim kleinen Mädchen und bei der Frau, sondern auch einen Gebärneid bei kleinen Knaben und beim Mann, was eigentlich ganz verständlich erscheint.

Freud geht davon aus, daß es offenbar beim kleinen Mädchen kein originär weibliches Körpergefühl gibt, und daß es sich nur als kastrierter Knabe – also in defizienter Weise – erleben kann, denn Freud hält daran fest, daß das kleine Mädchen nichts von seiner Vagina und seinem inneren Genitale weiß und ahnt.

Im Gegensatz zu solchen Annahmen des bloßen Defizit- und Defekterlebens geben Beobachtungen an kleinen 2- bis 3jährigen Mädchen doch berechtigten Anlaß, diese einseitige phallozentrische Sicht nicht einfach zu übernehmen, sondern klar anzuzweifeln. Denn gerade diese kleinen Mädchen im frühen Kindergartenalter zeigen oft in auffälliger Weise großes Interesse an ihrem kleinen Täschchen und Beutelchen, das sie mit sich führen und in dem sie oft für sie selbst wertvolle kleine Dinge bewahren und vor anderen auch versteckt halten wie einen kleinen, kostbaren Besitz und Schatz, den sie vor den Augen der anderen schützen und hüten wollen.

Auch in Kindertherapien wird solches Verhalten beschrieben und als typisch für die Entwicklung kleiner Mädchen bezeichnet. Für Analytiker zeigt sich darin in symbolischer Weise die aufnehmende und bergende Funktion des inneren weiblichen Genitale.

Im Zusammenhang mit der obigen Schilderung erinnere ich auch eine Analysandin, die aufgrund ihrer konfliktbeladenen Beziehung zur eigenen Mutter Schwierigkeiten mit ihrer weiblichen Rolle und in ihrer Partnerbeziehung hatte. Diese eigentlich ganz attraktive junge Frau, die sich aber anfangs auch mir gegenüber oft wie ein graues Mäuschen verhielt (was mich oft beschäftigte und zeitweise auch fast ärgerlich machte), träumte eine Zeitlang, als es vor allem um die Vorstellung von sich selbst als Frau ging, immer wieder davon, wie sie als ganz kleines Mädchen schöne bunte Perlen und Edelsteine in ihrem Kindergartentäschchen für ihren geliebten Vater, der zu dieser Zeit durch einen Autounfall umgekommen war, versteckt und aufbewahrt hatte. Aus dem Kontext der weiteren Behandlung wurde klar, daß das Täschchen ihr Genitale darstellte. Weiter fürchtete die Patientin, es könne ihr etwas Wertvolles von der neidischen und rivalisierenden Mutter genommen werden, was sie im Rahmen ihrer ödipalen Zuwendung zum Vater für diesen aufheben wollte. Auch für die Stunden bei mir zog sich die Patientin wenig schön an, hatte aber viele Phantasien über Farben und Kleider, die ihr gut stehen könnten, und beschäftigte sich oft in ausgiebiger Weise mit ihrem wertvollen Schatzkästchen, das sie in sich trug. Ich erlebte und verstand dieses Benehmen der Patientin, das sie über viele Monate zeigte, als einen Ausdruck eines ganz bestimmten weiblichen Verhaltens. Sie gab sich gewissermaßen als Aschenputtel und wußte doch heimlich um ihre inneren sicheren Werte. Sie war auch eine Zeitlang Mitglied einer Frauengruppe, hatte viel Freud gelesen und amüsierte sich manchmal fast in den Stunden über Freuds Sicht der Weiblichkeit.

Der dominierende Gesichtspunkt in Freuds Auffassung von der Frau ist der viel umstrittene sog. Penisneid, den es aber tatsächlich gibt, wie wir Psychoanalytikerinnen und Psychoanalytiker aus unserer Arbeit wissen, und den wir immer wieder bis zum heutigen Tage (trotz allen Fortschritts) bei unseren Patientinnen finden und nicht einfach verleugnen können.

Entscheidend ist nun, wie wir als Therapeuten damit umgehen, und das wiederum ist abhängig von unserem Verständnis, also von der Interpretation. Es gibt

1. die anatomischen Gegebenheiten, also den sichtbaren Geschlechtsunterschied, die Penislosigkeit der Frau,

2. die Beziehungsebene zwischen dem Kind und seinen Eltern,
3. die soziologische Ebene in unserer patriarchalischen Kultur.

Im folgenden möchte ich kurz auf die 3 Ebenen eingehen.
Zunächst die anatomische: Wie schon dargelegt, sieht Freud den Penisneid in enger Anlehnung daran, wie das Kind die anatomischen Geschlechtsunterschiede wahrnimmt. Er spricht in diesem Zusammenhang auch 1925 in seiner Arbeit „Einige psychische Folgen des anatomischen Geschlechtsunterschiedes" darüber und stellt u.a. fest, das Schicksal der Frau sei eben ihre Penislosigkeit, das Defizit, der Defekt.
Die 2. Ebene ist die Beziehungsebene, mit der Freud sich weniger intensiv befaßt, also das Kind in seiner Beziehung zu Vater und Mutter. Wie die klinische psychoanalytische Erfahrung zeigt, ist es für die annähernd ungestörte Entwicklung (Individuation) von Kindern beiderlei Geschlechts von hoher Bedeutung (nachdem sie sich in gewissem Maße aus der Symbiose und der engen Beziehung von der Mutter gelöst haben) mitzuerleben, daß der Vater, also der Partner der Mutter, immer wieder zu dieser intensiven körperlichen Kontakt aufnehmen kann, ohne von ihr, der Frau und Mutter, in unguter Weise festgehalten oder gar verschlungen zu werden. Der Penis ist in der Vorstellung der Kinder das Organ, über das der Vater einen engen körperlichen Kontakt zur Mutter herstellen und auch wieder lösen kann, also der Garant für Autonomie, welche Intimität und Distanz ohne Verlust der Abgrenzung von der mächtigen Mutter gewährleisten kann.
Bezogen auf das Mädchen, das sich aufgrund seiner speziellen Entwicklung wohl mühsamer als der Knabe von der Mutter lösen kann, bedeutet der Besitz eines Penis auch die phantasierte Möglichkeit, sich mit dieser körperlichen, attraktiven und absichernden Ausstattung, also dem Penis, der Mutter zum innigen – sexuellen – Kontakt wieder annähern zu können und sie somit nicht endgültig zu verlieren, d.h. auch begehrenswert für die Mutter zu sein, so wie z.B. der Vater und die Brüder. Dies ist nur ein Aspekt des Penisneids, der in der Psychoanalyse von Frauen eine große Vielfalt von individuellen Bedeutungen haben kann. So gesehen, ist das Etikett Penisneid ein Phänomen, das für sich alleine noch nicht viel aussagt, eher zum schockierenden Klischee werden kann, wenn es keine individuelle Differenzierung erfährt. Hierauf haben schon u.a. Ernest Jones, Maria Torok und nicht zuletzt auch Margarete Mitscherlich-Nielsen und viele andere Psychoanalytiker hingewiesen.
Während die ersten beiden beschriebenen und dargestellten kurz skizzierten Ebenen, nämlich

1. die egozentrische, kindgemäße Wahrnehmung der anatomischen Geschlechtsunterschiede und
2. die familiäre Beziehungskonstellation vorwiegend den psychologischen Aspekt des Frauenbildes in der Psychoanalyse betreffen, so beinhaltet die 3. Verständnisebene den gesellschaftlich-soziologischen Aspekt.

Dieser bestimmt v.a. die öffentliche Diskussion der Auffassung des Frauenbildes in der Psychoanalyse. Renate Schlesier bringt (1981) in ihrem Buch *Konstruktionen der Weiblichkeit bei Sigmund Freud* dessen Theorie der Weiblichkeit auf die knappe Formel, daß Freud das weibliche Genitale nicht als Lustort der Frau, sondern als den des Mannes beschreibe. Zur Veranschaulichung möchte ich noch einige Freud-Zitate hierzu bringen: Die Vagina sei eine die männliche „Genitalzone erregende Körperhöhle", „ein Hohlraum, der den Penis aufnimmt, eine Herberge des Penis". Diese Beispiele, die noch fortgesetzt werden könnten, zeigen deutlich, daß Freud – wie einige konservative Psychoanalytiker und auch Psychoanalytikerinnen noch heute – die Frau nur unter männlichem Vorzeichen wahrnehmen und das weibliche Genitale nur unter dem Aspekt des Penismangels betrachten können. Damit wird das weibliche Genitale zur Kastrationswunde und zu einem Defekt. Dies zeigt (was Freud anbetrifft) auch ein durch seine Zeit bedingtes Vorurteil, das Freud als Mann und als patriarchalischen viktorianischen Bürger auszeichnet. Es war Freud in seinem klinischen Rahmen nicht möglich, die jahrtausendealten Vorurteile und Unterdrükkungsstrukturen, die sein Bild von der Frau formten, zu durchschauen. Auf diesen Mangel an gesellschaftskritischem Bewußtsein wird zu Recht in der neueren Zeit immer wieder hingewiesen. So wendet sich vor allem die feministische Kritik gegen solche Vorstellungen von phallisch-aggressiv-expansiver Männlichkeit. Die Form, in der das geschieht, wie etwa z.T. bei Alice Schwarzer in ihrem Buch *Der „kleine" Unterschied und seine großen Folgen* (1975), kann aber auch im Extremfall zu erheblichen Verunsicherungen bei den Frauen führen.

In diesem Zusammenhang denke ich an die Behauptung von Alice Schwarzer (S. 203): „Der die Frauen zur Passivität verdammende Koitus ist für Männer die unkomplizierteste und bequemste Sexualpraktik. Sie, die Männer, müssen sich nicht mit der Frau auseinandersetzen, müssen sie weder seelisch noch körperlich stimulieren, passive Hingabe genügt." Weiter heißt es (S. 204): „Wenn Frauen Sexualität ihren natürlichen Bedürfnissen entsprechend leben könnten, dann wäre die Penetration der Heterosexualität keine Liebespraktik mehr, sondern lediglich der Zeugung vorbehalten."

Liest man dies, fühlt man sich fast in die Zeiten versetzt, als die Existenz der Vagina und deren spezifisch weiblich-sexuelle Funktion noch verleugnet wurde. Durch solche extremen Aussagen wie die eben zitierten von Alice Schwarzer können Frauen sich dazu aufgerufen fühlen, sich ganz von den Männern abzuwenden, sich auf die narzißtische Position von Selbstbefriedigung und Homosexualität zurückzuziehen, was zweifellos eine schwere Einengung des persönlichen und auch sexuellen Lebens bedeuten kann. Mir scheint diese oft auch in Psychoanalysen geäußerte Auffassung der Negierung des Penis und des Manes überhaupt als ebenso unzutreffend wie die Freudschen Hypothesen unter entgegengesetzten Vorzeichen. Ich erlebe es eher als einen untauglichen Versuch, die Abwertung der Frau durch die Abwertung des Mannes aufheben zu wollen.

In meinen Ausführungen habe ich versucht (auch wegen der Kürze der Zeit), nur einige wenige Aspekte und v.a. die umstrittenen Seiten des Frauenbildes in der Psychoanalyse zu skizzieren. Mir war es ein Anliegen, aufzuzeigen, daß es schon zu Freuds Zeiten und noch heute in der Psychoanalyse verschiedene Sichtweisen der weiblichen Sexualität gab und gibt und somit auch kein festgelegtes – statisches – verbindliches Frauenbild.

Das Frauenbild in der Psychoanalyse wie auch in der Medizin und v.a. in der Frauenheilkunde und in unserer Gesellschaft überhaupt bedarf einer dauernden Weiterentwicklung. Dies läßt die Diskussion um dieses Thema der Frauenfrage oft so lebendig und dynamisch werden.

Aber wie steht es eigentlich mit dem Frauenbild in einem ganz bestimmten Bereich der Gynäkologie, die ganz auf Wissenschaft und Forschung ausgerichtet ist: mit künstlicher Insemination (homologer und auch heterologer), mit In-vitro-Befruchtung, z.B. aus einem Spermiencocktail und anschließendem Transport des Embryo in die Gefriertruhe bis zum möglichen Embryotransfer, schlimmstenfalls in den Uterus einer Leihmutter, die dann aber auch jeden nun möglichen beginnenden pränatalen inneren Dialog zu dem heranwachsenden Fetus zu ihrem eigenen seelischen Schutz vermeiden muß. Denn vereinbarungsgemäß muß diese Leihmutter ihr Kind nach der Geburt ja dann abgeben an die kinderlosen Adoptiveltern, die sich schon lange nach einem Kind sehnen. Was bedeutet das alles für die Frauen?

Die eben skizzierten Vorstellungen und die durch den Fortschritt der Wissenschaft ermöglichten Gegebenheiten eines beginnenden menschlichen Lebens muten mich selbst eher schauerlich an. Sie sind aber nicht zuletzt auch Ausdruck des Menschenbildes, das wir oder – genauer gesagt – einige von uns sich machen können. Auch hierdurch wird das heutige Frauenbild sicher wesentlich mitbestimmt. Doch das wäre ein abendfüllendes Thema – das sich für manchen von uns vielleicht in anschließenden Alpträumen fortsetzen könnte.

Ich hoffe, Sie werden mir diesen kleinen Exkurs in die Forschungslabors bestimmter Gynäkologen verzeihen. Da ich aber seit vielen Jahren intensiv in Balint-Gruppen mit Frauenärzten arbeite, hat mich schon immer das Frauenbild nicht nur der Psychoanalytiker, sondern auch besonders das der Gynäkologen sehr interessiert.

Literatur

Bataille G (1981) Die Tränen des Eros. Matthes & Seitz, München

Cycon R (1980) Jahrbuch der Psychoanalyse. Huber, Bern Stuttgart

Freud S (1905) Drei Abhandlungen zur Sexualtheorie (Gesammelte Werke 5). Fischer, Frankfurt am Main

Freud S (1925) Einige psychische Folgen des anatomischen Geschlechtsunterschieds (Gesammelte Werke 24). Fischer, Frankfurt am Main

Mitscherlich-Nielsen M (1982) Sexualität und Unterdrückung der Frau. In: Das Ende der Vorbilder. Piper, München

Molcho S (1983) Körpersprache. Mosaik, München

Schlesier R (1981) Konstruktionen des Weiblichen bei Sigmund Freud. Europäische Verlagsanstalt, Frankfurt am Main

Schwarzer A (1975) Der „kleine" Unterschied und seine großen Folgen. Fischer, Frankfurt am Main

Was macht Ausländerinnen krank? Zur psychosozialen Situation ausländischer Patientinnen

H. Kentenich

Um zum Kern des Themas „Was macht Ausländerinnen krank und welche Stellung haben wir Ärzte dabei?" zu kommen, sind einige Vorbemerkungen notwendig:

1. Unsere Realität der teuren Behaglichkeit in diesem Luxushotel der Berliner City (Tagungsort des Kongresses) ist nicht die Wirklichkeit der Ausländer. 6 km von diesem Tagungsort entfernt – in Berlin-Kreuzberg – lebt ein großer Teil der 240 000 Ausländer Berlins. Hier gibt es noch die dunklen Hinterhöfe, die Kellerwohnungen, die Enge der Behausung für eine Großfamilie, kaum Spielmöglichkeiten und eine hohe Luftverschmutzung. Die soziale Wirklichkeit der Türken in Kreuzberg ist nicht unsere.
2. Der Schriftsteller Günter Wallraff hat durch seinen Bestseller *Ganz unten* Betroffenheit erzeugt [40]. Er hat Zustände offengelegt, die viele leugneten oder nicht wahrhaben wollten. Die Lebens- und Arbeitssituation der Ausländer geriet in den Mittelpunkt der Diskussion – hoffentlich nicht nur vorübergehend.
3. Ausländer sind nicht nur Türken. 1981 lebten 4,6 Mio. Ausländer in der Bundesrepublik Deutschland. Davon waren 1,5 Mio. (ein Drittel) Türken [39]. Ausländer sind aber nicht nur die südeuropäischen Gastarbeiterfamilien, sondern auch Asylanten aus Übersee, Amerikaner, Japaner. Zudem sind die Türken keine homogene Gruppe, was ethnischen Ursprung (z.B. Kurden) und soziale Schicht angeht.
4. Im Jahre 1986 wächst die 3. Generation der Ausländer heran. Nach der Anwerbungswelle in den 50er und 60er Jahren sind in der Zwischenzeit eine ganze Reihe von Familienangehörigen nachgefolgt. Ein Teil hat wieder die Bundesrepublik verlassen, und es wachsen nun schon Erwachsene heran, die die Türkei nur vom Sommerurlaub kennen, und für die Türkisch eine Fremdsprache ist.

Damit hätten wir schon z.T. die Problemlast der Ausländer angerissen, auf deren Grundlage die Ursachen von Krankheit und Besonderheiten bei deren Behandlung zu fassen sind.

Dem Problem der fremden Sprache begegnen wir tagtäglich. Die Sprache ist die Grundlage der Kommunikation. Sehen und Fühlen ermöglichen zwar auch einen Zugang zum nächsten, aber die Sprachlosigkeit verhindert oft ein tieferes Verstehen, insbesondere unter den Bedingungen institutioneller Zwänge (z.B. Zeitknappheit).

Unsere westeuropäische Kultur ist den meisten Ausländern fremd. Sie haben zu uns zwar nähere Verbindungen, wenn sie aus Italien oder von der iberischen Halbinsel kommen, doch die „Gastarbeiter" aus der Türkei sind zum großen Teil in der Kultur und Religion des Islam groß geworden. Sie entstammen eher ländlichen Gebieten; für sie war der Schritt in die Bundesrepublik nicht nur der Schritt in einen anderen Staat, sondern der Schritt vom Land in die Stadt, von der Weite in die Enge, vom Islam in den christlichen Kulturkreis und von der Vertrautheit des Dorfs oder des Verwandtenkreises in die Anonymität einer neuen Welt. Dies muß zu Konflikten mit der neuen Situation führen und zu Identifikationsproblemen, die mehr sind als nur der Schritt in eine andere Kultur [14].

Wie eingangs schon ausgeführt, ist das Hauptproblem ein soziales Problem. Die Ausländer sind in bezug auf Morbiditätsstatistiken nur mit der sozialen Unterschicht in der Bundesrepublik zu vergleichen. Sie leben in den schlechtesten Wohnungen. Sie sind stärker von der Arbeitslosigkeit bedroht: Seit 1970 hat jeder 4. Ausländer, jedoch nur jeder 25. Deutsche durch Rationalisierung seinen Arbeitsplatz verloren [38]. Sie sind den Ausländergesetzen unterworfen, die z.Z. noch schärfer gefaßt werden sollen. Dahinter steht nicht etwa nur eine anonyme Abschiebungsdrohung, sondern konkret das Auseinanderreißen der Familie, die Nachzugssperre für Kleinkinder und – wie wir hier in Berlin mehrfach erleben mußten – die Abschiebungsdrohung für schwangere Frauen. Sie leben in ständiger Verunsicherung durch Novellierung der Ausländergesetze und die Remigrationsdiskussion. Diese Situation kann krank machen.

Beobachten wir nun das Krankheitenspektrum (soweit zugänglich), so scheint sich in den letzten 20–30 Jahren eine Wandlung vollzogen zu haben. Anfänglich wurde in der Literatur v.a. über psychische Krankheitsbilder berichtet. Hier sind v.a. Entwurzelungsdepressionen als verstärkte Heimwehreaktionen zu benennen. Abgelöst wurde diese Phase durch psychosomatische Syndrome, wie Gastritiden, chronische Unterleibsschmerzen, Schwangerschaftsbeschwerden und Schmerzsyndrome. Nunmehr stehen immer mehr somatische Verschleißerkrankungen im Vordergrund, die vor allem aus den Arbeits- und Lebensbedingungen der Ausländer zu verstehen sind [17, 25]. Die Ausländer haben als ungelernte Arbeiter in der Regel die schwersten und schmutzigsten Arbeiten zu tun. Insofern stehen Wirbelsäulenerkrankungen, degenerative (z.B. rheumatische) Erkrankungen und chronische Atemwegserkrankungen im Vordergrund.

Erkrankungen ausländischer Männer

Erkrankungen ausländischer Männer sind dadurch bedingt, daß sie hohen mechanischen und physikalischen Belastungen am Arbeitsplatz ausgesetzt sind. Hier sind in erster Linie Verschleißerkrankungen an den Gelenken und der Wirbelsäule zu nennen. Dazu kommen Erkrankungen, die durch längere chronische Belastungen bedingt sind, wie vor allem Bronchitiden. Neben diesen Erkrankungen stehen diejenigen, die über die Arbeitssituation hinaus durch die neue Umwelt und die Verarbeitung der Trennung vom alten Lebenskreis bedingt sind. Dies sind psychische bzw. psychosomatische Erkrankungen, reaktive Depressionen, Schlaf- und Eßstörungen, Angstzustände und nicht näher faßbare Schmerzzustände. Typische Krankheitsbilder aus dem psychosomatischen Formenkreis sind Gastritiden, Magen bzw. Darmulzera. Bei den psychiatrischen Reaktionen stehen die Depressionen im Vordergrund. Wenig Aufschluß ist z.Z. darüber vorhanden, ob Hypertonus und koronare Herzerkrankungen mehr in den Vordergrund treten, da mehr Männer das kritische Alter von 40–60 Jahren erreicht haben.

Nachgewiesenermaßen häufiger als bei deutschen Arbeitnehmern sind Arbeitsunfälle, Verkehrsunfälle und Tuberkulose. Das letzte ist um so markanter, als (durch die strenge Selektion der Ausländer bei der Anwerbung bedingt) eigentlich eine gleiche oder niedrigere Tuberkuloserate zu erwarten wäre. Daraus läßt sich die Schlußfolgerung ziehen, daß die Tuberkulose zum größten Teil durch die Bedingungen des sozialen Umfelds hier erworben wurde [20, 25, 27, 39, 44].

Erkrankungen ausländischer Frauen

Das Krankheitsspektrum ähnelt dem der Männer insofern, als Magenbeschwerden, Rückenschmerzen und Verschleißerkrankungen häufig beschrieben werden. Karzinome und Kreislauferkrankungen sind gegenüber den deutschen Patientinnen vermindert anzutreffen, was allein durch die jüngere Altersstruktur erklärbar ist. Im Vordergrund stehen Krankheiten im Zusammenhang mit Schwangerschaft und Geburt. Wesentlich ist die doppelte und dreifache Belastung der ausländischen Frauen durch Beruf, Haushalt und Kindererziehung. In der Bewältigung dieser Streßsituation somatisieren viele Frauen ihre Konflikte in Form von Kopfschmerzen, Magen-Darm-Beschwerden und unklaren Schmerzzuständen.

Mehr noch als die ausländischen Frauen stehen die heranwachsenden türkischen Mädchen zwischen 2 Kulturen. Sie kamen entweder als Kinder in die Bundesrepublik oder wurden schon hier geboren. Ihnen sind im täglichen Umgang die Normen der westlichen Kultur und Gesellschaft näher als die Wert- und Kulturvorstellungen, die sie vom Elternhaus erfahren. Bei den Eltern aber ist als Reaktion auf die Unsicherheit im „Gastland“ eine Hinwendung zu islamischen Werten (z.B. Koranschulen) verstärkt zu beobachten. Diese Konfliktsituationen, verbunden mit einer einschränkenden Erziehung, können zu tiefen Depressionen und auch zum Suizid führen. Über Suizidversuche heranwachsender Mädchen wird häufiger berichtet [24, 30, 44, 45].

Das kontrazeptive Verhalten ist ebenfalls bemerkenswert. Die Zurückweisung von Pille und IUD ist häufig anzutreffen. Bevorzugt wird der Coitus interruptus oder die „nachsteuernde Kontrazeption“ mit Interruptio, falls die Familienplanung erfüllt ist. Ein Informationsmangel über die Funktion des Genitales sowie über die Notwendigkeit einer regelmäßigen Kontrazeption ist oft vorhanden [32].

Geburtshilfliche und neonatologische Erkrankungen

Voranschicken muß man, daß 58% der Türkinnen in der BRD im reproduktionsfähigen Alter zwischen 15 und 45 Jahren sind [22], aber nur 38% der Deutschen. Dies ist wohl auch eine der Voraussetzungen, daß Schwangerschaft und Perinatologie, gemessen an anderen Untersuchungsschwerpunkten, relativ gut erforscht sind. Hier sind v.a. die Perinatalstudien München, Niedersachsen und Bremen [9, 35] sowie die Arbeiten von Korporal [20–22], Tietze und Zink (Berlin) [43–46] und Collatz [8, 10] zu nennen. Bekannt ist, daß die Ausländerinnen eine höhere Parität und Fertilität

haben. Wenn eine Schwangerschaft eintritt, so gehen sie, verglichen mit den deutschen Schwangeren, später zur 1. Vorsorgeuntersuchung. Insgesamt ist die Schwangerschaft schlechter überwacht (Zahl und Intensität der Untersuchungen). Ultraschall und CTG werden in der Schwangerschaft nachgewiesenermaßen weniger eingesetzt. Die Schwangerschaftsrisiken sind gegenüber deutschen Patientinnen nicht erhöht, aber seltener diagnostiziert. Wenn ein Risiko vorliegt, so werden die Ausländerinnen schlechter versorgt.
Bei den Vorsorgeuntersuchungen werden weniger Laborleistungen erhoben, es werden auch einige Medikamente, insbesondere aufbauende Präparate (Eisen Kalzium), seltener verordnet. Psychosomatische Erkrankungen in der Schwangerschaft (z.B. unklare Schmerzzustände) werden häufiger beobachtet. Infektionserkrankungen sind häufiger, organspezifische Erkrankungen seltener anzutreffen [4, 9, 43, 44, 45].
Unter der Geburt gibt es vermehrt programmierte Geburtseinleitungen, die Geburtsüberwachung ist aber schlechter. Schmerzstillende Medikamente werden unter der Geburt häufiger verordnet, was wohl durch die mangelnde Interaktion zwischen Kreißender, Hebamme und Arzt bedingt sein dürfte. Die Anzahl operativer Geburtsbeendigungen scheint niedriger zu sein. Hier ist das Bild in der Literatur aber nicht einheitlich. Wesentlich ist, daß die perinatale Mortalität erhöht ist. Bei der Perinatalstudie Niedersachsen und Bremen aus dem Jahre 1978 betrug die perinatale Mortalität bei Türkinnen 12,3 pro 1000 und bei Deutschen 10,9 pro 1000 [9]. Das Risiko einer Totgeburt ist bei türkischen Frauen im Zeitraum 1970–1980 in Westberlin doppelt so hoch wie bei deutschen Frauen [7, 19].
Gemessen an der günstigen Altersparitätrelation wäre eigentlich eine problemlosere Schwangerschaft und Entbindung zu erwarten. Wenn es gelingt, Verständigungsprobleme aufzufangen, dann verläuft eine Geburt unproblematischer [44, 45].
Bei den Neugeborenen, Säuglingen und Kleinkindern werden die Vorsorgeuntersuchungen vermindert wahrgenommen. Es werden vermehrt Störungen in der Gesamtentwicklung sowie psychomotorische Fehlreaktionen beobachtet. Der Impfschutz ist vermindert, Unfälle (auch Vergiftungen) sind vermehrt [44, 45].
Aus diesen erhobenen Befunden läßt sich schon jetzt der Schluß ziehen, daß eine Verbesserung der Situation nur zu erwarten ist, wenn es gelingt, die Vorsorgeangebote so umzustrukturieren, daß sie von den ausländischen Frauen und Familien eher angenommen werden können. Hier wäre nicht nur der Einsatz von mehr Dolmetscherinnen notwendig (wiewohl diese auch verfälschen können), sondern es ist zu überlegen, ob türkische Schwestern und Hebammen mit in präventive Maßnahmen bis in die Wohnungen der Patientinnen hinein eingesetzt werden [3, 8, 9, 20, 44]. Diese Angebote müssen zielgruppenorientiert, sprachen- und nationalitätspezifisch genug sein, um angenommen werden zu können. Das Projekt „Familienhebamme" in Bremen weist in die richtige Richtung [8].

Probleme bei Krankheit

Neben und vor den Verständigungsschwierigkeiten durch die andere Sprache bedeutet der Schritt zum Arzt in der Regel einen Schritt in eine andere soziale Schicht. Diese Schwellenangst ist auch bei türkischen Frauen festzustellen [11]. Ist jedoch der

Arztkontakt einmal hergestellt, so wird i.a. der Arzt weniger gewechselt als bei deutschen Patientinnen [11].
Unsere Vorstellungen von Krankheit sind durch die Geschichte der arabischen und westlichen Medizin geprägt. Es wird geforscht nach einem verursachenden Agens (Virus, Bakterien) oder nach einer chronischen Belastung, die zum Ausbrechen der Krankheit geführt hat. Diese strengen Kausalitätsvorstellungen und die allgemein zugelassene Rationalität ist spezifisch für unseren Kulturkreis und trennt uns von der Vorstellung anderer Kulturwelten. Der „böse Blick“ oder das „Wirken magischer Kräfte“ [12, 42] wird in der Literatur zwar immer wieder zitiert, steht jedoch nicht im Vordergrund der Krankheitsvorstellung von Ausländern. Das hauptsächliche Unterscheidungsmerkmal dürfte sein, daß die Krankheiten weniger einzelnen Organen zugeordnet werden („Ich bin ganz krank“) und daß Krankheitssymptome anders gewertet werden [2, 11]. Dies verträgt sich nicht mit unserem organmedizinischen Verständnis, sondern ist ein ganzheitlicher Ausdruck von Krankheit, die auch in ein Organ projiziert werden kann.
Eine 38jährige Frau, die seit der Geburt ihres 4. Kindes amenorrhoisch ist, erklärt: „Ich verstehe nicht, warum sie nicht herausgefunden haben, warum ich nicht gesund werde, ich habe seitdem Kopfschmerzen. Mein Körper verfault“ [12].
Das Verhalten bei Krankheit zeigt Besonderheiten auf. Da die westliche Medizin im Heimatland hochgelobt worden war, wird oft eine umfangreiche Diagnostik erwartet. Der Arzt, der besonders viel röntgt, scheint der beste zu sein. Zum Arztbesuch gehört auch, daß man nicht ohne Medikamentenrezeptur die Praxis verläßt. Die Frage der Krankschreibung wird sich ein ausländischer Patient schärfer stellen müssen als ein deutscher. Da er meist ungelernte Tätigkeiten ausübt, ist er eher von der Entlassung bedroht. 94% der Ausländer sind als angelernte oder ungelernte Arbeiter beschäftigt [28, 33].

Verhalten der Ärzte

In ähnlicher Weise bildet sich dieses Problem auch beim Arzt ab. Die Sprachbarriere führt im Durchschnitt zu kürzeren Gesprächen als mit anderen Patienten [5], wobei die Dauer vom Arzt bestimmt wird. Allzu leicht resigniert man vor dem Sprachproblem oder verfällt in das sog. „Tarzandeutsch“, das keine Konjugation kennt. Man erlebt auch, daß hemmungslos geduzt wird, oder daß besonders laut mit ausländischen Patienten gesprochen wird.
Da die meisten Ärzte durch eine sich naturwissenschaftlich verstehende Schule gegangen sind, sind ihnen andere Krankheitsvorstellungen fremd. Das strenge Kausalitätsbedürfnis verhindert, über eine Erkrankung trotz Sprachbehinderung zu kommunizieren. Gerade bei psychosomatischen Erkrankungen, wo die Sprache notwendiger als sonst zum Erkennen des Krankheitsbildes ist, scheinen die Probleme unüberwindbar zu sein. Der Kollege flüchtet sich in die technische Diagnostik, er will „die Krankheit finden“. Resultat: „Die Ärzte finden meine Krankheit nicht. Die Maschine zeigt meine Krankheit nicht, der Arzt glaubt der Maschine und nicht mir. Aber ich bin krank“ [36].
Eine weitere Flucht besteht in der Polypragmasie: Hilft dieses Medikament nicht, so hat man ja noch jenes in Reserve für den nächsten Besuch des Patienten. Insofern

korrespondieren die Bereitschaft der Ärzte, Medikamente zu verordnen, und die Selbstverständlickeit, mit der türkische Patienten Medikamente als Bestandteil jeder ärztlichen Therapie betrachten [5]. Wenn es gar nicht mehr anders geht, wird die Flucht zur Krankschreibung angetreten. Oder auch gegenteiliges Verhalten ist möglich: Der Patient wird als Simulant abgestempelt.

Nun soll aber keinesfalls der Eindruck erweckt werden, als ob alle diese Probleme einfach zu meistern seien [20, 21, 29, 43]. Gerade die unterschiedlichen Krankheits- und kulturellen Wertvorstellungen sind ein Hindernis. Es kann auch richtig sein, fremde Normen und Wertvorstellungen zu hinterfragen, wenn Krankheit und Leidensdruck dadurch entstehen können.

Beispiel 1

Eine türkische Frau hat ihr 3. Kind geboren, und es ist wieder ein Mädchen. Man sieht die Enttäuschung im Gesicht der Frau und weiß, daß sie in 1–2 Jahren wieder schwanger sein wird in der Hoffnung, daß endlich ein Junge nachfolgt. Wenn diese schnelle Abfolge von Schwangerschaften mit zusätzlichen Risiken verbunden ist (z.B. EPH-Gestose), so muß es unsere Aufgabe sein, hier dem Paar von weiteren Schwangerschaften abzuraten.

Beispiel 2

In unserer Kinderwunschsprechstunde erschien ein türkisches Ehepaar (beide 35 Jahre) mit einem Kinderwunsch seit 15 Jahren. Nach Anamneseerhebung und erster Diagnostik scheint eine Tubensterilität als einzige Ursache vorzuliegen. Im Beisein der Frau erklärt der Ehemann: „Doktor, wenn die Frau nicht innerhalb eines Jahres schwanger ist, dann muß ich sie wegschikken." Wir wissen zwar, daß ein solches Verhalten in der Türkei verständlich ist und eher akzeptiert wird, hier sollte der behandelnde Arzt aber auch die Ehesituation hinterfragen und Position ergreifen. Problemlösung kann nicht darin bestehen, sich dem Konflikt unterschiedlicher Normen und Werte durch Schweigen zu entziehen.

Akkulturation

Nahezu 30 Jahre haben die ausländischen Patienten Erfahrungen mit unserer Medizin gemacht, und es gibt einige Gebiete, wo das Verhalten der Akkulturation gut nachzuvollziehen ist [26]. So nimmt die Geburtenhäufigkeit ausländischer Frauen beispielsweise ab.

Als in den 60er Jahren Türkinnen in unseren Kreißsälen entbunden haben, war ihnen diese Situation sehr fremd. Wenn sie aus den Dörfern ländlicher Gebiete kamen, so kannten sie nur die Hausgeburt und kaum eine Geburt in der Klinik [13, 15,16,18]. Sie verlangten meist intuitiv, in der Hocke oder im Knien zu entbinden. Das Kreißbett war ihnen fremd. Dieses Verhalten wird nunmehr kaum noch beobachtet. Die hochgekachelten und sterilen westlichen Kreißsäle scheinen eine solche Dominanz auszuüben, daß mitteleuropäisches Geburtsverhalten nunmehr adaptiert wird. Zwar ist der Ehemann z.Z. noch seltener dabei, das Kind wird in der Regel nicht nach der Entbindung auf den Bauch gelegt und die ambulante Entbindung wird nicht gewünscht, aber ansonsten werden die Rituale im Kreißsaal und auf der Wochenstation akzeptiert.

Krankmachender Faktor: Ausländerfeindlichkeit

Ein wesentlicher krankmachender Faktor scheint die Ausländerfeindlichkeit zu sein. Es sind nicht nur die rassistischen Bekundungen wie „die Juden haben es hinter sich, jetzt sind die Türken dran", „verfluchte Kümmeltürken", „Kanaken" oder „Ausländer raus", die zur tiefen Kränkung führen. Es ist auch der Vorwurf „Sie nehmen unsere Arbeitsplätze weg", die Zuweisung der schwersten und schmutzigsten Arbeitsplätze, die Reduzierung dieser Menschen auf die „Ware Arbeitskraft", die vielfältigen Erschwernisse im öffentlichen Leben und die Abschiebepolitik, die nicht nur eine Drohung darstellen, sondern die Verursachung von Krankheit sind [37]. Krank machen kann aber auch, wenn nur 8% jener Deutschen, die mehr oder weniger in unmittelbarer Umgebung von Ausländern wohnen, Kontakte zu diesen unterhalten [33]. Besonders stark trifft dies die Türken: Nach Schrader bekommen 35% der Spanier, 31% der Jugoslawen, 30% der Italiener regelmäßig Besuch von den Deutschen, während Türken fast gar keinen Kontakt haben (5%; [33]).
Es verwundert nicht, macht aber ebenfalls betroffen, wenn in der medizinischen Literatur mit diesen Vorurteilen oder Feindbildern gearbeitet wird [23, 41]. Da wird in einem Artikel „Sind Gastarbeiter gesundheitlich lupenrein?" konstatiert: „Ja, viele Ausländer mit ansteckenden Krankheiten suchen nur deshalb einen Arbeitsplatz in der Bundesrepubik, weil sie von der deutschen Medizin eine Heilung ihrer Leiden erhoffen" [31]. Einem Arzt in der medizinischen Poliklinik München fiel auf, daß auf den Überweisungsscheinen sehr häufig der Zusatz „von vult laborare" (also Simulant) erschien. Diese Stigmatisierung des kranken Ausländers sollte auch Mahnung für den Kollegen sein, entsprechend mit diesem umzugehen [41].
Oder aber das folgende Zitat: „Als wesentliches Problem der Gastarbeiter ist die Sexualität anzusehen. Aus diesem Grunde ist man in Süddeutschland bestrebt, Wohnheime von Gastarbeitern und -arbeiterinnen gleicher Länder möglichst in Ortsgemeinschaften zu belassen. Bei größeren Heimen für ausländische Arbeiter sind bordellartige Einrichtungen zu befürworten, um die Homosexualität zu verringern und den Kontakt mit der einheimischen Bevölkerung durch sexuelle Situationen nicht zu stören [34]."
Auch in der Geburtshilfe wird kräftig abgestempelt. Schwierige geburtshilfliche Situatonen entstehen wegen „einer starken emotionellen Erregung und einer oft hemmungslosen Unbeherrschtheit" [6]. Die ausländischen Frauen werden als mangelhaft kooperativ gekennzeichnet, „die einer Führung durch Arzt und Hebamme, vielfach aus Verständigungsschwierigkeiten nicht zugänglich waren, und die schon entweder bei den ersten Eröffnungswehen oder aber im weiteren Verlauf der Geburt trotz Verabfolgung spasmolytischer und analgetischer Substanzen durch eine ‚lautvolle Disziplinlosigkeit' auffielen [6]."
Diese Zitate sind aus den 60er Jahren und ausgesprochen drastisch. Die neuere Literatur zeigt keinesfalls diese offene Ausländerfeindlichkeit, ist aber weiterhin hilflos im Umgang mit dem „Sprach- und Kulturproblem".

Was können wir tun?

Grundlage eines jeden Kontakts mit einem ausländischen Patienten sollte zunächst das Zuhören sein. Meist kommen die Patienten, wenn sie der Sprache nicht mächtig

ST.-ROCHUS-HOSPITAL
4620 Castrop-Rauxel
sucht für die
chirurgische Abteilung
(110 Betten)
zum 1. 1. 1984
kath. dt. Assistenzarzt
mit 1- bis 2jähriger chirurgischer Vorbildung
Deutscher Internist
43 J., leitungserfahren, verantwortungsfreudig, Erfahrungen in Psychotherapie, Alkoholikerbehandlung, Onkologie sucht leitende (Aufbau-)Stellung. Derzeit in leitender Position mit 1 Jahr Kündigungsfrist. 238 A.
Dt. Gynäkologe
37 J., verh., Oberarzt an Universität und Hebammenlehranstalt, sucht leitende Position. 536 A.
Deutscher Chirurg
sucht OA-Stelle.
425 A.
Arzt für Anästhesie
Deutscher, sucht in Großstadtnähe, Raum Süddeutschland Niederlassungsgelegenheit mit Anlehnung an eine hochfrequentierte operative Praxisgemeinschaft oder Privatklinik.
505 A.
DAS KATHOLISCHE KRANKENHAUS DUISBURG-ZENTRUM
mit den Kliniken MARIENHOSPITAL und VINCENZHOSPITAL mit 425 Planbetten und den Fachabteilungen: Innere, Chirurgie, Gynäkologie und Geburtshilfe, Urologie, Nephrologie incl. Dialysezentrum, Anästhesie, Psychiatrie und Belegabteilung HNO
in Kooperation mit dem St.-JOHANNES-HOSPITAL in Duisburg-Hamborn mit 752 Planbetten
sucht zum nächstmöglichen Termin für die
FRAUENKLINIK
– Chefarzt Dr. Schwanitz –
1 DEUTSCHEN OBERARZT
Wir bieten: – Besoldung nach
– zusätzliche
– Leistungen
– Chefarztzulage
Schriftliche Bewerbungen mit
Sie bitte an den
Deutscher Frauenarzt
Oberarztstelle
im Raum Rheinl.-Pfalz–Baden. Solide Erfahrung in moderner Geburtshilfe (ca. 2000 Geburten pro Jahr) und in Frauenheilkunde (umfangreicher OP-Katalog, Onkologie, Zytologie) vorhanden. 6090 A.
Dt. Internist
habil., Schwerpunkt Hämatologie/Onkologie, sucht ltd. Stellung zum Ende d. Jahres. 5993 A.
Die
HEINZ-KALK-Klin
– Fachkrankenl
interdisziplinär Innere M
und Chirurgie – Gefäßchirurgie
Chefärzte: Dr. Dr. R. Fischer, Prof. Dr. D. Müting, Dr. J. F. Kalk, Prof. Dr. K. J. Paquet
sucht ab sofort
deutschen ersten
Oberarzt/Oberärztin
für das Department für Innere Medizin – Gastroenterologie nach Weggang des derzeitigen Stelleninhabers in eine Chefarztposition.
Sehr gute Kenntnisse in der gesamten diagnostischen und therapeutischen Endoskopie, der Sonografie und der diagnostischen Radiologie sind erforderlich. Interesse an wissenschaftlichen Arbeiten ist erwünscht.
Bezahlung erfolgt in Anlehnung an BAT mit zu vereinbarenden Zulagen.
Bad Kissingen, Kreisstadt am Fuße der Rhön, bietet alle Schul- und Sportmöglichkeiten und liegt direkt an der Autobahn Kassel–München.
Rufen Sie uns bitte an oder richten Sie Ihre Bewerbung mit allen erforderlichen Unterlagen und Lichtbild an:
Prof. Dr. D. Müting, HEINZ-KALK-Klinik
Postfach 21 80, 8730 Bad Kissingen
Tel. (09 71) 40 41
Deutscher Internist sucht Übernahme einer
Internistischen oder Allgemeinpraxis
ab Mitte 84 im Raum Aachen/Bonn/Düsseldorf
Dt. Hautarzt
Berlin, Garm.-Partenkirchen–München oder Niedersachsen. Zusammenarbeit oder Vertretung (für Zulassung nötig) erwünscht. 4907 A.
Dt. Augenarzt
Praxisübernahme z. Herbst 84. 4910 A.
Dt. Orthopäde, Zulassung zum DA-Verfahren, sucht Praxisübernahme oder Assoziation. 4912 A.
Dt. Arzt möchte gebildete Dame bis 30 J. kennenlern., spät. Heirat möglich. 821 V.

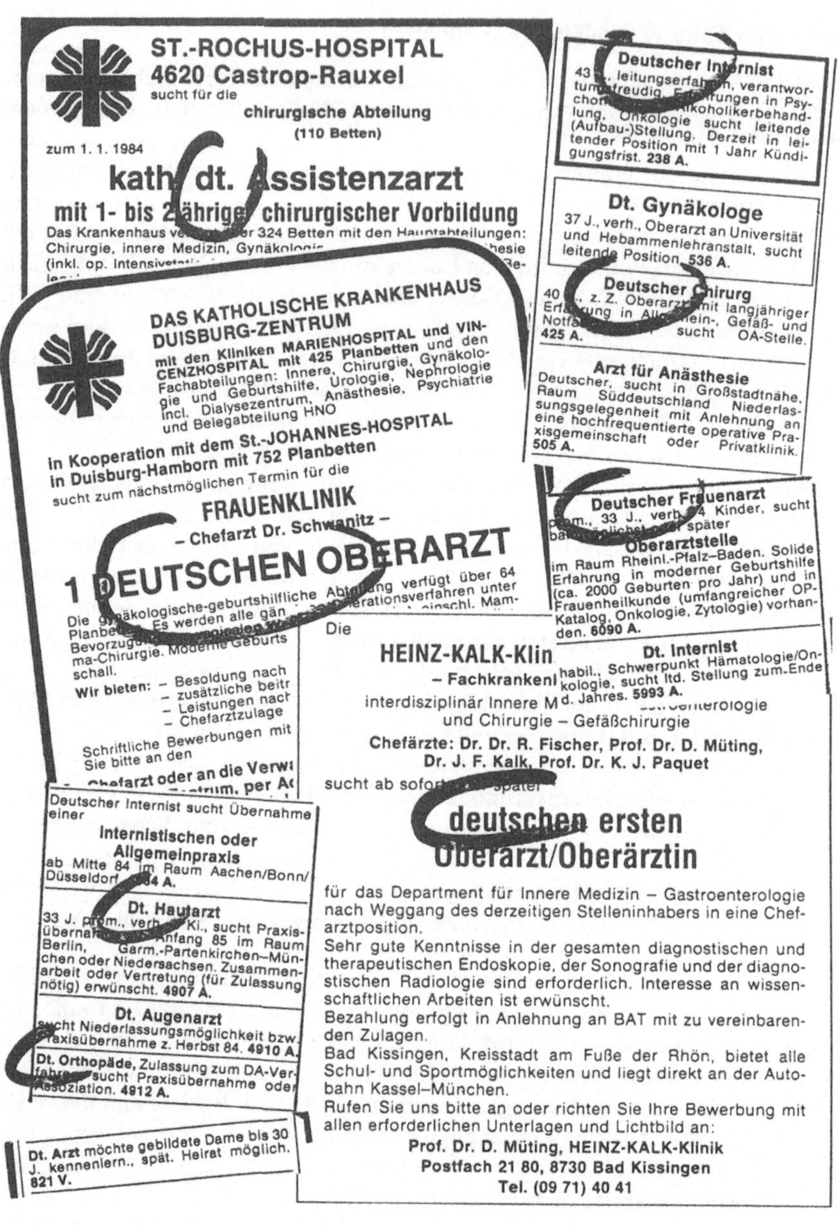

Abb. 1. Anzeigen aus *Deutsches Ärzteblatt*

sind, mit dem Ehemann oder einem Verwandten. So ist eine Verständigung möglich. Man sollte darauf achten, daß man nicht mit dem Ehemann über die Patientin spricht und diese nicht einmal anblickt. Selbst wenn es nur das eine Wort „merhaba" („guten Tag") ist, so kann es doch für den Patienten die erste Barriere nehmen. Wir sollten Verständnis für seine Krankheiten, seine vorgebrachten Krankheitsdeutungen ent-

Am 22. April 1984 starb im Klinikum Charlottenburg nach schwerer Krankheit und langem Leiden der vielleicht 23jährige staatenlose Palästinenser, der Asylsuchende

Mohammed Nasser (?)

oder Bassam Abdul Hussein Shoucair (?) oder...(?)

Seit 1978 in Deutschland, blieb er hier namenlos, heimatlos, rechtlos. Schließlich wurde er auch in seiner Krankheit sprachlos, orientierungslos – hilflos. Nie kam jemand ihn besuchen.
Unsere Betroffenheit über sein Schicksal als Kriegsopfer und als Asylsuchender wollen wir nicht für uns behalten.

Personal der Station 25
Dr. W. Christe, Arzt
H. J. Deinert, Sozialarbeiter
G. Kröger, Pastorin

Berlin, April 1984

Abb. 2. Todesanzeige aus *Der Tagesspiegel*

gegenbringen, auch wenn wir diese nach unserem westlichen Verständnis nicht nachvollziehen können. Hierbei konnen wir auch einiges lernen über eine andere Weise, Krankheit zu sehen und zu interpretieren. Wir sollten uns klarmachen, daß die krankmachende Situation der Ausländer eine andere ist als die der deutschen Mittelschichtbevölkerung. Vor allem braucht man aber mehr Zeit; dies sollte nicht weggewischt werden.

Neben der selbstverständlichen medizinischen Hilfe sollte die Vermittlung oder Einleitung weiterer sozialer Hilfen stehen. Allzu oft sind krankmachende Faktoren die drohende Abschiebung, die schlechte Wohnung. Wir sollten den Hinweis auf das Wohnungsamt, auf Nachbarn geben, die wir in der Umgebung kennen. Immer mehr Ausländerberatungsstellen, sowohl städtische, freigemeinnützige oder auch als Selbsthilfeeinrichtungen initiierte, können eine Hilfe für besondere Probleme sein.

Im Vordergrund sollte die Empathie stehen, das Verständnis des anderen. Dies ist banal, es ist aber der Schlüssel zur psychosomatischen Medizin. Es gibt keine spezielle Pychosomatik der Türken. Es reicht auch nicht eine einfache Gesamtschau von „Seelischem und Körperlichem". Gefordert ist mehr: „ein Begreifen und Behandeln einer Krankheit und eines Krankseins im organischen, psychodynamischen, familiendynamischen, soziokulturellen und transkulturellen Kontext". Krankheit und Gesundheit sind in einer Biographie eingebettet [1, 3, 8, 20, 36, 44].

Konkret sollten wir uns aber auch wehren, wenn in unserem Bereich immer wieder mit Ausgrenzung der Ausländer, in diesem Fall der ausländischen Kollegen reagiert wird. Eine nur oberflächliche Durchsicht des *Deutschen Ärzteblattes* und seiner Stellenanzeigen zeigte, daß eine Vielzahl von öffentlichen, freigemeinnützigen und privaten Krankenhäusern nur die Einstellung deutscher Kollegen wünscht (Abb. 1).

Beispielhaft scheint mir die Betroffenheit von Kollegen der Station 25 des Klinikums Westend zu sein, die ihre Trauer und Betroffenheit über den langen Tod eines staatenlosen Asylsuchenden durch eine Todesanzeige zum Ausdruck brachten (Abb. 2).

Literatur

1. Baader G (1984) Türken, Juden, Polen. Probleme der Assimilation und Integration ethnischer Minderheiten in Deutschland im 19. und 20. Jahrhundert. In: Kentenich H, Reeg P, Wehkamp KH (Hrsg) Zwischen zwei Kulturen – was macht Ausländer krank? Verlagsgesellschaft Gesundheit, Berlin, S 42
2. Baymak-Schuldt M, Feller A, Zaccai C (1982) Ausländische Frauen in Hamburg. Eine empirische Untersuchung im Auftrage der Senatskanzlei (Leitstelle Gleichstellung der Frau), Hamburg
3. Beikirch E, Korporal J (1985) Häusliche Krankenpflege bei ausländischen Kindern. In: Collatz J, Kürsat-Ahlers E, Korporal J (Hrsg) Gesundheit für alle. Die medizinische Versorgung türkischer Familien in der Bundesrepublik. Rissen, Hamburg, S 424
4. Brandt H, Hamdan S, Scheidt R von, Fischer WM (1979) Über den Einfluß des Sozialstatus auf die Häufigkeit geburtshilflicher Komplikationen bei Deutschen und Türkinnen. Arch Gynäkol 228: 113–144
5. Brucks U, Salisch E von, Wahl WB (1985) „Wir sind seelisch krank, automatisch – und körperlich auch". Zum Krankheitsverständnis türkischer Arbeiter. In: Collatz, J. Kürsat-Ahlers E, Korporal J (Hrsg) Gesundheit für alle. Rissen, Hamburg, S 338
6. Burger H (1966) Über die Schlafgeburt. Geburtshilfe Frauenheilkd 26: 962–967
7. Burmeister I et al. (1984) Regionalanalyse von Totgeburtlichkeit und Säuglingssterblichkeit in Berlin (West) 1970–1980. Kohlhammer, Stuttgart (Schriftenreihe des BMJFG, Bd 138)
8. Collatz J (1985) Die Betreuung türkischer Familien im Rahmen des Modellversuches „Aktion Familien-Hebamme". In: Collatz J, Kürsat-Ahlers E, Korporal J (Hrsg) Gesundheit für alle. Rissen, Hamburg, S 370
9. Collatz J, Hecker H, Oeter K, Wilken M, Wolf E (1983) Perinatalstudie Niedersachsen und Bremen. Soziale Lage, medizinische Versorgung, Schwangerschaftsverlauf und perinatale Mortalität. Urban & Schwarzenberg, München Wien Baltimore (Fortschritte der Sozialpädiatrie, Bd 7, S 1)
10. Collatz J, Kürsat-Ahlers E, Korporal J (Hrsg) (1985) Gesundheit für alle. Die medizinische Versorgung türkischer Familien in der Bundesrepublik. Rissen, Hamburg
11. Dietzel-Papkyriakou M (1985) Krankheitsverhalten türkischer Arbeiterfrauen-Ergebnisse einer Intervallbefragung. In: Collatz J, Kürsat-Ahlers E, Korporal J (Hrsg) Gesundheit für alle. Rissen, Hamburg, S 323
12. Grottian G (1985) Vorstellungen von Gesundheit und Krankheit bei Frauen aus der Türkei. In: Collatz J, Kürsat-Ahlers E, Korporal J (Hrsg) Gesundheit für alle. Rissen, Hamburg, S 280
13. Gürkan Ü, Laqueur K, Szablewski P (1981) Türkische Frauen in der Bundesrepublik. Express, Berlin
14. Habbe C (1983) Ausländer – die verfemten Gäste. Spiegel-Buch. Rowohlt, Reinbek
15. Kentenich H (1984) „Wider die Natur?" – Türkinnen unter der Geburt. In: Kentenich H, Reeg P, Wehkamp KH (Hrsg) Zwischen zwei Kulturen. Verlagsgesellschaft Gesundheit, Berlin, S 63
16. Kentenich H, Reeg P, Wehkamp KH (Hrsg) (1984) Zwischen zwei Kulturen – was macht Ausländer krank? Verlagsgesellschaft Gesundheit, Berlin
17. Kielhorn R (1984) Symptomwandel bei Erkrankungen von Gastarbeitern. In: Kentenich H, Reeg P, Wehkamp KH (Hrsg) Zwischen zwei Kulturen. Verlagsgesellschaft Gesundheit, Berlin, S 14
18. Klöss C (1984) Kooperation mit Institutionen bei der Gesundheitsarbeit mit Frauen aus der Türkei. In: Geiger A, Hamburger F (Hrsg) Krankheit in der Fremde. Express, Berlin, S 81
19. Kolleck B, Korporal J, Zink A (1979) Totgeburtlichkeit und Säuglingssterblickeit ausländischer Kinder in West-Berlin. Gynäkologe 12: 181
20. Korporal J (1985) Probleme der präventiven, kurativen und rehabilitiven Versorgung von Arbeitnehmern aus der Türkei und ihren Familien. In: Collatz J, Kürsat-Ahlers E, Korporal J (Hrsg) Gesundheit für alle. Rissen, Hamburg, S 158
21. Korporal J (1985) Arzneimittelverordnungen, physikalische Therapie, Heilverfahren und Rehabilitation der Arbeitsmigranten. Ergebnisse offener Interviews mit Ärzten und

Sozialarbeitern. In: Collatz J, Kürsat-Ahlers E, Korporal J (Hrsg) Gesundheit für alle. Rissen, Hamburg, S 213
22. Korporal J, Tietze KW, Zink A (1985) Gesundheit und Lebensverhältnisse türkischer Frauen. Teil II: Bericht über die Befragung von Professionellen im Gesundheitswesen. Abschlußbericht für die Stiftung Volkswagenwerk, Berlin
23. Kühl J (1984) Die Situation behinderter und von Behinderung bedrohter ausländischer Kinder in der Bundesrepublik im Spiegel der kinderärztlichen Literatur. In: Kentenich H, Reeg P, Wehkamp KH (Hrsg) Zwischen zwei Kulturen. Verlagsgesellschaft Gesundheit, Berlin, S 101
24. Kürsat-Ahlers E (1985) Die Welt der türkischen Frauen und Mädchen. In: Collatz J, Kürsat-Ahlers E, Korporal J (Hrsg) Gesundheit für alle. Rissen, Hamburg, S 89
25. Land FJ, Hövelmann B, Neumann H, Dietzel-Papakyriakou M (1982) Gesundheit und medizinische Versorgung ausländischer Arbeiterfamilien – ein Literaturbericht. Brockmeyer, Bochum
26. Mönch E, Schmidt E, Brandenburg B, Eder-Kruis N (1985) Einstellungen und Erfahrungen über Gesundheit und Krankheit in Abhängigkeit von der Aufenthaltsdauer in West-Berlin. In: Collatz J, Kürsat-Ahlers E, Korporal J (Hrsg) Gesundheit für alle. Rissen, Hamburg, S 273
27. Ohnacker K, Scherer D, Wöll G (1985) Krank im fremden Land. Bedingungen eines psychologischen Beratungskonzepts für ausländische Arbeitnehmer. X-Publikationen. Express, Berlin
28. Oppen M (1985) Ausländerbeschäftigung, Gesundheitsverschleiß und Krankenstand. In: Collatz J, Kürsat-Ahlers E, Korporal J (Hrsg) Gesundheit für alle. Rissen, Hamburg, S 196
29. Pingsten K (1985) Zur Situation der ausländischen Patientin in der gynäkologischen Praxis. In: Fervers-Schorre B, Poettgen H, Stauber M (Hrsg) Psychosomatische Probleme in der Gynäkologie und Geburtshilfe 1985. Springer, Berlin Heidelberg New York Tokyo, S 129
30. Poustka F, Detzner M, Schmidt M (1985) Kinder deutscher und ausländischer Staatsangehörigkeit in einer kinder- und jugendpsychiatrischen Klinik einer deutschen Industriestadt. In: Collatz J, Kürsat-Ahlers E, Korporal J (Hrsg) Gesundheit für alle. Rissen, Hamburg, S 258
31. Püllmann A (1966) Sind Gastarbeiter gesundheitlich lupenrein? Pharm Z 111: 286–287
32. Rohrmoser H (1984) Familienplanung und Verhütungspraxis türkischer Frauen. In: Kentenich H, Reeg P, Wehkamp KH (Hrsg) Zwischen zwei Kulturen. Verlagsgesellschaft, Gesundheit, S 73
33. Schrader A, Nikles B, Griese H (1979) Die zweite Generation. Sozialisation und Akkulturation ausländischer Kinder in der Bundesrepublik. Athenäum, Königstein
34. Schwarz HG (1966) Das Gastarbeiterproblem unter gesundheitlichem Aspekt. Gesundheitspolitik 8: 84–102
35. Selbmann HK, Brach M, Elser H, Holzmann K, Johannigmann J, Riegel K (1980) Münchner Perinatalstudie 1975–1977. Deutscher Ärzteverlag, Köln
36. Theilen I (1985) Überwindung der Sprachlosigkeit türkischer Patienten in der BRD: Versuch einer ganzheitlichen Medizin als Beitrag zur transkulturellen Therapie. In: Collatz J, Kürsat-Ahlers E, Korporal J (Hrsg) Gesundheit für alle. Rissen, Hamburg, S 292
37. Ucar A (1984) Ausländerfeindlichkeit macht krank. In: Kentenich H, Reeg P, Wehkamp KH (Hrsg) Zwischen zwei Kulturen. Verlagsgesellschaft Gesundheit, Berlin, S 55
38. Verein für Friedenspädagogik (Hrsg) (1982) Ausländer-Argumente gegen Vorurteile. Tübingen
39. Wagner P, Kerek-Bodden E, Schach E, Schach S, Schwartz FW (1985) Erkrankungen ausländischer Arbeitnehmer im Spektrum der ambulanten Versorgung. In: Collatz E, Kürsat-Ahlers E, Korporal J (Hrsg) Gesundheit für alle. Rissen, Hamburg, S 177
40. Wallraff G (1985) Ganz unten. Kiepenheuer & Witsch, Köln
41. Warnach M (1984) Die Ärzteschaft und das Bild des Ausländers. In: Kentenich H, Reeg P, Wehkamp KH (Hrsg) Zwischen zwei Kulturen. Verlagsgesellschaft Gesundheit, Berlin, S 164
42. Zimmerrmann E (1984) Sozialmedizinische Probleme in der Versorgung ausländischer Patienten. In: Kentenich H, Reeg P, Wehkamp KH (Hrsg) Zwischen zwei Kulturen. Verlagsgesellschaft Gesundheit, Berlin, S 126

43. Zink A (1985) Frauen als Patientinnen. Interaktionsprobleme aus der Sicht der behandelnden Ärzte. In: Collatz J, Kürsat-Ahlers E, Korporal J (Hrsg) Gesundheit für alle. Rissen, Hamburg, S 351
44. Zink A, Korporal J (1984) Soziale Epidemiologie der Erkrankungen von Ausländern in der Bundesrepublik Deutschland. In: Kentenich H, Reeg P, Wehkamp KH (Hrsg) Zwischen zwei Kulturen. Verlagsgesellschaft Gesundheit, Berlin, S 24
45. Zink A, Korporal J, Zink C (1980) Gesundheitliche Probleme ausländischer Familien in der Bundesrepublik Deutschland. In: Freund WS (Hrsg) Gastarbeiter. Integration oder Rückkehr? Arca, Neustadt/Weinstr.
46. Zink A, Tietze KW, Korporal J (1985) Schwangerschaft und medizinische Betreuung. De Gruyter, Berlin

Empirische Daten aus einer Spezialsprechstunde für türkische Frauen

C. Dincer und M. Stauber

Vorbemerkungen

Ende 1984 haben wir an der Universitätsfrauenklinik Berlin-Charlottenburg eine Sprechstunde für türkische Frauen eingerichtet. Die Gründe hierfür waren zum einen, daß Menschen aus der Türkei in Westberlin genauso wie im Bundesgebiet die nach den Deutschen größte Wohnbevölkerung stellen und in Berlin allein 28 000 Frauen im „reproduktiven Alter" zwischen 15 und 45 Jahren leben [1], zum anderen, daß ich als türkische Ärztin keine Kommunikationsprobleme habe, sprachlich nicht und auch nicht auf der soziokulturellen Ebene.
Die Patientinnen, für die diese Sprechstunde konzipiert ist, sind:

1. Frauen der 1. Generation mit unzureichenden Deutschkenntnissen,
2. durch Heirat nachgezogene junge Frauen der inzwischen erwachsen gewordenen jungen Männer der 2. Generation. Wir haben aber auch Frauen der 2. Generation betreut, wenn diese dies wünschten.

Unsere Sprechstunde soll türkischen Frauen als Angebot aufgezeigt werden, keinesfalls aber sollen segregierend alle türkischen Frauen in diese Sprechstunde gezwungen werden. Für Frauen mit guten Deutschkenntnissen ist die normale Schwangerenberatung vorgesehen. Außerdem gibt es eine Reihe von Frauen, die ihre türkische Staatszugehörigkeit als stigmatisierend empfinden und es strikt ablehnen, sich in der türkischen Sprechstunde betreuen zu lassen.
Bei Durchsicht der Literatur finden sich 2 Hauptgruppen von wissenschaftlichen Arbeiten über ausländische Frauen:
Aus den 70er Jahren resultiert eine Vielzahl von retrospektiven und deskriptiven Studien klinisch-gynäkologischer Herkunft, die im Grundtenor sehr distanziert von den ausländischen Frauen berichten als „archaisch-mythisch-disziplinlos auf niedriger Zivilisationsstufe". Diese Arbeiten kommen, vermutlich aufgrund der großen Inhomogenität der Gruppen, zu recht unterschiedlichen Ergebnissen [5, 8, 9, 14, 16, 17, 19, 20, 24, 25]. Ende der 70er Jahre kommen dann einige epidemiologische Studien, wie z.B. von Tietze [21, 22], Collatz [3, 4], Oeter [12, 13] oder Korporal [11]. Diese Studien können nachweisen, daß die Schwangerenvorsorge bei türkischen Frauen ähnlich wie bei deutschen Unterschichtsfrauen unzureichend ist [10, 15]; die Basisuntersuchungen werden unvollständiger ausgeführt als bei den deutschen, diagnostische Zusatzmaßnahmen werden seltener durchgeführt. Es erfolgen weniger Verordnungen. Schwangerschaftsrisiken werden seltener erkannt, obwohl türkische Frauen auch bei Berücksichtigung von Alter und Parität mehr Risiken haben sollen.

Man könnte sich fragen: Sind es schichtenspezifische Faktoren, sind es Ressentiments gegen ethnische Minoritäten mit geringem Sozialprestige, oder limitiert fehlende Kommunikationsmöglichkeit ärztliches Handeln allgemein? Diese Frage muß noch beantwortet werden.

Ehe wir auf unsere Sprechstunde eingehen, muß noch einiges zum Bild der türkischen Patientin, wie es als landläufiges Klischee gezeichnet wird, gesagt werden. Türkische Frauen haben 2 große Gemeinsamkeiten: Sie sind Frauen, und sie haben einen türkischen Paß. Ansonsten sind sie eine ganz inhomogene Gruppe, auch wenn sie nach den zumeist gebräuchlichen Skalen zur unteren Schicht zählen [18, 23].

Aus der Vorurteilsforschung ist bekannt, daß man bei seiner eigenen Ethnie große Differenzierungen zuläßt, bei fremden Gruppen aber leicht grobe Pauschalierungen akzeptiert und deren Mitglieder auch zu stark über ihre ethnische Zugehörigkeit definiert [7]. Gerade die türkische Übergangsgesellschaft, die rein agrarische Strukturen neben vorindustriellen, industriellen und traditionell urbanisierten kennt, hat viel mehr Schichtungen als mit den gängigen Schichteinteilungen zu erfassen sind, und die z.T. auch mehr parallel als über- oder untergeordnet sind. In der Türkei arbeiten nur 20% der Erwerbstätigen in regelmäßiger lohnabhängiger Tätigkeit, in der BRD sind dies über 85% [18].

Es gibt Minoritäten, die z.T. unterschiedliche Muttersprachen sprechen. Je nach Region wechseln Traditionen und Riten beträchtlich. Verwandtenehen werden im Südosten mit über 40% angegeben, im Westen dagegen mit unter 1%. In unserem Kollektiv betrug dieser Anteil 10%. In der Migration finden ganz unterschiedliche Familien Berührungspunkte.

Eine im orientalischen Raum weit verbreitete Tatsache ist, daß die sexuelle Revolution der Frau noch nicht stattgefunden hat. Alle unsere Schwangeren waren verheiratet. Wo bürokratische Verzögerung die standesamtliche Trauung noch nicht hatte zustande kommen lassen, war die religiöse Trauung durchgeführt und gesellschaftlich akzeptiert. Obwohl fast 10% unserer Patientinnen nach ihren Papieren als ledig galten, hatte keine von ihnen es vor sich, alleinerziehende Mutter zu werden.

Hat man aber tatsächlich einen solchen Fall, ist besondere Behutsamkeit und Fürsorge für die junge Mutter angezeigt. Nichteheliche Geburt ist gesellschaftlich so geächtet, daß sich im Zuge dessen gar nicht so selten Gretchentragödien abspielen. Da die Familienehre geschändet ist, können Gewalttätigkeiten gegen Mutter und Kindsvater erfolgen. Vorehelicher Verkehr ist sanktioniert, Ehen werden deshalb früh geschlossen. Findet vorehelicher Verkehr statt, dann unter großer Heimlichkeit. Außer bei Intellektuellen und der Schickeria sind dann die Heiratschancen eines Mädchens gemindert.

Mann-Frau-Beziehungen sind nicht, wie so oft angenommen, auf reine chauvinistische Unterdrückung der Frau ausgerichtet. Demonstration der Macht nach außen muß nicht unbedingt die wahren Machtverhältnisse wiedergeben. Gerade ältere Frauen haben oft eine sehr starke Position. Zu den Erfahrungen türkischer Frauen mit dem Gesundheitssystem ist folgendes zu sagen: Die meisten haben in der Türkei erlebt, daß ärztliche Hilfe kaum erreichbar oder kaum erschwinglich ist. Probleme in der Nutzung des hiesigen Systems haben die meisten aber nicht. Abweichend von der Literatur ließ sich keine unserer Patientinnen von einem Allgemeinmediziner betreuen. Entweder erfolgte parallel eine Betreuung durch einen Gynäkologen oder die Patientin wandte sich direkt an uns.

Ärzte, die Ausländerfeindlichkeit signalisieren, werden nicht mehr aufgesucht. Es gibt übrigens auch eine Reihe ausländerfeindlicher türkischer Ärzte, die vermutlich aufgrund ihrer eigenen Mittelschichtabstammung oder im Rahmen der sozialen Überanpassung Ressentiments gegen türkische Patienten hegen. Antennen für ausländerfeindliches Verhalten sind bei den Patientinnen so sensibilisiert, daß sie manchmal unreelle Ängste erzeugen. Zitat: „... sie sagen doch, es gäbe sowieso schon zuviele Ausländer, vielleicht ist das gar kein Eisen, sondern etwas, damit mein Kind abstirbt."

Wir haben die Daten der 1985 von uns betreuten und entbundenen Frauen ausgewertet und mit Daten aus epidemiologischen Studien bei deutschen Frauen verglichen.

Ergebnisse

Fast 60% der türkischen Frauen, die 1985 in unserer Klinik entbunden wurden, wurden in der Schwangerenberatung betreut, insgesamt waren es 100. Von diesen Frauen wählten ¾ die Sprechstunde für türkische Frauen, ¼ wurde in der üblichen Schwangerenberatung betreut.

Es fanden sich Erst-, Zweit- und Multipaare zu jeweils einem Drittel. Der größte Anteil der Erstpaare war zwischen 18 und 25 Jahren. 34% des Gesamtkollektivs hatte ein oder mehrere Risiken. Auffallend häufig waren wiederholte Aborte und Abruptiones, tendenziell häufig Gestosen. Unsere Fallzahlen sind aber zu klein, um bei der Einzelverteilung von Schwangerschaftsrisiken Aussagen zu machen. Bei dörflichen Hausgeburten war es häufiger zu perinatalen Todesfällen gekommen. 18% unserer Patientinnen waren einmal, 5% zwei- oder mehrmals in stationärer Behandlung gewesen. Dies entspricht Vergleichszahlen bei deutschen Frauen. Tendenziell fanden wir eine Beziehung zwischen Berufstätigkeit und Risiko (Abb. 1). Berufstätigkeit stellt gemeinhin kein erhöhtes Schwangerschaftsrisiko dar. Die Hypothese liegt nahe, daß körperlich schwere, unqualifizierte und ungern ausgeübte Tätigkeit ein erhöhtes Risiko darstellt.

Die Sectiorate unterschied sich nicht von der deutscher Patientinnen, war allerdings bei den Risikopatienten höher, was bestätigt, daß ein Schwangerschaftsrisiko eine Hypothek auf den Geburtsverlauf ist.

Unterschiede gibt es allerdings bei den Daten über Kinderwunsch und Familienplanung: Insgesamt war bei 31% der Frauen die Schwangerschaft unerwünscht zustande gekommen. Vergleichszahlen bei deutschen Frauen zeigen mit 27,9% eine ähnliche

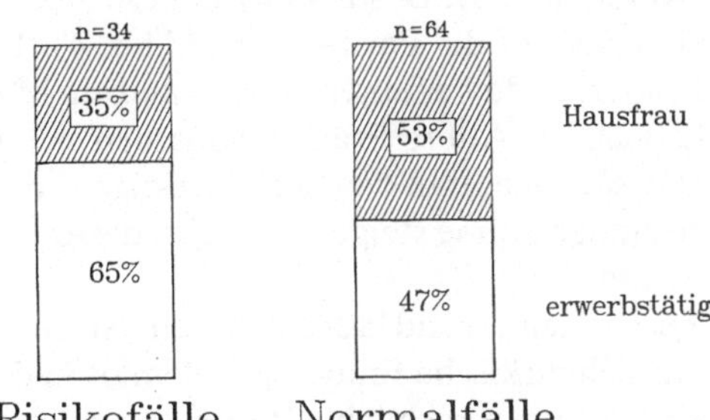

Abb. 1. Erwerbstätigkeit und Risiken bei schwangeren türkischen Frauen

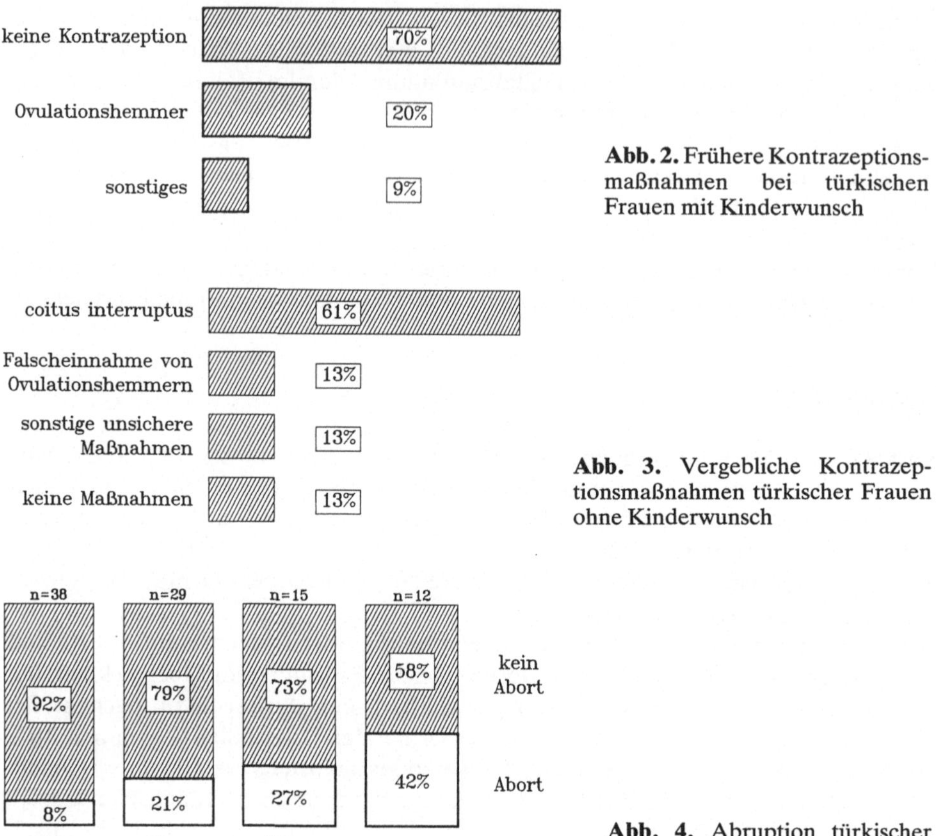

Abb. 2. Frühere Kontrazeptionsmaßnahmen bei türkischen Frauen mit Kinderwunsch

Abb. 3. Vergebliche Kontrazeptionsmaßnahmen türkischer Frauen ohne Kinderwunsch

Abb. 4. Abruption türkischer Frauen. Erfahrung und Parität

Größenordnung. Betrachtet man dagegen die Verteilungsraten, findet man: 95% der Erstpaare hatten Kinderwunsch, bei den Zweit- und Mehrpaaren waren es 60%. Mit steigender Parität sinkt der Kinderwunschanteil. Zum Bild von Ehe und Familie gehört bei türkischen Migrantinnen ein Kind. Kontrazeptive Maßnahmen werden direkt nach der Eheschließung kaum betrieben. Nach der 1. Geburt besteht ein Informationsdefizit bezüglich Kontrazeption. Vergleicht man die kontrazeptiven Maßnahmen von Frauen mit und von Frauen ohne Kinderwunsch, so wird dies deutlich (Abb. 2 und 3). Bestärkt wird diese Aussage, wenn man die Abruptioerfahrung im Hinblick auf die Parität sieht (Abb. 4). Die Wunschfamilie hat für junge Frauen 2 Kinder, und zwar einen Jungen und ein Mädchen, wobei die Reihenfolge meist unerheblich ist. Ältere Frauen wünschen sich häufig noch ein 3. Kind als Nesthäkchen. Die Aussage, daß das Sozialprestige türkischer Frauen proportional zur Zahl ihrer gesunden Söhne steigt – je mehr, desto besser – ist für türkische Migrantinnen nicht richtig.

Zusammenfassend läßt sich sagen: Ist einmal die Zugangsbarriere durchbrochen, lassen sich türkische Frauen problemlos in der Schwangerschaft führen. Hierbei bietet eine muttersprachliche Betreuung einige Vorteile: Da Kommuniktionsprobleme

entfallen, ist die Erhebung der medizinischen und sozialen Anamnese, somit auch eine exakte Diagnosestellung, möglich.
Größere Erfolge werden bei therapeutischen Maßnahmen durch Erläuterung der Gründe erzielt. Bei Allgemeinerkrankungen ergibt sich die Möglichkeit der gezielten Weiterleitung.
Wo muttersprachliche Betreuung nicht möglich ist, wäre eine bessere Versorgung zu erreichen durch:

- Hinzuziehung einer Dolmetscherin – möglichst nicht eines Kindes – um Mißverständnissen vorzubeugen und um anamnestische Risiken zu erkennen.
- Aufbau einer vertrauensvollen Arzt-Patient-Beziehung durch besondere Zuwendung.
- Last, not least: medizinisch ebenso umfassende Betreuung wie bei einer deutschen Mittelschichtspatientin.

Wie ich schon zu Anfang betonte: Wir wollen nicht segregierend arbeiten, unser Motto ist nicht: türkische Ärzte für türkische Patienten! Ein solches Angebot aber scheint, zumindestens zum gegenwärtigen Zeitpunkt, unerläßlich.
Unser Fernziel ist es, diese Spezialsprechstunde überflüssig zu machen, innerhalb der Sozialberatung eine Weiterleitung an Alphabetisierungs- und Deutschkurse zu erreichen, und zwar in realisierbaren Strukturen: wohnortnah und kinderfreundlich. Integration soll erreicht werden, sie erfordert aber die Politik der kleinen Schritte. Integrative Maßnahmen müssen von der Majoritätsseite als Angebot kommen und von den Minoritätsmitgliedern unter Wahrung ihrer Identität und persönlichen Integrität angenommenen werden können. Grundsätzlich ist missionarischer Ehrgeiz beim Umgang mit ethnischen Minoritäten fehl am Platze, hieße dies doch werten nach gut und schlecht.
Eine sehr wichtige Sache möchte ich bewußt separat berichten. Wir erleben immer wieder Frauen in Extremsituationen, Frauen, die die ausländerrechtlichen Bestimmungen zum Familiennachzug in einem oder mehreren Punkten nicht erfüllen, in Berlin sind, ein Kind erwarten und denen die Abschiebung droht.

Fallbeispiel

Frau I., 20jährige (Erstschwangerschaft), wurde – im 2. Monat schwanger – in Abschiebehaft genommen. Ihre Abschiebung wurde vollstreckt, sie wurde zunächst nach Frankfurt ausgeflogen, wegen fehlgelaufener juristischer Formalien aber wieder zurückgebracht. Durch den Einsatz des sozialmedizinischen Dienstes sowie einer niedergelassenen Ärztin wurde sie aus der Haft zunächst entlassen und stellte sich bei uns vor: Sie hatte, inzwischen in der 11. SSW, mehrere Kilogramm an Gewicht verloren und litt an einer heftigen Hyperemesis gravidarum. Psychisch war sie deutlich depressiv verstimmt und völlig verschüchtert. Wir nahmen sie stationär auf und versuchten, ihr außer der somatischen Behandlung ein Gefühl von Geborgenheit und Sicherheit zu vermitteln. Das Nachlassen der Symptomatik war eindrucksvoll. Inzwischen ist es in Berlin so, daß Abschiebung von Schwangeren von einer Härtefallkommission beurteilt wird und die Abschiebung der betroffenen Frauen meist auf 2 Monate post partum verschoben ist. Eine gesetzliche Sicherung ist aber nicht gegeben.

Eine normale Schwangerschaft wird durch die psychische Belastung z.B. einer Abschiebedrohung und somit Zerstörung intakter Familienstrukturen zu einer Risikoschwangerschaft. Es ergibt sich vom psychosomatischem Standpunkt die unbedingte Forderung, schwangere Frauen und junge Mütter vor Abschiebedrohungen zu schützen und damit den verfassungsrechtlichen Schutz der Familie vor die aufenthaltsrechtlichen Bestimmungen des Ausländergesetzes zu stellen.

Literatur

1. Berliner Statistik (1985) Melderechtlich registrierte Ausländer in Berlin West. Statistisches Landesamt, Berlin
2. Burckhardt-Tamm T, Pfund (1975) Gastarbeiterinnen und Schwangerschaftsabbruch. Ther Umsch 32 9
3. Collatz J, Riebe K (1981) Probleme der Gesundheitsversorgung ausländischer Arbeiter und ihrer Familienangehörigen in der BRD. Vortrag auf der Wissenschaftlichen Jahrestagung der Deutschen Gesellschaft für Sozialmedizin, Heidelberg
4. Collatz J, Kürsat-Ahlers, E, Korporal J, (1985) Gesundheit für alle, die medizinische Versorgung türkischer Familie in der BRD. Rissen, Hamburg
5. Endl J, Tatra G (1974) Geburtshilfliche Aspekte bei Gastarbeiterinnen. Wien Klin Wochensch 80 4
6. Geiger A, Hamburger F (1985) Krankheit in der Fremde. Express, Berlin (Materialien zur Gesundheitsarbeit)
7. Harvard Encyclopedia of American Ethnic Groups (1985) Deutsche Auswahl. Stroemfeld, Basel, Roter Stern, Frankfurt
8. Höfling HJ, Jonas R, Brusis E et al. (1975) Perinatale Letalität bei Gastarbeiterinnen. Geburtshilfe Frauenheilkd
9. Hohlweg-Majert P (1974) Gynäkologische und geburtshilfliche Betreuung bei Gastarbeiterinnen. Dtsch Ärztebl
10. Kucera H (1979) Schichtspezifische Erfolge bei Intensivbetreuung in der Schwangerschaft. Gynäkologe 12: 175–180
11. Korporal J, Zink A, Zink C (1980) Gesundheitliche Probleme ausländischer Familien in der BRD. In: Freund WS (Hrsg) Gastarbeiter-Integration oder Rückkehr. Arca, Neustadt/Weinstr.
12. Oeter K, Collatz J (1983) Gesundheitsprobleme der Kinder und Frauen ausländischer Arbeitnehmer in der BRD. Öff. Gesundheitswes 45: 534–539
13. Oeter K, Collatz J, Hecker H, Rohde JJ (1975) Werden die präventiven Möglichkeiten der Schwangerenvorsorge genutzt? Gynäkologe 12: 164–174
14. Rimbach E (1967) Schwangerschaften und Geburt bei Ausländerinnen. Arch Gynecol 204
15. Rohde JJ (Hrsg) (1983) Perinatalstudie Niedersachsen und Bremen. Urban & Schwarzenberg, München Wien Baltimore (Fortschritte der Sozialpädiatrie, Bd 7, S 255ff.)
16. Saurwein A (1969) Entbindung bei Ausländerinnen, zugleich ein Beitrag zur Frequenz und Indikationsstellung der abd. Schnittentbindung. Geburtshilfe Frauenheilkd 29: 728
17. Schliemann F, Schliemann G (1975) Über den Geburtsverlauf bei Ausländerinnen. Geburtshilfe Frauenheilkd 35: 210–217
18. Sen F (1985) Die Türkei. Beck, München (Schwarze Reihe)
19. Sievers S (1974) Ausländische Patientinnen in der Frauenklinik Mannheim der Universität Heidelberg. Fortschr Med 28
20. Strobel E (1975) Beteiligung der Gastarbeiterinnen an der Schwangerenvorsorge. Fortschr Med 93
21. Tietze KW (1982) Epidemiologische und sozialmedizinische Aspekte der Schwangerschaft. Bundesministerium für Arbeit und Soziales, Bonn
22. Tietze KW, Trull H et al. (1981) Soziale Bedingungen von Inanspruchnahme von Schwangerenvorsorge. Gynäkologe 102
23. Wiethold B (1981) Kadinlarimiz – Frauen in der Türkei. Rissen, Hamburg
24. Wittlinger H, Beck HO, Brander U (1971) Zur Problematik der Ausländerentbindung. Geburtshilfe Frauenheilkd 31: 1174
25. Wittlinger H, Hohlweg-Majert P, Sievers S (1977) Schwangerschaft und Geburt bei Gastarbeiterinnen. Geburtshilfe Frauenheilkd 72: 33–38

Aus Forschung und Praxis

Zirkamensuelle Rhythmen psychologischer und physiologischer Symptome

A. Breull und A. T. Teichmann

Wohl kein biologischer Rhythmus ist so extensiv Gegenstand wissenschaftlicher Forschung und gleichermaßen kulturhistorisch geprägter Kontemplation geworden wie der Menstrualzyklus. So gibt es eine kaum noch zu übersehende Vielzahl zirkamensueller Symptome, welche aufgrund persönlicher und kollektiver Erfahrung sowie gezielter wissenschaftlicher Forschung mit dem Reproduktionszyklus der Frau assoziiert sein sollen. Trotz dieser umfangreichen Vorarbeiten existiert nur wenig tatsächlich gesichertes Wissen über die psychophysiologischen Zusammenhänge rhythmischer Vorgänge in Hypothalamus, Hypophyse und Ovar.

Klinisch relevante zyklische Symptome werden je nach Art und Ausprägung als prämenstruelle Spannung („premenstrual tension", PMT), prämenstruelles Syndrom (PMS) und Unwohlsein während der Menstruation („menstrual distress", MDS) bezeichnet. Welche Faktoren im einzelnen für zyklusabhängige Symptome und krankheitswertige Symptomkonstellationen verantwortlich sind, konnte bis heute nicht geklärt werden. Entsprechend sind auch Therapievorschläge, z.B. mit Progesteron oder Prolaktininhibitoren nur sehr bedingt erfolgreich. Die ursächlichen Faktoren zyklusabhängiger Symptome werden in folgender Übersicht dargestellt:

Faktoren zyklusabhängiger Symptome:

- psychisch;
- psychosozial;
- endokrin;
  - FSH
  - LH
  - Prolaktin
  - Östradiol
  - Progesteron
  - Aldosteron
  - Dopamin
  - Kortisol
- Pyridoxin.

Methodische Probleme bei der Erfassung menstruationszyklusassoziierter Symptome ergeben sich in mehrfacher Hinsicht. Entscheidend scheint zu sein, daß retrospektiv durchgeführte Studien in weitaus höherem Maße Vorurteile der Untersucher, v.a. aber mehr oder weniger kulturhistorisch und individuell verankerte Vorurteile der Probandinnen wiedergeben. Untersuchungen, die ein zutreffendes Bild der Verhältnisse ergeben, müssen prospektiv geführt sein und eine tägliche standardisierte Protokollierung beinhalten.

In einer eigenen Untersuchung wurden 17 Probandinnen im Alter von durchschnittlich 26 (22–32) Jahren über 55 Zyklen untersucht. Voraussetzung für die Teilnahme war das Vorhandensein eines regelmäßigen spontanen Zyklus. Ausschlußkriterien bestanden in jeder Form der Hormonmedikation, regelmäßiger Medikamenteneinnahme, Schwangerschaft, krankheitswertiger perimenstrueller Symptomatik, psychischer Erkrankungen sowie Allgemeinerkrankungen.

Während der genannten 55 Zyklen wurde eine Symptomliste, bestehend aus 38 psychophysiologischen Variablen, täglich protokolliert sowie eine Basaltemperaturkurve geführt. In mindestens 4tägigen Abständen wurden Gonoadotropine (LH, FSH), Östradiol, Progesteron, Prolaktin, Aldosteron und Kortisol im Serum gemessen sowie ein EEG durchgeführt. Die endokrinen Parameter wurden im 2. und 3. Zyklus der Patientinnen erhoben. Die in dem zur täglichen Symptomfeststellung benutzten Fragebogen enthaltenen Variablen sind in folgenden Übersichten aufgeführt:

Psychische Variablen:

Benommenheit,
Eßlust,
Abneigung gegen das Essen,
Appetit auf besondere Nahrung/Genußmittel,
Müdigkeit/Abgespanntheit,
Depressivität/Niedergeschlagenheit,
Bedürfnis, in Ruhe gelassen zu werden,
Bedürfnis, sich zurückzuziehen,
Angespanntheit,
Tatendrang,
Hochgefühl/Euphorie,
sexuelle Ansprechbarkeit,
Ablehnung sexueller Reize,
Bedürfnis nach Zärtlichkeit.

Psychische Variablen:

Körperschmerzen,
Kopfschmerzen,
Brustempfindlichkeit,
Rückenschmerzen,
Oberbauchbeschwerden,
Unterleibsbeschwerden,
Unterleibskrämpfe,
schmerzende Beine,
Auftreten von Hautunreinheiten,
fettige Haare,
verquollene Augen,
Übelkeit,
Erbrechen,
Durchfall,
Verstopfung,

geschwollene Glieder,
Zunahme des Bauchumfangs,
Gewichtszunahme,
Hungergefühl,
Bewegungsstörungen,
motorische Unsicherheit,
Schwächegefühl, Erschöpfung, Gliederschwere,
Basaltemperatur.

Die Datenauswertung erfolgte unter 2 Gesichtspunkten: Erstens sollte geklärt werden, welche körperlichen und seelischen Symptome tatsächlich einen zirkamensuellen Rhythmus aufwiesen, und welche zeitlichen Beziehungen zu Menstruation und Ovulation bestanden. Hierzu wurde die Datenauswertung an Zyklen vorgenommen, die sowohl menstruations- als auch ovulationszentriert wurden. Eine Symptomzeit von mindestens 2 aufeinanderfolgenden Tagen wurde für die Auswertung vorausgesetzt. Eine mathematische Periodenanalyse (Doerscheid u. Beck 1975) wurde für Perioden zwischen 2 und 37 Tagen unter der Voraussetzung eines Signifikanzniveaus von $p \leq 0{,}0001$ gerechnet. Zirkadiane Schwankungen wurden dadurch ausgeschlossen, daß sowohl der Protokollbogen zur selben Tageszeit ausgefüllt wurde als auch alle endokrinen Parameter zirkadian adaptiert erhoben wurden.
In einem 2. Auswertungsansatz sollte mit Hilfe der Kausaldominanzanalyse nach Lehmann (1980) und Vester (1983) geprüft werden, wie psychologische und physiologische Variablen miteinander zusammenhängen. Hierbei war es von besonderem Interesse, zu prüfen, welche gegenseitigen Abhängigkeiten bestanden, d.h. welche Haupteinflußrichtungen zwischen den Variablen wirksam werden. Die hierzu verwendete Methode hat sich im psychosomatischen Bereich bereits bei der Entwicklung eines hermeneutischen Modells in der Geburtshilfe zur Psychogenese vorzeitiger Wehentätigkeit bewährt. Die Resultate dieses Teils der Untersuchung werden an anderem Orte publiziert werden.

Ergebnisse

Die in den folgenden Abbildungen wiedergegebenen Graphiken stellen dreidimensionale Betrachtungen dar, auf deren horizontalen Achsen die Zeit sowie die Anzahl der beobachteten Zyklen aufgetragen ist. Die vertikale Ebene gibt Auskunft über die Ausprägung der verschiedenen Symptome bzw. die Serumkonzentrationen der gemessenen Parameter. Beginn der Menstruation ist definitionsgemäß am Tage 0, die Ovulation ist rechnerisch synchronisiert auf den Tag „M + 15/M − 13“ gelegt. Abbildung 1 dokumentiert aufgrund der Progesteronkonzentrationen im Serum in der 2. Zyklushälfte, daß bis auf 2 alle endokrinologisch beobachteten Zyklen physiologisch verlaufen sind. Als Beispiel für menstruationsgebundene Symptomatik seien in Abb. 2 und 3 die Verläufe der Symptome Brustempfindlichkeit und Rückenschmerzen aufgeführt. Klare menstruationsgebundene Symptome sind in folgender Übersicht zusammengestellt.

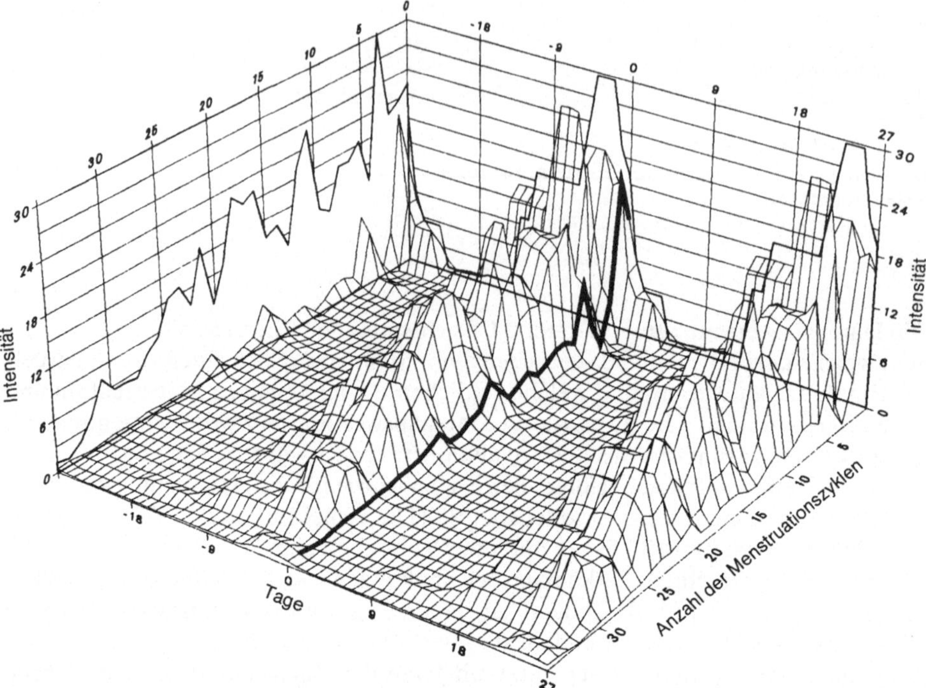

Abb. 1. Progesteronkonzentrationen im Serum (ng/ml) bei 17 Probandinnen mit insgesamt 34 Zyklen

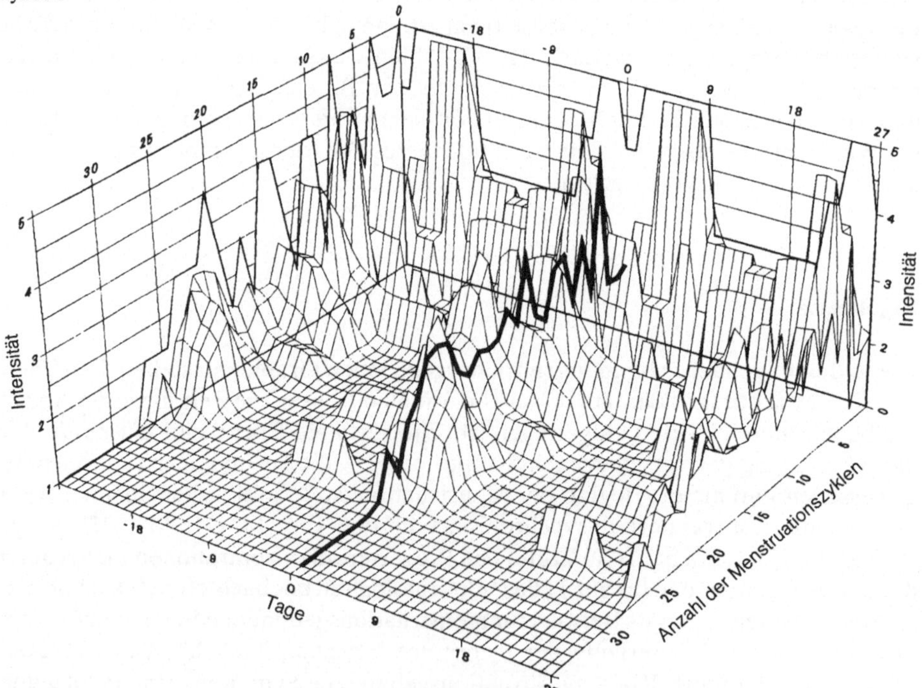

Abb. 2. Variable „Brustspannen" bei 17 Versuchspersonen mit 34 Zyklen

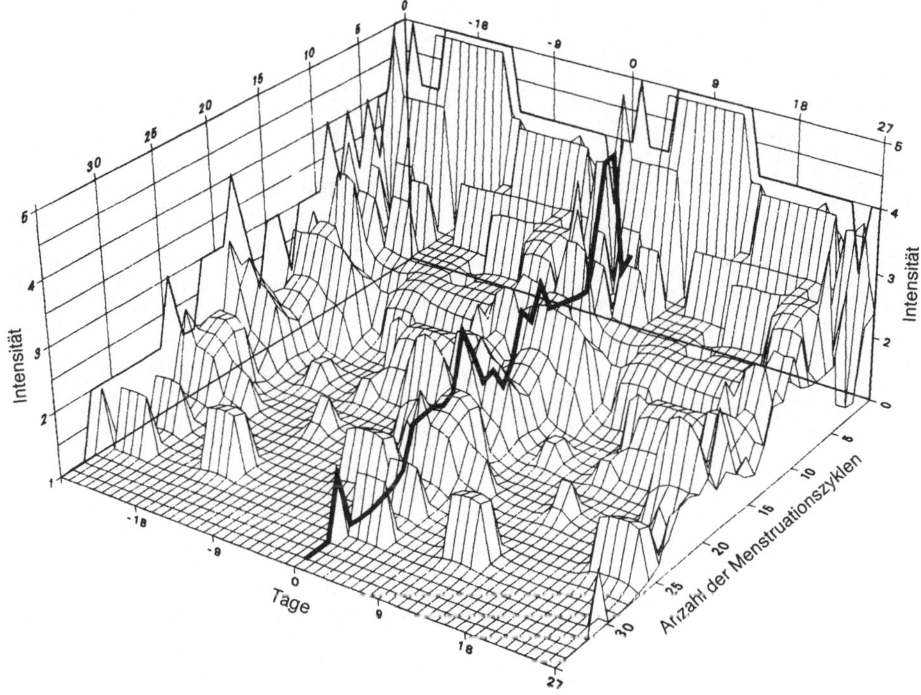

Abb. 3. Variable „Rückenschmerzen" bei 17 Versuchspersonen mit 34 Zyklen

Zirkamensualer Rhythmus:

Brustempfindlichkeit,	LH,
Rückenschmerzen,	FSH,
Unterleibskrämpfe,	Prolaktin,
fettige Haare,	Östradiol,
Zunahme des Bauchumfangs,	Progesteron.
Gewichtsabnahme;	

In der folgenden Übersicht sind zyklusdiskordante Oszillationen anderer Variablen aufgeführt, die in Abb. 4 für die Variable Müdigkeit, Wochenrhythmus veranschaulicht sind.

Wochenrhythmus:

Schwächegefühl,
Erschöpfung,
Gliederschwere.

Dreitagerhythmus:

Hungergefühl,
Eßlust,
Abneigung gegen das Essen,
Bedürfnis, in Ruhe gelassen zu werden.

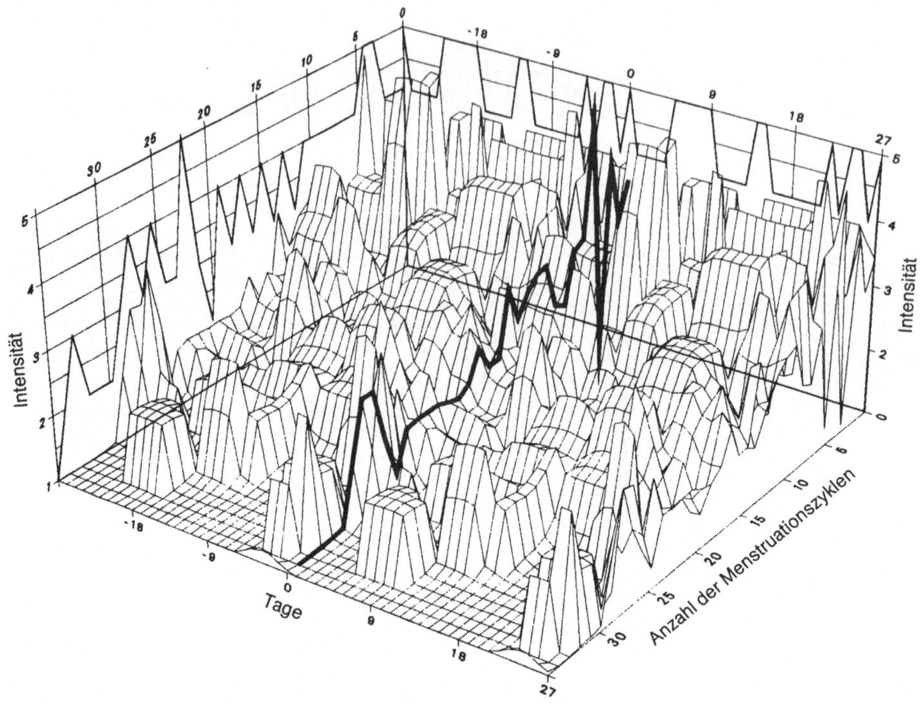

Abb. 4. Variable „Müdigkeit„ Wochenrhythmus" bei 17 Versuchspersonen mit 34 Zyklen

Bei weitem die meisten Symptome wiesen keinerlei menstruationszykluskorrelierte Eigenschaften aus. Dies gilt sowohl für eindeutig somatische Symptome als auch für Symptome aus dem Bereich des seelischen Erlebens.

Diskussion

Bemerkenswert an den hier dargestellten Ergebnissen erscheint zunächst, daß nur eine sehr geringe Anzahl klar somatisch zu definierender Symptome eine enge Korrelation zum Zyklusgeschehen aufweist. Weitaus die meisten regelmäßig in der Literatur als zirkamensuell variabel angesehenen Symptome erscheinen in der vorliegenden Auswertung als nicht mit dem Menstruationszyklus assoziiert, dessen endokrinologische Intaktheit durch den regelrechten Verlauf der endokrinen Parameter dokumentiert ist. Für diese Diskrepanz bieten sich folgende Erklärungen an:

1. Das Signifikanzniveau mit $p \leq 0{,}0001$ kann so hoch gewählt worden sein, daß statistisch schwache, aber vorhandene Assoziationen als nicht signifikant herausfallen. Dieser Einwand ist geprüft worden mit dem Ergebnis, daß auch eine Heraufsetzung der Irrtumswahrscheinlichkeit keine Vermehrung der zyklusabhängigen Variablenzahl mit sich bringt.

2. Ein zweiter Einwand könnte davon ausgehen, daß die Besonderheiten der hier verwendeten Stichprobe im Gegensatz zu allen anderen bisher untersuchten Probandinnenkollektiven für die beschriebenen Diskrepanzen verantwortlich sind. Dieser Einwand ist zwar im einzelnen nicht zu widerlegen, erscheint jedoch höchst unwahrscheinlich. Wenn es gesetzmäßige zyklusabhängige Symptome gibt, dann müssen sich diese in regelrechten Zyklen nachgewiesenen physiologischen Veränderungen des Endokriniums an gesunden Frauen ebenfalls verifizieren lassen.
3. Viel wahrscheinlicher erscheint hingegen, daß sowohl Forschung als auch empirische Praxis von einer langen Tradition kulturhistorisch verstehbarer Vorurteile geprägt sind und besonders durch retrospektive Untersuchungen Zuordnungen vorgenommen werden, die sich bei subtiler Betrachtung als nicht haltbar herausstellen.

Besonders bemerkenswert erscheint, daß Variable der Stimmung und Befindlichkeit zwar in 3 Fällen einen eindeutigen Wochenrhythmus aufwiesen, ein Umstand, der im Falle dieser Variablen auch plausibel erscheint, jedoch nicht mit endokrinen Veränderungen korreliert. Dies bedeutet jedoch keinesfalls, daß zwischen endokrinen und psychischen Variablen keine Beziehungen bestünden. Noch weniger ist abzuleiten, daß Veränderungen des Endokriniums nicht auch psychische Veränderungen bedingen könnten und umgekehrt psychische Faktoren Art und Ausprägung hormoneller Parameter mitbestimmen. Ein deskriptives Modell der beschriebenen Art vermag über diese Fragen keinerlei Auskunft zu geben. Hierzu ist eine minutiöse Analyse der gerichteten Beziehungen jeder einzelnen Variablen zu den endokrinen Faktoren notwendig, die in der vorliegenden Untersuchung mit Hilfe der Kausaldominanzanalyse vorgenommen worden ist. Eine umfassende Dokumentation wird an anderer Stelle publiziert werden.

Literatur

Doerrscheidet GJ, Beck L (1975) Advanced methods for evaluating characteristic parameters (τ, α, ϱ) of circadian rhythms. J Math Biol 2: 107–121

Lehmann G (1980) Nichtlineare „Kausal“- bzw. Dominanz-Analysen in Psychologischen Variablensystemen. Z Exp Ang Psych 27: 257–276

Vester F (1983) Ballungsgebiete in der Krise. Vom Verstehen und Planen menschlicher Lebensräume. DTV, München

Berliner Untersuchung zum Menstruationserleben

E. Mahr

In der gynäkologischen Praxis werden häufig Klagen über körperliche Beschwerden und psychische Beeinträchtigungen vorgetragen: Dysmenorrhö und prämenstruelles Syndrom sind typische Diagnosen des niedergelassenen Arztes. Den oft quälenden Beschwerden stehen meist keine krankhaften Organbefunde gegenüber, und bei der Behandlung mit hormonellen oder schmerzlösenden Medikamenten werden oft nur geringfügige Besserungen erreicht. Das birgt die Gefahr in sich, diese Erfahrungen generalisierend auf weibliches Erleben von Menstruation zu übertragen: Die Monatsblutung wird häufig allein mit prämenstruellen und dysmenorrhoischen Beschwerden, Belastungen und Beschränkungen assoziiert. Mittelpunkt der aktuellen wissenschaftlichen Diskussion bildet das in seiner Genese unverstandene prämenstruelle Syndrom. Neben charakteristischen körperlichen Beschwerden (z.B. Ödemneigung, Gewichtszunahme oder Kopfschmerz) wurden bei diesem mehrheitlich psychische Veränderungen bis hin zu Persönlichkeitsstörungen beschrieben. Immer noch dominieren Medikamente die Therapie. Dennoch läßt sich in den letzten Jahren eine stärkere Öffnung hin zu einer psychosomatisch orientierten Sichtweise feststellen (Frick-Bruder u. Platz 1984).
Kenntnisse über physiologische und endokrinologische Vorgänge weiblicher Geschlechtsfunktionen gehören heute zum Basiswissen jedes Arztes; mittlerweile wurden viele Details des Zyklusgeschehens aufgeklärt (Linkie 1982; Schulz 1981). Dagegen fehlten bisher – insbesondere im deutschsprachigen Raum – Untersuchungen zu intimen Erlebensaspekten, zur körperlichen Wahrnehmung und zu Verhaltensweisen bezogen auf die normale Menstruation.
Die gesunde, gynäkologisch unauffällige, keine Behandlung aufsuchende Frau entzog sich nahezu völlig dem Untersuchungsinteresse. Selbst als Forschungsfragestellung scheint es sich um einen Tabubereich zu handeln, will man die Menstruation über den Beschwerdeaspekt hinausgehend betrachten. Konkreteres Wissen und tieferes Verständnis um die normalen Begleiterscheinungen des Menstruationsgeschehens sind aber gerade für psychosomatisch arbeitende Ärztinnen und Ärzte eine notwendige Voraussetzung, um einerseits eine Behandlungsbedürftigkeit erkennen zu können und andererseits die Bedeutung der Monatsblutung für den weiblichen Lebenszusammenhang besser verstehen zu können.
Am Institut für Medizinische Psychologie der Freien Universität Berlin wurde seit 1980 mit Hilfe empirischer Methoden das Menstruationsverhalten systematisch untersucht. Im Laufe der letzten Jahre wurden mehr als 1000 Frauen in diese Untersuchung einbezogen. Es liegen heute gesicherte Ergebnisse zum psychischen Spektrum weiblicher Einstellungen im Zusammenhang mit der Menstruation vor.

Methodisches Vorgehen

Eingangsstudie

Mit einem projektiven Verfahren (Satzergänzungsfragebogen) wurde das emotional-assoziative Umfeld des Themas Menstruation in seiner Bandbreite ermittelt (n = 38).

Vorstudie

Darauf aufbauend wurde in einem faktorenanalytischen Verfahren ein Fragebogen zum Erleben der Menstruation (Kurzbezeichnung FEM) entwickelt (n = 178), der faktoriell in 35 Items 5 Aspekte des Menstruationserlebens erfaßt. Die statistisch gewonnenen Faktoren lassen sich folgenderweise charakterisieren:
FEM-Faktor 1: *Belastetheit während der Menstruation*

Beispielfrage: „Wenn ich meine Tage habe, bin ich körperlich weniger belastbar als sonst"

FEM-Faktor 2: *Prämenstruelle Beschwerden*

Beispielfrage: „Bevor meine Regel einsetzt, bin ich abgespannt oder nervös"

FEM-Faktor 3: *Menarcheerleben*

Beispielfrage: „Als ich meine 1. Menstruation hatte, fühlte ich mich erwachsen"

FEM-Faktor 4: *Einstellung zur Menstruation*

Beispielfrage: „Ich erlebe mein Regelblutung als Zeichen meiner Weiblichkeit"

FEM-Faktor 5: *Zärtlichkeit und Sexualität während der Menstruation*

Beispielfrage: „Ich fühle mich während meiner Blutung sexuell sehr anregbar"

Hauptstudie

Diese 5 FEM-Faktoren wurden mit Fragen zur generellen körperlichen Klagsamkeit (*Freiburger Beschwerdeliste,* Fahrenberg 1975), einer im arbeitspsychologischen Bereich entwickelten Skala zur *Belastetheit und Gereiztheit im Beruf* (BGB, Mohr 1984), dem *Freiburger Persönlichkeitsinventar* (Fahrenberg et al. 1973), Listen zu *biographischen Aspekten* (Menstruation der Mutter, Tochterrolle, Einstellung zu Sexualität und Partnerschaft), Fragen zur Menstruationsanamnese und Schwangerschaftsverhütung sowie einem sozialstatistischen Anhang ergänzt. Dieses Instrumentarium wurde 598 Berliner Frauen zwischen 15 und 49 Jahren mit einem breiten Bildungs- und Berufsspektrum vorgelegt.

Überprüfung der Gütekriterien

Die Reliabilität des Fragebogens nach 3 Monaten (n = 27) erwies sich als zufriedenstellend bis sehr gut (Saupe 1987).

Eine weitere Gruppe von Frauen (n = 30) wurde sowohl mit dem Fragebogen als auch mit zusätzlichen klinisch-qualitativen Interviews untersucht. Die Ergebnisse der Interviews wurden zur externen Validierung herangezogen.

Zu einigen Ergebnissen

Die Beantwortungsstruktur bezüglich der Menstruationsfaktoren belegt, daß die monatliche Blutung individuell äußerst differenziert und keinesfalls etwa als „Menstruationsbelastungssyndrom" erlebt wird. Aus der Vielzahl von Einzelergebnissen (Mahr 1985) soll hier dennoch der Belastungsaspekt näher diskutiert werden, um die Vielschichtigkeit dieses bekannten Phänomens zu verdeutlichen.
Rein deskriptiv erfuhren wir, daß nahezu 50% der befragten Frauen eine Belastung in Haushalt und Beruf während der Menstruation verneint (Abb. 1).

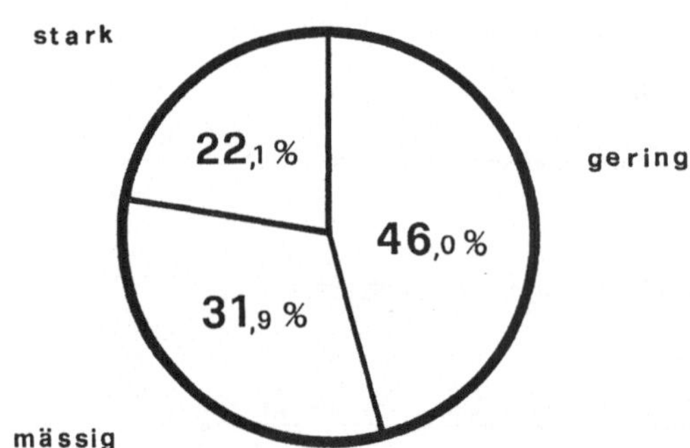

Abb. 1. Belastungserleben während der Menstruation. FEM-Faktor 1; Antworthäufigkeiten (n = 562). (Aus: Mahr 1985, S. 117)

22% der Frauen erleben ihre „Tage" als stark belastend; der Anteil dieser Frauen nimmt mit steigendem Lebensalter deutlich zu (Abb. 2).

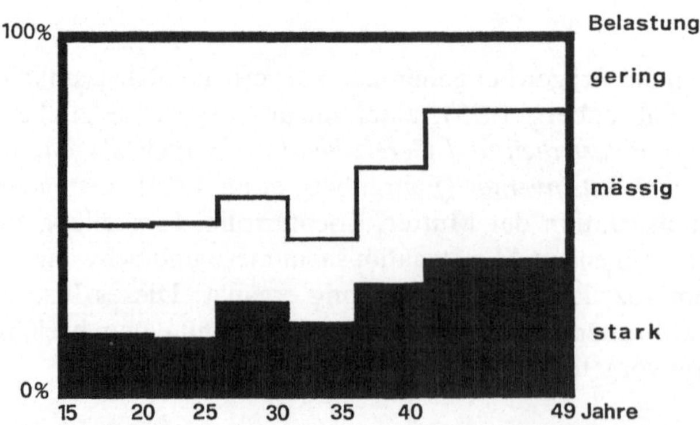

Abb. 2. Belastungserleben während der Menstruation in Abhängigkeit vom Alter ($p \leq 0,01$; n = 559). (Aus: Mahr 1985, S. 118)

Da es sich um eine Querschnittuntersuchung handelt, können wir nicht entscheiden, ob hier ein Kohorteneffekt vorliegt, oder ob diese Altersabhängigkeit im Sinne eines biologischen oder sozialen Verschleißprozesses zu interpretieren ist.

Soziale Belastungsvariablen (Berufstätigkeit, Versorgung von Kindern) können Einfluß auf das Belastungserleben während der Menstruation nehmen, wenn sie nur stark genug sind. So wurde in den Interviews mehrheitlich über einen Zusammenhang zwischen Menstruation und Leistungsverhalten berichtet, wobei belastenden Situationen am Arbeitsplatz ein größerer Einfluß auf das Befinden während der Blutung zugeschrieben wurde als allen anderen Variablen, wie z.B. den körperlichen Beschwerden oder der Situation in der jeweiligen Partnerschaft. Von älteren Frauen wird bei gleichzeitiger Versorgung von Kindern und Haushalt sowie zusätzlicher Berufstätigkeit das Menstruationsintervall als stärkere Belastung wahrgenommen im Vergleich zu gleichaltrigen Müttern, die nicht berufstätig sind (Abb. 3).

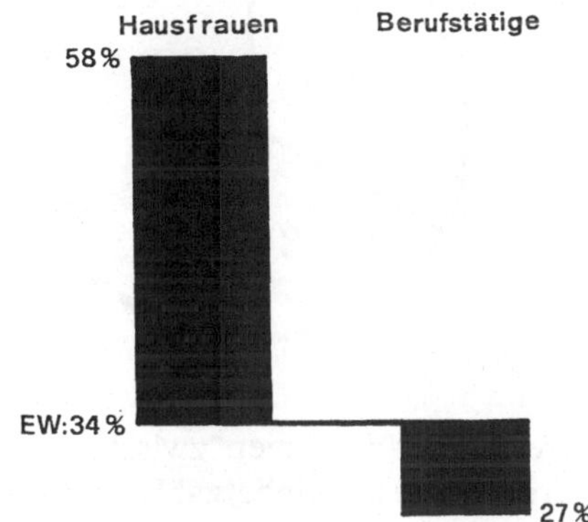

Abb. 3. Abweichungen vom Erwartungswert der fehlenden Belastetheit *(EW)* während der Menstruation. Hausfrauen mit Kind(ern) fühlen sich seltener als gleichaltrige Berufstätige während der Menstruation belastet (Frauen > 30 Jahre: $p \leq 0{,}05$; $n = 103$). (Aus: Mahr 1985, S. 123)

Könnte hier die Menstruation als Anker für vorhandene Probleme psychosozialer Art gedeutet werden, könnte sich Belastung im Sinne der Organwahl psychogynäkologisch manifestieren? Ein auffälliger Widerspruch zwischen subjektiver und objektiver Leistungswahrnehmung zeigt sich in früher durchgeführten Untersuchungen: Meßbare physische oder intellektuelle Leistungsdefizite vor und während der Menstruation konnten überwiegend nicht nachgewiesen werden (Curtis 1981; Gamberale et al. 1975; Graham 1980; Schneider-Düker 1973; Slade u. Jenner 1980; Sommer 1972, 1973, 1982; Stellamor 1977); allerdings waren diese Frauen selbst oft der Meinung, geringere Leistungen zu erbringen. Daher glaubt man, daß Frauen kompensatorische Verhaltensweisen einsetzen, um ein tatsächlich vorhandenes Leistungsdefizit aktiv zu überwinden. Andererseits werden möglicherweise kulturell akzeptierte Attribuierungen im Sinne einer „lastvollen Menstruation" unüberprüft für die eigene Blutung übernommen.

Viele Frauen sind sich dieses Dilemmas durchaus bewußt. So antwortete beispielsweise eine berufstätige Frau auf die Frage, ob sie während ihrer Monatsblutung weniger leistungsfähig sei:

> Nein. Wenn man mit Männern arbeitet, läßt man sich sowas gar nicht erst anmerken. Das steht man mehr oder weniger allein durch. Man sagt zwar mal „uh", aber eher so vor sich hin; aber daß man da so'n Drama daraus macht – nee, echt nicht. Im Berufsleben nicht, weil man sich da dann auch nicht akzeptiert fühlt – ich glaube, dann kommt man so aufs Abstellgleis. Deshalb sag ich das erst gar nicht.

Eine Lehrerin beschreibt:

> Ich will den Vormittag überstehen und mich dann zu Hause ausruhen. Ich hätte Schwierigkeiten, aus solchen Gründen zu fehlen. Diese Schwäche wollte ich gegenüber dem Rektor nicht eingestehen.

Solche Äußerungen belegen den Zwiespalt, in den Frauen geraten können, unabhängig davon, welche Mechanismen zur Wahrnehmung von Menstruationsbelastung geführt haben mögen.

Bezieht man Belastung auf den klinischen Begriff der prämenstruellen Beschwerden, so zerfällt die befragte Population in etwa 3 gleich große Teile (Abb. 4):

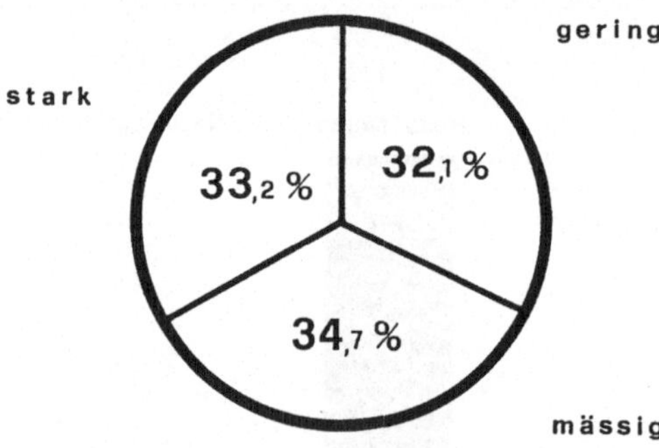

Abb. 4. Vorhandensein von Beschwerden im Sinne eines prämenstruellen Syndroms: FEM-Faktor 2; Antworthäufigkeiten (n = 573). (Aus: Mahr 1985, S. 131)

Direkte Verbindungen zwischen sozialen Variablen (familiäre Lebenssituation, Berufstätigkeit, Kinderzahl) und den erlebten Beeinträchtigten lassen sich nicht nachweisen. Zum Teil können sie aber auf dem Hintergrund allgemeiner Klagsamkeit über körperliche Beschwerden und weiterhin als Auswirkung höherer Belastungsreaktionen im Beruf interpretiert werden. Es kommt bei einem kleinen Prozentsatz der Frauen zu einem Zusammentreffen aller im Fragebogen enthaltenen Variablen für Belastung (Tabelle 1).

Tabelle 1. „Belastete Weiblichkeit“: Charakteristika des Clusters. (Aus: Saupe 1987)

FEM-Faktoren	Stark menstruationsbelastet, intensives prämenstruelles Syndrom, sehr negative Einstellung zur Menstruation
Persönlichkeitsvariablen (FPI)	Eher nervös, tendenziell depressiv, leicht erregbar, emotional labil, Dominanzstreben, niedrige Maskulinität
Biographische und psychosoziale Variablen	Starke Blutung, häufige Schwangerschaftsabbrüche, höheres Alter, Menarche schmerzhaft, berufliche Gereiztheit, psychosomatische Klagsamkeit, Behandlung wegen Menstruationsbeschwerden

Gleichzeitig finden sich bei dieser Gruppe bestimmte auffällige Persönlichkeitseigenschaften; die Menarche war für diese Frauen schmerzhaft, und ihre Einstellung zur Menstruation ist ablehnend *(belastete Weiblichkeit)*. Hier scheint es sich um jene klinisch auffällige Gruppe zu handeln, die in der täglichen Praxis häufig Rat sucht. Der größere Teil der Frauen ist erfreulicherweise keineswegs in dieser Gruppe zu finden. Mit Hilfe der Clusteranalyse konnten 2 weitere prägnante Typisierungen herausgearbeitet werden (Saupe 1987): Die größte Gruppe (50%) zeigt ein eher affektiv neutrales Verhältnis zur Menstruation. Diese Frauen fühlen sich während der Menstruation mäßig belastet, berichten normal häufig von prämenstruellen Beschwerden, obwohl sie ihre Menarche in der Tendenz eher als unangenehm erinnern und ihre Einstellung zur Menstruation nicht besonders positiv ist. Wir nennen diesen Typ *nüchternen Pragmatismus*.
Etwa 25% der Frauen läßt sich einem Typ von Menstruationserleben zuordnen, den wir *expressive Weiblichkeit* nennen: Er ist gekennzeichnet von wenig Alltagsbelastung während der Menstruation, geringen prämenstruellen Beeinträchtigungen, positiven Erinnerungen an die Menarche und einer ausgesprochenen positiven Einstellung zur Blutung. Außerdem zeichnet sich diese Gruppe durch überdurchschnittliche Wünsche nach Zärtlichkeit und Sexualität während der Blutung aus (Abb. 6).

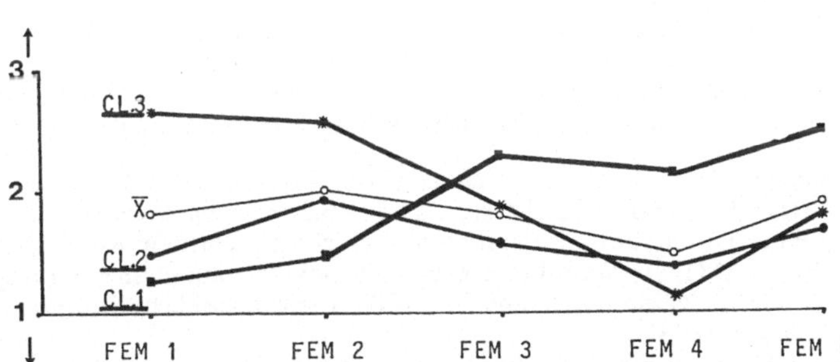

Abb. 5. Abbildung der Cluster auf die FEM-Faktorn. ↑: Zustimmung, ↓: Ablehnung, *Cl. 1:* expressive Weiblichkeit, *Cl. 2:* nüchterner Pragmatismus, *Cl. 3:* belastete Weiblichkeit (FEM-Faktoren s. Text). (Aus: Saupe 1987)

Die Gesamtheit der Untersuchungsergebnisse legt einige vorsichtige Schlußfolgerungen nahe: Für die Mehrzahl der Frauen ist die Menstruation eher ein Aspekt ihres intimen Lebens und nicht etwa ein behandlungsbedürftiges Phänomen. Als sinnfälliger Ausdruck weiblicher Fruchtbarkeit kann sie in ihrer Irritation aber ebenfalls als Signal für eine Reihe unverarbeiteter Konflikte weiblicher Rollenfindung verstanden werden. Nun formt das so Augenfällige, Wahrnehmbare an der Menstruation, die Belastung, in unserem Kulturkreis ein Bild der menstruell leidenden Frau, dem sich immerhin 25% der befragten Frauen fest zurechnet. Sie verdienen unsere Aufmerksamkeit gerade in der psychosomatisch orientierten Praxis, trotz einiger begreifbarer Widerstände.
Wir empfehlen, in der Anamnese neben der Routine wie bisher die Menstruationsbiographie und die psychosoziale Lage sowie in Zukunft die 3 Typen der Menstruationsverarbeitung zu erfassen, indem man belastete und leidende Frauen von expressiv weiblichen und nüchternen Pragmatikerinnen diagnostisch unterscheidet. Hierzu bietet sich die Vorlage der standardisierten Form des FEM mit 30 Items bzw. 5 Fak-

toren an: Das Faktorenprofil gibt den behandelnden Ärzt(inn)en Aufschluß über den Typ der Menstruationsverarbeitung.
In einer solchen Anwendung in Klinik und Praxis liegt möglicherweise die Relevanz unserer Berliner Studie zum Menstruationserleben.

Literatur

Curtis R (1981) Success and failure, gender differences, and the menstrual cycle. Psychol Women Q [Suppl] 5: 702–710

Fahrenberg J (1975) Die Freiburger Beschwerdeliste. Z Klin Psychol 4: 79–100

Fahrenberg J, Selg H, Hampel R (1973) Das Freiburger Persönlichkeitsinventar, FPI, 2. Aufl. Hogrefe, Stuttgart

Frick-Bruder V, Platz P (Hrsg) (1984) Psychosomatische Probleme in der Gynäkologie und Geburtshilfe. Springer, Berlin Heidelberg New York Tokyo

Gamberale F, Strindberg L, Wahlberg I (1975) Female work capacity during the menstrual cycle: Physiological and psychological reactions. Scand J Work Environ Health 1: 120–127

Graham EA (1980) Cognition as related to menstrual cycle phase and estrogen level. In: Dan AJ, Graham EA, Beecher CP (eds) The menstrual cycle, vol 1. Springer, New York, pp 190–208

Linkie DM (1982) The physiology of the menstrual cycle. In: Friedman RC (ed) Behavior and the menstrual cycle. Dekker, New York Basel, pp 1–42

Mahr E (1985) Menstruationserleben. Eine medizinpsychologische Untersuchung. Beltz, Weinheim Basel (Ergebnisse der Frauenforschung, Bd 6)

Mohr G (1984) Die Erfassung psychischer Befindensbeeinträchtigungen bei Industriearbeitern. Psychol. Dissertation, Universität Osnabrück

Saupe R (1987) Zur methodischen Problematik der Untersuchung eines Intimbereichs. Ein empirischer Beitrag zur Medizinpsychologie der Menstruation (Arbeitstitel). Huber, Bern, in Vorber.

Schneider-Düker M (1973) Psychische Leistungsfähigkeit und Ovarialzyklus. Beziehungen zwischen Konzentrationsleistung, Aktivierung und subjektiver Befindlichkeit. H Lang, Berlin, P Lang, Frankfurt a M (Europäische Hochschulschriften, Reihe VI, Bd 11)

Schulz K-D (1981) Neurokrine Regulation der Ovarialfunktin und Biosynthese der Ovarialsteroide. In: Kaiser R, Schumacher GFB (Hrsg) Menschliche Fortpflanzung. Thieme, Stuttgart New York, S 19–27

Slade P, Jenner FA (1980) Performance tests in different phases of menstrual cycle. J Psychosom Res 24: 5–8

Sommer B (1972) Menstrual cycle change and intellectual performance. Psychosom Med 34: 263–269

Sommer B (1973) The effect of menstruation on cognitive and perceptual-motor behavior: A review. Psychosom Med 35: 515–534

Sommer B (1982) Cognitive behavior and the menstrual cycle. In: Friedman RC (ed) Behavior and the menstrual cycle. Dekker, New York, Basel, pp 101–127

Stellamor M-T (1977) Aktivierungs- und Befindlichkeitsänderungen im Verlauf des Menstruationszyklus bei Frauen mit Spontanzyklus und unter Verwendung oraler Kontrazeptiva. Med. Dissertation, Universität Wien

Soziale Situation im Kreißsaal, Technik und postpartale Mortalität

K. Oeter

Die Erfolge der modernen „technisierten" Geburtsmedizin sind zweifellos höchst eindrucksvoll. Dem sozialen Klima im Kreißsaal mit seinen Voraussetzungen und Folgen wird demgegenüber – trotz erheblicher Veränderungen im letzten Jahrzehnt – noch immer zu wenig Aufmerksamkeit gewidmet. Dazu gehört nicht zuletzt auch die Frage, *wie* die Technik in das soziopsychophysische Geschehen der Geburt integriert wird. Ich möchte nun die *These* aufstellen, *daß das soziale Klima ebenfalls einen bedeutsamen Einfluß auf die postpartale Mortalität nimmt,* und zugleich die Frage aufwerfen, ob nicht ein großer Teil der Risiken, die durch aufwendige Maßnahmen der kurativen Medizin diagnostiziert und behoben werden, durch präventive (d.h. in diesem Fall besonders: psychosoziale) Maßnahmen und Einstellungen primär zu vermeiden wären. Die These vom Zusammenhang zwischen Kreißsaalklima und postpartaler Mortalität werde ich mit empirischem Material aus der sehr umfassend angelegten „Perinatalstudie Niedersachsen und Bremen"[1] belegen. Zuvor möchte ich das Problem jedoch zunächst anhand von 2 geburtshilflichen Szenen veranschaulichen, daraus allgemeine Perspektiven ableiten und diese diskutieren. Ich tue das, weil ich aus Erfahrungen in einer Reihe von Großforschungsprojekten der Überzeugung bin, daß – wie René Spitz es schon vor längerem formulierte – Forschungsansätze, die sich auf das Meßbare beschränken, den „Fortschritt der Erkenntnis schließlich zum Stillstand bringen" (Spitz 1980^{IV}, zit. nach Blanck u. Blanck 1981, vgl. auch Gerdes 1979). Eine sorgfältige Kasuistik und Analyse qualitativer Phänomene ist damit in vielen Bereichen Voraussetzung für eine angemessene quantitative Forschung und kann zugleich deren Geltungsbereich abstecken. Umgekehrt sind quantitative Forschungsergebnisse in weiten Bereichen unverzichtbar, obwohl ihr Wert oft sträflich vernachlässigt oder magisch überbewertet wird.

Technikzentrierte oder menschenorientierte Geburtsmedizin – zwei kasuistische Extremfälle

Die *1. Szene* stammt aus meiner Zeit als junger Assistenzarzt. Hier ist der Kreißsaal noch ein Großraum mit einzelnen, akustisch nicht und optisch nur unzureichend voneinander getrennten Kabinen. Der Raum ist grau gekachelt, ohne Fenster, mit grellem Neonlicht ermüdend ausgeleuchtet. Er gleicht mehr einem Operationssaal als einem Entbindungszimmer, in dem der neue Erdenbürger freundlich empfangen wird und in dem die Gebärende sich ebenso geborgen fühlen kann wie das medizinische Personal. Entsprechend nutzen die Hebammen, die überwiegend in einem Schwesternheim quasi kaserniert und durch den Schichtdienst zusätzlich vom Leben draußen isoliert sind, ausgiebig die Möglichkeit, sich von diesem unwirtlichen Ort in ein eigenes Séparée zurückzuziehen. Von dort aus erreichen dann ihre privaten Unterhaltungen, z.B. über die letzten Urlaubserlebnisse und -liebschaften, den Kreißsaal.

Manchmal drängt sich dem Beobachter der Eindruck auf, daß ein Teil der unverheirateten Hebammen die Gebärenden regelrecht beneidet. Wenn die Enttäuschungen über zerbrochene Partnerschaften, eigene Abtreibungen oder die Unzufriedenheit des Alleinseins zu groß werden, schlägt dieser Neid regelrecht in nur mühsam unterdrückten Haß um. Deutlich erkennbare emotionale Unterstützung und Solidarität mit den Gebärenden kann dagegen nur eine Minderzahl der Hebammen ausdrükken. Auch das Klima zwischen Hebammen und Ärzten ist chronisch gespannt. Immer wieder kommen junge Ärzte in den Kreißsaaldienst, werden von den Hebammen mit angelernt, z.T. auch schikaniert; im Laufe der Zeit überflügeln diese Ärzte die Hebammen und übernehmen meist die Führung beim Geburtsgeschehen. Dies entspricht der klinikspezifischen Auslegung vom Postulat der ärztlich geleiteten Geburt und führt zur Dequalifizierung und Degradierung der Hebammen. Zugleich sind die Ärzte aber auch potentielle Liebesobjekte auf einem eingeschränkten Heiratsmarkt, so daß man sie z.B. mit Kaffee bekocht und sich auf vielfältige Weise um ihre Zuwendung bemüht; doch eine wirkliche Beziehung mit gegenseitiger Wertschätzung, Liebe oder sogar Heirat entwickelt sich nur ausnahmsweise. So sehen die Hebammen die Ärzte mit latenter Bewunderung und Verachtung, Sehnsucht und Enttäuschung, Neid und Haß. Dagegen müssen sie vielfältige Abwehrmechanismen einsetzen. Reziproke Abwehrmechanismen entwickeln die Ärzte. So werden die Gefühle füreinander mühsam übertüncht und die Entwicklung eines tragfähigen emotionalen Klimas, das die Gebärenden benötigen, verhindert.

Die eigentliche Geburtsszene spielt sich folgendermaßen ab: Die Kreißende liegt in ihrer Entbindungskabine. Sie hat unter den Wehen starke Schmerzen und panische Angst. Zu ihren Füßen steht ein CTG-Gerät. Um dieses ist das ganze verfügbare Personal versammelt, gebeugt über den Papierstreifen mit den Kurven, die es zu interpretieren gilt. Liegen nun Dips vor oder nicht, ist sonst alles normal? Dem Apparat und seinen Befunden wendet man alle Aufmerksamkeit zu. Die Gebärende aber ist völlig allein, isoliert in ihren Schmerzen, Verspannungen und Ängsten. Ich selbst stehe daneben, bin irritiert und fühle mich ebenfalls isoliert, hilflos, ohnmächtig und wütend, kann meine Aufmerksamkeit weder auf den Apparat und seine Meßergebnisse noch auf die Frau richten.

Die 2. *Szene* berichtet sich rascher. Wir befinden uns in einem freundlich gestalteten Kreißsaal, durch das Fenster sind der Himmel, Wolken und die Sonne zu sehen. Ich – in diesem Fall der Vater – halte die Hand meiner Frau, streichle und unterstütze sie. Die erfahrene Hebamme strahlt eine unerschütterliche Gewißheit und liebevolle Zuwendung aus. Sie wendet sich fast immer zuerst meiner Frau zu, dann mir, erst danach dem am Kopfende stehenden Wehenschreiber und der übrigen Technik. Diese wird zu Beginn der gemeinsamen Arbeit – im Rahmen dessen, was es da alles zu bespechen und zu klären gibt – eher beiläufig und doch ausreichend erklärt. Wehenschreiber und die übrige Technik konkurrieren nicht mit der Gebärenden um die Aufmerksamkeit des Personals, sondern geben eher ein hintergründiges Gefühl der Sicherheit, daß, falls etwas Unvorhergesehenes geschehen sollte, dies frühzeitig entdeckt werden kann. Während der Austreibungsperiode kommen der diensthabende Arzt und kurz danach der Chefarzt hinzu, um die Geburt rasch zu beenden. Nach kurzem erscheint meine Tochter Alice, die Nabelschnur zweimal um den Hals geschlungen, zwar etwas blau und schlaff, nach wenigen Augenblicken jedoch lebensfrisch. Erst hinterher erfahren wir, daß ein Monitor im Bereitschaftszimmer beginnende Dips registriert und so den diensthabenden Kollegen frühzeitig genug auf den Plan gerufen hatte. Von seiner „Interpretationsarbeit", seiner zwischenzeitlichen Unsicherheit, seinem Wissen um die drohende Gefahr und dadurch bei uns ausgelöster Beunruhigung blieben wir und insbesondere meine Frau „zum Glück" verschont.

Versuch einer Generalisierung

In geburtshilflichen Settings wie der 1. Szene dokumentiert sich eine technikzentrierte Geburtsmedizin. Sie führt zu einer Störung der Beziehung zwischen Personal und Gebärender, indem sie die Aufmerksamkeit vom psychischen und sozialen Geschehen der Geburt abzieht. Die Gebärende wird so isoliert; ihre Beziehung nach außen, zu sich selbst und zu ihrem Körper wird nachhaltig gestört. Sie ist nicht Partnerin des medizinischen Personals, sondern, wie Alexander Mitscherlich es nannte, ein Werkstück hochentwickelter Medizintechnologie; ähnlich einem Stück Metall, das in einen Schraubstock der Medizintechnik gespannt und bearbeitet wird; oder vergleichbar einer Zitrone, aus der der Saft eines am Leben und bei Gesundheit zu erhaltenden Neugeborenen herausgequetscht wird.

Doch auch das medizinische Personal leidet unterschiedlich stark an den skizzierten Binnenspannungen. Von daher sind bei ihm Unzufriedenheit, Gleichgültigkeit, (auch körperlicher) Rückzug, Aggressivität oder erhöhter Absentismus durchaus verständlich, zumindest nachvollziehbar.

In geburtshilflichen Situationen wie in der 2. Szene beschrieben, unterstützt eine dezente Technik im Hintergrund die Eingrenzung von Risiken, vermindert die Angst und verbessert das soziopsychophysische Geschehen der Geburt. Hier ist die Technik weder unter- noch überbewertet; sie bleibt weder fremd noch steht sie im Vordergrund; sie wirkt weder bedrohlich noch wird sie magisch überbesetzt. Statt dessen wird sie *Hilfsmittel* des gesamten Geburtsgeschehens. Diese Orientierung ist Folge und zugleich Bedingung einer menschenorientierten Medizin, die nichtsdestoweniger den Standards einer modernen naturwissenschaftlichen Medizin entspricht. Sie wird den vielfältigen Bedürfnissen der Gebärenden und des Personals per saldo um ein Vielfaches gerechter.

Vom Schwarzweißbild zur Differenzierung

So anschaulich eine solche Gegenüberstellung von zwei extremen „Typen" sein mag, so bleibt sie doch wegen einer gewissen Schwarzweißmalerei unbefriedigend. Sie läßt auch zu leicht übersehen, was in dem technikzentrierten Setting doch recht gut gelöst wird, und welche Mängel und Desiderate in Settings wie der beschriebenen menschenorientierten Szene noch immer bestehen.

So haben die klaren hierarchischen Verhältnisse in der 1. Szene durchaus auch Vorteile, wenn man sie mit überzogenen Formen der Entformalisierung und Enthierarchisierung vergleicht, wie sie sich am weitesten in manchen Teams insbesondere in der Psychiatrie (und nicht nur dort) entwickelt (und z.T. wieder überlebt) haben. Dort ist das Personal oft in einer Doppelbotschaft eingespannt; deren „offizieller" Teil heißt „alle sind gleich" (gleich viel wert und gleichberechtigt), faktisch sind einige aber eben doch „gleicher". Dieser Widerspruch entspricht einem klassischen „double bind" und führt ebenfalls zu – wenngleich anderem – Leiden. Nicht umsonst postuliert Diederichs (1982b, S. 12) auch keine Gleichheit zwischen Arzt und Hebamme, sondern er entwickelt die Metapher eines guten Elternpaares, wobei beide, Arzt-Vater und Hebamme-Mutter, spezifische Aufgaben übernehmen, einander gut verstehen und vertrauen können. Die Gebärende wird in dieser Metapher als Kind angesehen. Dies ist durchaus sinnvoll wegen der regressiven Prozesse, denen Frauen unter der Geburt ebenso ausgesetzt sind wie Kranke im allgemeinen. Voraussetzung ist allerdings ein Familienbild, in dem die Eltern die dem Kind verbliebene Autonomie respektieren und schützen. Problematisch wird die Metapher bei einem Familienbild, in dem das Kind über Gebühr infantilisiert wird (vgl. hierzu die weiter unten folgenden Hinweise auf Siegrist u.a.; zu den Grenzen solcher Metaphern vgl. Thomä u. Kächele 1984, S. 31ff.).

Auch zu der hier als positiv dargestellten 2. Szene muß einiges ergänzt werden, hier jedoch weniger zur Geburtsszene selbst als vielmehr aus vorangegangenen und nachfolgenden Szenen, die vom Effekt her mit der Geburt eine Einheit darstellen.

Meine Frau war bei einem Gynäkologen in Betreuung, bei dem sie sich fachlich und emotional sehr gut aufgehoben fühlte und der mich auf einfühlsame Weise in das Geschehen einbezog. Zu Beginn dieser Schwangerschaft war er längere Zeit abwesend. Da meine Frau sich wegen ihres Alters Sorgen machte, fragte sie seinen Vertreter u.a. nach den Möglichkeiten einer Fruchtwasseruntersuchung. Dieser antwortete kurz: „In Hannover wird das erst ab dem 38. Lebensjahr der Frau gemacht!" Auch als meine Frau nachfragte, gab er keine weitere Erklärung ab, weder über die mit dem Alter exponentiell zunehmende Wahrscheinlichkeit einer Trisomie und damit das für uns relativ geringe Risiko einer Mißbildung, noch gab er einen Anstoß zur Abwägung zwischen Mißbildungswahrscheinlichkeit und Risiko des Eingriffs; und erst recht kam er nicht auf die Idee, ihr ein offenes Ohr für latente Ängste und eventuelle Ambivalenzen gegenüber der Schwangerschaft zu widmen. Meine Frau fühlte sich nicht verstanden, sondern abgewiesen, so daß sie wütend wurde. Der Kollege – im Gegensatz zu ihr nicht in eine regressionsfördernde Schwangerschaft eingebunden – hatte seine Gefühle so wenig zur Verfügung, daß er sich zu dem abschließenden „Ratschlag" hinreißen ließ: „Eine Frau kann auch ein mongoloides Kind großziehen!" Dies ist unzweifelhaft der Fall, doch hat er hier die Aufopferungsbereitschaft solcher Frauen gegen eine andere Frau als Waffe eingesetzt. So kam meine Frau zitternd vor Wut und erschreckt durch das an die Wand gemalte Fatum nach Hause, wo sie sich mit meiner Unterstützung erst langsam wieder beruhigen konnte.

In diesem Fall war der Arztbesuch etwas, was in der medizinsoziologischen Forschung vielfach als „life event" beschrieben und auf pathogene Folgen hin untersucht worden ist (vgl. z.B. Siegrist 1977; eine Rezeption in der Psychoanalyse findet sich bei Dührssen 1981, S. 10ff.).

In der weiteren Schwangerenbetreuung wurden uns mehrfach recht unreflektiert angeblich bedenkliche Ergebnisse von Echographiebefunden zum Schädelwachstum mitgeteilt: anfangs schien der Kopf auffallend rasch zu wachsen, später bedenklich langsam. Die zusätzlich anberaumten Kontrollen, die bedeutungsvollen und besorgten Gesichter der jungen Echographiespezialisten und die mit ihren Aussagen verbundenen Konnotationen in Richtung Hydrozephalus bzw. Small-for-date-Baby waren unabhängig von der medizinischen Information der Adressaten evident. Erst als ein befreundeter Praktiker das als Unsinn deklarierte und schließlich der Klinikchef bestätigte, daß sich die Werte durchaus im Rahmen der Meßfehlerbreite bewegten, war der Spuk vorüber. Hier waren wir also einer naiven Datengläubigkeit bzw. einer magischen Überbewertung von Zahlenwerten ohne Berücksichtigung der simpelsten Regeln für den Umgang mit Meßwerten unterlegen (etwa Validität und Reliabilität bzw. Meßfehlerbreite). So wirkten sich die Kontakte mit den ärztlichen Kollegen wiederum völlig unnötigerweise wie ängstigende „life events" aus.
Nachdem das Baby glücklich geboren, vermessen und schließlich für gut befunden worden war, kam es zur nächsten Irritation bei der 1. ambulanten Vorsorgeuntersuchung. Zu unserer Überraschung fanden sich nämlich im Vorsorgeheft bei der Dokumentation der U 1 unter der Rubrik „Diagnose" die Ziffern 7, 26. Dem Diagnoseschlüssel im Umschlagblatt ließ sich entnehmen: 7 = „andere, die Entwicklung in besonderem Maße gefährdende angeborene Stoffwechselstörung" und 26 = „Sprachstörungen oder Sprechstörungen". Der 1. Affekt war Erschrecken; dann ein Gefühl der Irritation; dann ein Schwanken zwischen Gewißheit und Hoffnung, daß dem Kind nichts fehlt; dann Ärger darüber, daß uns nichts gesagt wurde; schließlich aufkeimende Häme, denn es ist doch evident, daß ein 7 Tage alter Säugling keine Sprachentwicklungsstörungen haben kann. Der Pädiater schüttelte nur den Kopf. Uns interessierte schließlich mehr intellektuell, was denn nun eigentlich los sei, und doch blieb eine untergründige Beunruhigung, was es mit der „besonders gefährdenden Stoffwechselstörung" auf sich haben sollte. Ein Anruf im Krankenhaus stieß auf völliges Unverständnis: wieso deswegen immer wieder Leute anriefen, das sei doch nur der pH-Wert des Nabelschnurblutes, der würde immer an dieser Stelle dokumentiert. Als 4 Monate später eine Freundin ihr Kind in der gleichen Klinik bekam, hatte man diesen merkwürdigen Brauch noch nicht geändert, so daß sie nunmehr bei der Klinikleitung intervenierte – und dort auf volles Verständnis stieß, so daß das Verfahren endlich geändert wurde. Man stelle sich nun vor, welche unnötigen Ängste dadurch erzeugt wurden; wie gerade diejenigen reagiert haben mögen, die sich nicht getraut haben nachzufragen; wie schließlich durch solche Unfähigkeit, sich in den anderen hineinzuversetzen, der Gedanke der präventiven Medizin gefährdet und epidemiologische Forschung torpetiert wurden.

Die bisher erfolgte Differenzierung sollte zeigen:

1. Eine plakative Gegenüberstellung von menschenorientierter und technikzentrierter Medizin ist zwar zunächst durchaus sinnvoll, doch ist sie insofern nicht unproblematisch, als sie zu leicht eine archaische Spaltung in hie gut und dort böse nahelegt, Projektionen sowie vielfältige andere Abwehren erzeugt und die subtilen Mechanismen der Humanisierung und Dehumanisierung in der Realität zu verdecken droht.
2. Das Klima im Kreißsaal wird durch „überindividuelle", also strukturelle Rah-

menbedingungen geprägt; innerhalb dieses Rahmens gibt es jedoch einen mehr oder weniger großen Gestaltungsraum, der zu einer tendenziell eher menschenorientierten oder zu einer technikzentrierten Praxis genutzt werden kann; und diese Praxis führt wieder zur Aufrechterhaltung und Reproduktion einengender Strukturen oder zur Ausweitung eben dieser Freiheiträume.

3. Das soziale Klima im Kreißsaal und dessen positive oder negative Effekte sind in ein Kontinuum mit vorausgehenden und nachfolgenden Szenen eingebettet, die aufeinander einwirken, sich verstärken oder aufheben: so kann die Geburt durch vorausgegangene Erfahrungen belastet sein, oder umgekehrt können solche Belastungen durch eine glückliche Geburt z.T. ausgeglichen werden. Die Geburt kann positive Zukunftsperspektiven setzen, und diese Perspektiven können durch nachfolgende negative Erfahrungen wieder unterminiert werden.

Eine systematischere Darstellung der Situation im Kreißsaal findet sich bei Diederichs (1982a, b). Dieser Autor verknüpft auf der Erfahrungsgrundlage seiner Balint-Gruppenarbeit mit Kreißsaalpersonal je eine interaktive und strukturelle, psychodynamische und „soziodynamische", unbewußte und bewußte Ebene des Geschehens miteinander. Dabei wird wiederum evident, wie alle am Geburtsgeschehen Beteiligten in ein Netzwerk aus vielfältigen Rück- und Wechselwirkungen eingebunden sind: wie ihre Persönlichkeiten mit ihren unbewußten Strebungen in ein Wechselspiel mit den Persönlichkeiten der anderen Akteure eintreten und wie dabei das soziale System des Kreißsaals mit seiner Rollenteilung, seiner hierarchischen Struktur und seiner traditionell medizinisch definierten Aufgabenstellung seine eigene Dynamik entfaltet.

Blick über die Grenzen des geburtshilflich-gynäkologischen Terrains: einige Ergebnisse medizinsoziologischer Forschung

Vor dem bisher skiziierten Hintergrund lohnt sich ein Blick in andere medizinische Tätigkeitsfelder, denn im geburtshilflich-gynäkologischen Terrain wird „lediglich" auf spezifische Weise ausgeformt, was ein generelles Strukturproblem zumal moderner, hochtechnisierter Medizin ist. Gewiß ist auch technikzentrierte Medizin durch ein menschenbezogenes, humanes Anliegen geprägt, Gesundheit zu erhalten und unnötige Schäden zu vermeiden. Dieses Anliegen wird jedoch durch strukturell angelegte Konflikte mit anderen, z.T. latenten Zielen gefährdet. So verweist Rohde (1973) auf Spannungen zwischen dem medizinischen, dem pflegerischen und dem Funktionskreis der Verwaltung. Entsprechende Spannungen ergeben sich zwischen den „Handlungssystemen" Pflege, Diagnose, Therapie, Rehabilitation, ggf. Isolierung, Fort- bzw. Ausbildung und – besonders in Universitätskliniken – der Forschung.

Nach traditionellem Muster erfolgt die medizinische Versorgung „vorrangig in der Form kritisch-rationaler Analyse der menschlichen Verfassung, um über Möglichkeit, Art und Ausmaß therapeutischer Intervention entscheiden zu können. Die pflegerische Versorgung sucht mehr den Bedürfnissen des Patienten in Form von Helfen, Stützen, Beobachten, Kontrollieren gerecht zu werden. Bei allen anderen Zielkomplexen tritt der Patient als Objekt des Bemühens immer weiter zurück. Im Bereich der Lehre, Ausbildung und Weiterbildung sollen Sachwissen, Fertigkeiten,

Erfahrungen und Methodik der sozialen Beeinflussung vermittelt werden. Forschungsinteressen konzentrieren sich auf Sach- und Methodenprobleme, auf Modelle und Theorien. Organisatorische Eigeninteressen verfolgen mit bürokratischen, technokratischen und ökonomischen Handlungsmustern das Ziel, die Organisation schlechthin ‚am Laufen zu halten'" (Buser 1977, S. 23).
Georgopoulos beschreibt, wie die Organisation Krankenhaus die in ihr aufkommenden Spannungen und Konflikte zwischen den mit den unterschiedlichen Zielen identifizierten Berufsgruppen löst, minimal hält oder soweit in den Griff bekommt, daß ihre Funktionsfähigkeit als Ganzes nicht beeinträchtigt ist (zit. nach Buser 1977, S. 22).
In traditionellen Einrichtungen kommt dabei regelhaft der humane Anspruch („salus aegroti suprema lex") zu kurz. Rohde (1973) spricht hier von der „Inhumanität einer humanen Institution". Besonders fatal ist das dann, wenn das Bemühen um Humanität die Beteiligten so isoliert durchdringt, daß sie die damit konkurrierenden Ziele nicht mehr erkennen; wenn sie die von ihrer Institution erzeugten Zumutungen an den Patienten nicht mehr wahrnehmen; wenn sie nicht merken, wieviel dieser Zumutungen sie selbst verursachen; oder wenn sie die wahrgenommenen Zumutungen pauschal als unvermeidlich deklarieren. Siegrist (1972) spricht auf der Basis seiner umfangreichen empirischen Krankenhausuntersuchungen von einer oftmals unnötigen „Infantilisierung" des Patienten. Elkeles (1985) kritisiert am Beispiel der Krankenpflege insbesondere die desolaten Folgen einer „tayloristischen", also fließbandähnlichen Arbeitsteilung sowohl für die Arbeitszufriedenheit des Personals als auch für das Arbeitsergebnis: das Ausmaß erreichter Gesundheit. Am Beispiel sehr subtiler, einfühlsamer Untersuchungen „Zum Zusammenhang von medizinischer Technologie und therapeutischer Beziehung" auf Intensivstationen schärfen v. Grote-Janz u. Weingarten (1983) unser Bewußtsein für etwas, was sie „Aufmerksamkeitsverlagerung" weg vom Patienten hin zur Technik nennen, wobei der Patient – wie schon in unserer 1. Szene beschrieben – isoliert und vernachlässigt wird; zugleich sprechen die Autoren von einer damit verbundenen Störung der notwendigen „Gefühlsarbeit" beim Personal – ein Mechanismus, den wir ebenfalls schon angedeutet haben. Auch Schneider (1985) zeichnet ein sehr feines Bild alltäglicher Interaktionen zwischen Personal und Patienten. Dabei beschreibt er Merkmale der Interaktion, die er als Ausdruck einer Entautomatisierung des Patienten bzw. als weit überzogene Einschränkung von dessen „Restautonomie" interpretiert. Besonders wichtig erscheint mir Schneiders Argumentation, daß es sich bei den beschriebenen Interaktionsproblemen nicht primär um eine genuine Technikfolge handelt, vielmehr werde eine entsprechende Tendenz in der Medizin durch den Einsatz moderner Hochleistungstechnologie lediglich verschärft und quasi auf die Spitze getrieben.
Von den zitierten Autoren werden durchweg einleuchtende Vorschläge für eine Verbesserung des Geschehens gemacht, die hier nicht weiter referiert werden können, aber sehr zur Kenntnisnahme anempfohlen werden.

Soziale Situation im Kreißsaal und postpartale Mortalität

Die These, daß das so beschriebene Klima im Kreißsaal Auswirkungen auf die kindliche Mortalität sub und post partu hat, versteht sich für den psychosomatisch geschulten Arzt von selbst: eine gestörte Interaktion mit der Gebärenden stört die therapeutische Kooperation und steigert ihre Angst, und beides stört den Geburtsverlauf. Entsprechend führt Eicher (1979) aus:

> Dies kann sich in der Öffnungsperiode durch Zervixdystonie als straffer, rigider Muttermund bemerkbar machen, der sich protrahiert öffnet, und in primärer oder sekundärer Wehenschwäche oder in einer protrahierten Austreibung.

Weitere Parameter führen Ledermann et al. (1981) ein, indem sie resümieren:

> Je ängstlicher die Schwangere unter der Geburt ist, desto höher ist als Ausdruck der verschärften Streßsituation ihr Adrenalinspiegel, und desto häufiger finden sich beim Fetus pathologische Herzfrequenzalterationen und niedrigere Apgar-Werte.

Ignoriert die Medizin diese Mechanismen, so erzeugt sie die Geburtskomplikationen, zu deren frühzeitiger Diagnose man einen hohen apparativen Aufwand betreibt, zumindest teilweise selbst. Zugleich wird auf diese Weise der scheinbare Wert einer überzogenen Technikzentrierung und die vermeintliche Irrelevanz interaktiver, psychosozialer Mechanismen in einem geradezu klassischen Zirkelschluß „bewiesen".

Unsere umfangreiche Perinatalstudie Niedersachsen und Bremen[2] ging neben einer großen Anzahl anderer Fragen auch dem hier diskutierten Problem nach. Ihr komplexer forschungslogischer und methodischer Ansatz läßt sich hier nur ansatzweise darstellen, näheres findet sich in der Originalpublikation.

Die folgenden Daten basieren auf einem Teilprojekt, einer standardisierten Befragung von 1270 Frauen aus dem Jahre 1978/79. Da perinatale Sterbefälle sehr seltene Ereignisse sind, mußten wir, um diese statistisch handhabbar zu machen, die Untersuchung als Fall-/Kontrollstudie anlegen. Damit konnten wir eine Aussagekraft zu Einflüssen auf die Sterblichkeit erreichen, die der von ca. 21 000 repräsentativ ausgewählten Fällen entspricht. Zugleich bedeutete diese Entscheidung, daß nur eine Ex-post-Befragung möglich war. Deren Nachteile haben wir durch eine besonders angemessene Befragungsform unter Verwendung spezifischer Erinnerungshilfen reduziert. Zugleich soll aber betont werden, daß eine solche Retrospektivbefragung das Handlungsfeld weniger beeinflußt als eine Prospektivstudie oder eine teilnehmende Beobachtung und von daher auch spezifische Vorteile besitzt.
Inhaltlich erstreckte sich die Gesamtbefragung auf

1. die soziale Situation und das Umfeld der Mütter vor Beginn der Schwangerschaft; sie schließt dabei die Struktur des Wohngebiets mit ein;
2. psychosoziale Belastungen während der Schwangerschaft,
3. den biologisch-medizinischen Status der Mutter vor Beginn der Schwangerschaft,
4. die Morbidität während der Schwangerschaft,
5. die Nutzung von Vorsorgeuntersuchungen und Arztkontakte,
6. die äußeren Bedingungen und die subjektive Situation der Mutter bei der Geburt,
7. den Geburtsverlauf mit Komplikationen und Eingriffen sowie
8. das Geburtsergebnis unter Berücksichtigung der perinatalen/postnatalen Mortalität.

Für diese einzelen Bereiche wurde jeweils eine größere Anzahl von Variablen erhoben. Diese wurden, wo immer es möglich war, durch Mutterpaß- und Klinikdaten ergänzt bzw. validiert. Im Zusammenhang mit der Hypothesenbildung wurde ein Auswertungsmodell entwickelt, das eine Strukturierung zeitlicher Abläufe und „Wirkungsketten" ebenso ermöglichte wie eine Differenzierung zwischen „biologisch-medizinischen" und „sozialen" Variablenkomplexen und deren Zusammenhängen.

Als wichtiger *Indikator für die Interaktion* des medizinischen Personals mit den Gebärenden erwies sich im nachhinein insbesondere eine Frage nach der Erklärung medizinischer Geräte als tragfähig. Hierzu wurden die Mütter befragt: „Wurden Ihnen die medizinischen Geräte, die verwendet werden sollten, am Anfang erklärt?“ Eine Erklärung aller zu Beginn der Geburt für die Frau sichtbaren Geräte definieren wir als Ausdruck für eine intensive Interaktion des Personals mit der Mutter. Dies bedeutet im optimalen Fall, daß die Mutter nicht als Werkstück einer technologischen Medizin angesehen wird, sondern als Partnerin, die man über für sie beobachtbare Tatbestände informiert, der man auf diese Weise Angst nimmt und die daraufhin bei der Geburt besser mitarbeiten kann. Wenn nur ein Teil der sichtbaren Geräte erklärt wurde, so gilt dies im folgenden als Ausdruck für eine mittelmäßige Interaktion; als Ausdruck einer geringen Interaktion soll es schließlich gelten, wenn der Mutter keine Geräte erklärt werden.

Dieser Indikator ist nicht ganz unproblematisch. So ist es nach den obigen Ausführungen offenkundig, daß er das komplexe Geschehen im Kreißsaal nur sehr unzureichend erfassen kann. Einwenden ließe sich weiterhin, daß das medizinische Personal, insbesondere bei akuten Notsituationen, nicht genug Zeit hat, um der Gebärenden die anstehenden Maßnahmen zu erklären. Da nach derartigen Notsituationen auch die postpartale Mortalität der Neugeborenen größer ist, könnten dementsprechend Zusammenhänge zwischen geringer bzw. fehlender Erklärung der Geräte einerseits und einer erhöhten postpartalen Mortalität andererseits nicht durch eine fehlende Interaktion mit der Mutter, sondern durch die hierbei erhöhte Risikokonstellation bedingt sein. Gegen einen solchen Einwand spricht jedoch die Häufigkeit, in der die Mütter von einer geringen Interaktion berichten, sowie insbesondere unsere differenzierteren Ergebnisse, die auch einen möglichen Zeitdruck, Frühgeburtlichkeit und operative Eingriffe berücksichtigen.
Schließlich ist dieser Indikator insofern nicht unproblematisch, als er entgegen unserer ausdrücklichen Intention dahingehend mißverstanden werden könnte, daß wir doch eine technikfixierte Interaktion zwischen Personal und Kreißender forderten.[3] Deshalb soll noch einmal betont werden, daß wir eine „dezente Technik im Hintergrund“ favorisieren, die in das Geschehen der Geburt unauffällig integriert wird.
Da andere, sinnvollere, validere und subtilere Indikatoren für die Interaktion im Kreißsaal jedoch fehlen, sind wir auf dessen Verwendung angewiesen.[4]

Als Ergebnis läßt sich feststellen: nur 25% aller befragten Frauen wird eine vollständige Erkärung gegeben, weitere 25% erhalten partielle, knapp 50% überhaupt keine Erklärungen. Damit ist die Kommunikation und Interaktion im Kreißsaal überwiegend unzureichend.
Zugleich ist die postpartale Mortalität bei geringer Interaktion signifikant überhöht (Abb. 1).
Vorsichtshalber wurde überprüft, welche Rolle es in diesem Zusammenhang spielt, daß in Notsituationen größerer Zeitdruck besteht und dann die Möglichkeit zur erklärenden Auseinandersetzung mit der Mutter eingeschränkt sein dürfte. Hierzu läßt sich feststellen: Die Interaktion des Personals mit der Mutter wirkt sich unabhängig vom Zeitdruck auf die postpartale Mortalität aus. In Situationen mit Zeitdruck (und das sind überwiegend akute Notsituationen) ist die Mortalität bei geringer Interaktion mit einer Rate von 16‰ mit Abstand am höchsten; demgegenüber liegt sie bei mittelmäßiger und bei intensiver Interaktion zwischen 4‰ und 6‰ (Abb. 2, linke Hälfte). Doch auch in den Situationen ohne Zeitdruck findet sich ein signifikanter Zusammenhang: Hier beträgt die postpartale Mortalität bei intensiver Interaktion 3‰, bei mittelmäßiger Interaktion 4‰ und bei geringer Interaktion 6‰ (Abb. 2, rechte Hälfte). Zwar sind hier die Unterschiede recht gering, doch wirkt sich der Zusammenhang in absoluten Zahlen recht stark aus, weil in unserer Studie

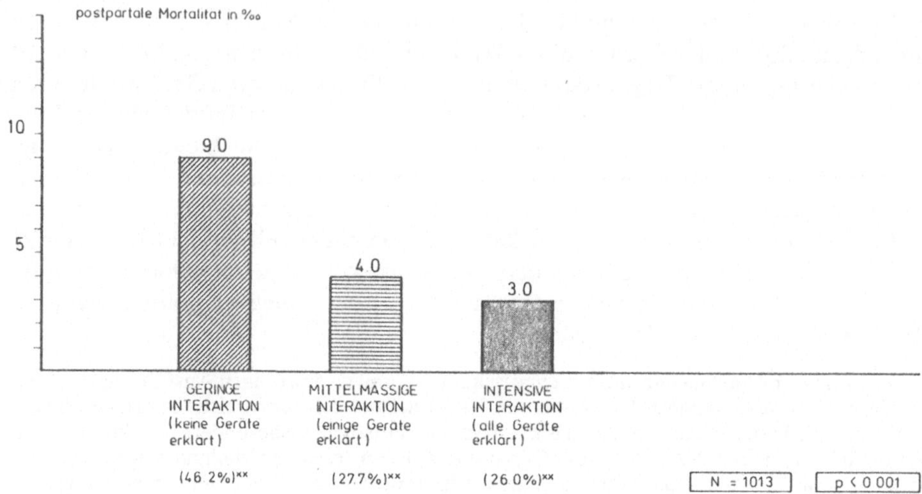

Abb. 1. Zusammenhang zwischen der Interaktion des medizinischen Personals mit der Mutter und postpartaler Mortalität*. (Aus: Oeter 1983, S. 177)

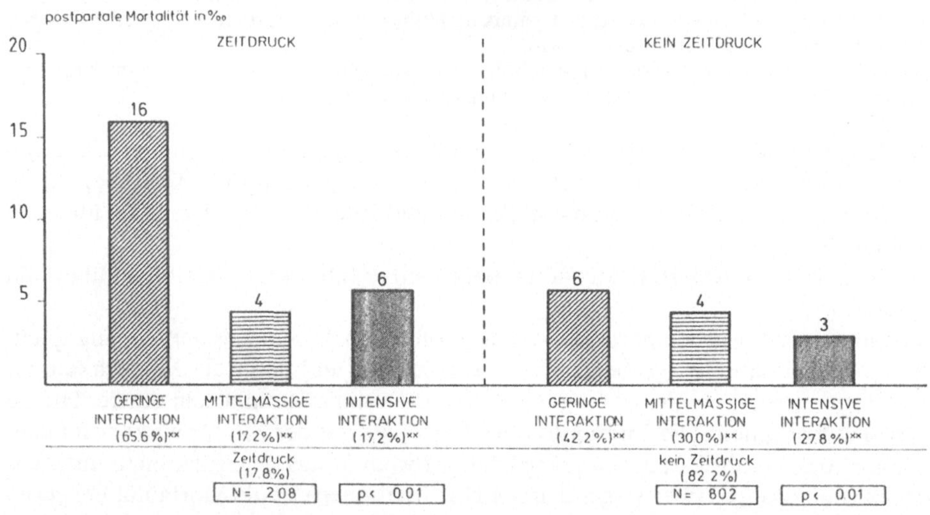

Abb. 2. Zusammenhang zwischen der Interaktion des medizinischen Personals mit der Mutter und postpartaler Mortalität, in Abhängigkeit vom Zeitdruck bei der Ankunft der Mutter im Kreißsaal*. (Aus: Oeter 1983, S. 178)

die Situationen ohne Zeitdruck über 80% aller geburtshilflichen Situationen mit über 60% aller postpartalen Todesfälle ausmachen (Tabelle 1).

Tabelle 1. Zeitdruck und Interaktion bei der Geburt und ihr Einfluß auf die Mortalität. (Aus: Oeter 1983, S. 179)

Situation		Relative Häufigkeit der Situation (in %)		Postpartale Mortalität bei der jeweiligen Situation		
Zeitdruck	Interaktion			‰	% der gesamten postpartalen Mortalität	
ja	gering	11,7	17,7	16	31,9	36,9
ja	mittelmäßig	3,0		4	2,0	
ja	intensiv	3,0		6	3,0	
nein	gering	34,7	82,3	6	35,1	63,1
nein	mittelmäßig	24,7		4	16,5	
nein	intensiv	22,9		3	11,5	

Selbst wenn man alle Fälle aus der Berechnung herausnimmt, in denen entweder Zeitdruck bestand oder ein operativer Eingriff in Form einer Sektio oder mit Hilfe der Zange oder Saugglocke vorgenommen wurde, bleibt der Zusammenhang erhalten: *bei geringer Interaktion im Kreißsaal ist die postpartale Mortalität signifikant überhöht.*

Um so bedenklicher ist es, daß weitere Überprüfungen zeigen, daß eine besonders geringe Interaktion gerade gegenüber im weiteren Sinne sozial benachteiligten Frauen besteht. Es sind dies:

- Frauen mit niedrigem Schulabschluß ($p < 0{,}05$),
- Nichtberufstätige ($p < 0{,}01$),
- Arbeiterinnen; es folgen Selbständige und Angestellte; am besten gestellt sind dagegen Beamtinnen ($p < 0{,}05$),
- Frauen aus ungünstigen Wohnverhältnissen ($p < 0{,}05$),
- Frauen mit einer geringen Anzahl von Arztbesuchen in der Schwangerschaft ($p < 0{,}001$) und
- Frauen mit wenig Vorsorgeuntersuchungen ($p < 0{,}01$).

Es besteht zwar auch eine Beziehung zur Anzahl der vorausgegangenen Geburten, doch erklärt sich diese fast ausschließlich dadurch, daß Angehörige dieser Problemgruppen durchschnittlich mehr Geburten erlebt haben. Umgekehrt läßt sich aber nachweisen, daß auch innerhalb dieser Gruppen keine oder nur geringe Erfahrungen mit vorausgegangenen Geburten *nicht* dazu führt, daß die Interaktion intensiver wäre.

Diese Ergebnisse sprechen eindeutig dagegen, daß bloß den geburtserfahrenen Müttern, also quasi den „alten Hasen", weniger erklärt würde, weil diese ohnehin besser informiert wären. Vielmehr wird die Interaktion zwischen Personal und Gebärender nahezu vollständig unabhängig von deren vorausgegangener Geburtserfahrung und ausschließlich in Abhängigkeit von den beschriebenen sozialen Merkmalen der

Gebärenden bestimmt. Eine geringe Interaktion besteht also durchgehend zu Angehörigen von Bevölkerungsgruppen, die generell benachteiligt sind, für die auch in anderen Studien eine relativ große räumliche und soziale Distanz zum medizinischen System festgestellt wurde und die von den medizinischen Angeboten deutlich schlechter erreicht werden. Gerade auf diese Personengruppe müßte also auch im Kreißsaal besonders eingangen werden.
Die besonderen Interaktionsdefizite mit dieser Gruppe von Gebärenden sollen aber nicht von der Tatsache wegführen, daß im Kreißsaal *generell* dem Bedürfnis der Gebärenden nach Information und partnerschaftlicher Beziehung ganz offensichtlich zu selten entgegengekommen wird.

Konsequenzen

Sie sollen nur kurz skizziert werden: auf einer Ebene individuellen Handelns sollte den Gebärenden mehr soziale Unterstützung und emotionale Aufmerksamkeit gewährt werden, was sich nur schlecht mit einem Maschinenmodell vom Menschen verträgt; entsprechend sollte das Personal vielmehr selbst seine soziale Situation, seine emotionale Befindlichkeit und seine Beziehung zu den anderen Akteuren reflektieren, wofür sich in optimaler Weise eine Balint-orientierte Arbeit eignet. Auf einer eher strukturellen Ebene bräuchten wir Voraussetzungen, die einer solchen tendenziell eher menschenzentrierten Medizin Vorschub leisten, sie zumindest aber nicht behindern. Hierzu könnten arbeitswissenschaftliche Ansätze, die nicht an einer einseitigen Effizienzsteigerung und Taylorisierung orientiert sind, vergleichbare emanzipatorische Organisationssoziologische und medizinsoziologische Ansätze einen bedeutsamen Beitrag leisten. Viel Aufwand würde sich aber z.T. auch einfach dadurch erübrigen, daß wir Ärzte weg von einem rein funktionalistischen Maschinenmodell des Menschen kämen und im Umgang untereinander und mit den Patienten einfach das pflegen würden, was man konventionellerweise als Einfühlung, Takt und Rücksichtnahme bezeichnet.

Anmerkungen

[1] Nicht zu verwechseln mit der „Perinatalerhebung in Niedersachsen" (vgl. hierzu Schneider u. Rienhoff 1985). Diese Studie ist aus einem Teilprojekt unseres Forschungsvorhabens hervorgegangen und stützt sich ausschließlich auf klinikinterne Dokumentationen. Dort finden sich auch bedeutsame Hinweise auf die Fortenwicklung der perinatalogischen Landschaft und perinatalen Sterblichkeit in Niedersachsen.
[2] Collatz et al. 1983; die Studie wurde mit Unterstützung des Bundesministers für Jugend, Familie und Gesundheit sowie des Bremer Gesundheitssenators durchgeführt und war ganz substantiell auf die Kooperation der gynäkologischen und pädiatrischen Kliniken in 2 Regionen angewiesen, s. S. 13–15.
[3] Für diesen Hinweis danke ich Herrn Prof. Dr. H. J. Prill herzlich.
[4] Jeder, der sich einmal an empirischen Großprojekten mit standardisiertem Ansatz beteiligt hat, wird die Erfahrung gemacht haben, daß solche „Enttäuschungen" unvermeidlich sind, weil man nach der Erhebung immer besser weiß, wie man es eigentlich hätte anstellen, was man eigentlich hätte erheben sollen und wissen wollen.

Literatur

Blanck G, Blanck R (1981) Angewandte Ich-Psychologie, 2. Aufl. Klett-Cotta, Stuttgart (Konzepte der Humanwissenschaften)
Buser K (1977) Einflußstrukturen im Krankenhaus. Eine empirische Analyse der Wahrnehmungs- und Beurteilungsmuster von Einflußbeziehungen beim pflegerischen und ärztlichen Krankenhauspersonal. Dissertation, Universität Hannover
Collatz J, Hecker H, Oeter K, Rohde JJ, Wilken M, Wolf E (Hrsg) (1983) Perinatalstudie Niedersachsen und Bremen. Soziale Lage, medizinische Versorgung, Schwangerschaftsverlauf und perinatale Mortalität. Urban & Schwarzenberg, München Wien Baltimore (Fortschritte der Sozialpädiatrie, Bd 7)
Diederichs P (1982a) Balint-Gruppenarbeit mit Hebammenschülerinnen. In: Richter D, Stauber M (Hrsg) Psychosomatische Probleme in der Gynäkologie und Geburtshilfe, Bd 11. Kehrer, Freiburg, S 131–139
Diederichs P (1982b) Die Beziehung zwischen Arzt und Hebamme in ihrer Bedeutung für eine psychosomatisch-orientierte Geburtshilfe. Vortrag auf der Tagung „Alternativen in der Geburshilfe“, Tutzing, unveröff. Manuskript
Dührssen A (1981) Die biographische Anamnese unter tiefenpsychologischem Aspekt. Vandenhoeck & Ruprecht, Göttingen Zürich
Eicher W (1979) Psychosomatische Aspekte in der Gynäkologie. In: Uexküll T von (Hrsg) Lehrbuch der psychosomatischen Medizin. Urban & Schwarzenberg, München Wien Baltimore, S 707–727
Elkeles T (1985) Arbeitsorganisation in der Krankenpflege. Zur Kritik der Funktionspflege. Med. Dissertation, Universität Hannover
Gerdes K (Hrsg) (1979) Explorative Sozialforschung. Einführende Beiträge aus „Natural Sociology“ und Feldforschung in den USA. Enke, Stuttgart
Grote-Janz C von, Weingarten E (1983) Technikgebundene Handlungsabläufe auf der Intensivstation: Zum Zusammenhang von medizinischer Technologie und therapeutischer Beziehung. Z Soziol 12/4: 328–340
Lederman E, Lederman RP, Work BA Jr, McCann DS (1981) Maternal psychological and physiologic correlates of fetal-newborn health status. Am J Obstet Gynecol 139: 956–958
Oeter K (1983) Geburt und postpartale Mortalität. In: Collatz J, Hecker H, Oeter K, Rohde JJ, Wilken M, Wolf E (Hrsg) Perinatalstudie Niedersachsen und Bremen. Urban & Schwarzenberg, München Wien Baltimore (Fortschritte der Sozialpädiatrie, Bd 7, S 174–189)
Rohde JJ (1973) Strukturelle Momente der Inhumanität einer humanen Institution. Über die Situation des Patienten im Krankenhaus. In: Albrecht G, Daheim HJ, Sack F (Hrsg) Soziologie. Sprache, Bezug zur Praxis, Verhältnis zu anderen Wissenschaften. René König zum 65. Geburtstag. Westdeutscher Verlag, Köln Opladen, S 632–647
Schneider G (1985) Inhumane Intensivmedizin? Zur Struktur der Interaktion von Personal und Patienten auf der Intensivstation. Österreich Z Soziol 3/4: 179–190
Schneider J, Rienhoff O (1985) Perinatalerhebung in Niedersachsen. Sonderdruck aus Nieders Ärztebl 7, 8 u. 14
Siegrist J (1972) Erfahrungsstruktur und Konflikt bei stationären Patienten – Ein Beitrag zur Wissenssoziologie im medizinischen Bereich. Z Soziol 3: 271–280
Siegrist J (1977) „Lebensereignisse und Krankheitsausbruch“ – Ergebnisse und Probleme aus medizinsoziologischer Sicht. Physika, Wien (Sozialmedizinische Annalen, Bd 1, S B57–B69)
Thomä H, Kächele H (1985) Lehrbuch der psychoanalytischen Therapie. 1. Grundlagen. Springer, Berlin Heidelberg New York Tokyo

Der Einsatz von Spontanzeichnungen am Beispiel einer Patientin mit Pruritus vulvae

S. Potthoff

Vorbemerkung

Unter holistischer, ganzheitlicher Betrachtungsweise zeigt sich, daß immer mehr oder weniger ausgeprägt biologische, psychologische und soziale Teilfaktoren in allen Stadien von Gesundheit und Krankheit zusammenwirken (Potthoff et al. 1986). Unter dieser Betrachtungweise ist jedes somatische Symptom auch als symbolischer – also sinnbildlicher – Ausdruck des Gesamtindividuums zu sehen. „Solange ich nur von den Blutungen spreche, wird man nur das Blut sehen und nicht das, was in Wirklichkeit dahinter steckt." (Cardinal 1982). Was in Wirklichkeit dahinter steckt, ist der unsichtbare, der geistig-seelische Anteil der Krankheit, das eigentliche Leiden des Menschen. Das somatische Symptom ist quasi nur die sichtbare Spitze des darunter unsichtbaren Eisbergs. Der unsichtbare, geistig-seelische Anteil des somatischen Symptoms ist unbewußt.

Die unbewußten Konflikte stellen sich uns in Bildern symbolisch dar, z.B. in Träumen. Unser gesamtes Tun und Handeln, unsere Haltung, unser Gang, unsere Sprache, unsere Schrift, unsere Kleidung, unsere persönliche Umgebung, sind überwiegend nichtbewußter, symbolhafter Ausdruck der Person (Grotjahn 1977). Ebenso sind somatische Symptome und Krankheiten als symbolhafter, nonverbaler Ausdruck des einzelnen Menschen zu verstehen (Groddeck, 1983).

„Ich halte die Symbolsprache für die einzige Fremdsprache, die jeder von uns lernen sollte" (Fromm 1980).

Tief unbewußte Inhalte können wir nicht direkt verbalisieren. Um sie auszudrücken, benötigen wir nichtverbale Ausdrucksmittel.

Eine Möglichkeit, Zugang zu unbewußten Inhalten zu bekommen, ist der Weg über den Körper, um dem somatisch kranken Patienten in seinem Ausdruckssystem zu begegnen. „Die Behandlung psychosomatischer Krankheiten läßt sich oft durch die Ergänzung der rein verbalen durch körperbezogene Therapieformen entscheidend verbessern" (Köhle 1982). „Insbesondere für die Behandlung psychosomatischer Erkrankungen ist körperorientiertes Vorgehen unumgänglich" (Bünte-Ludwig 1984). Eine andere Möglichkeit, unbewußte Konflikte nonverbal zum Ausdruck zu bringen, sind Zeichnungen. „Kaum eine Methode ist in der Lage, so viel über eine Person so schnell und so sicher auszusagen, wie kinetische Familienzeichnungen" (Burns u. Kaufman 1972).

Meine Erfahrung mit dem Einsatz von Spontanzeichnungen zur Verdeutlichung eines aktuellen Konflikts machte ich im Rahmen von Selbsterfahrungsworkshops

(Furth 1982; Kübler-Ross 1983). Die Methode stammt ursprünglich von C. G. Jung (Jung 1981; Jacobi 1981). Sie wurde von Susan Bach seit 1936 weiterentwickelt. In einer umfassenden Veröffentlichung aufgrund von 3500 Bildern von 600 Patienten aus der neurochirurgischen Klinik in Zürich aus dem Jahre 1961 schreibt sie: „Solche Bilder können spezifische Krankheiten in typischen Farben und Motiven widerspiegeln und nicht nur gegenwärtige, akute Zustände reflektieren, sondern auch traumatische Erfahrungen der Vergangenheit wie auch zukünftige Entwicklungen" (Bach 1961).

„Begreift und akzeptiert man Psyche als Träger der geistigen Lebenskraft, der persönlichen Werte, der individuellen Bedeutung, und Physis als ihren großen Partner für die Spanne eines Lebens, so kann sich eine neue Dimension für die Erfassung von Gesundheit und Krankheit eröffnen. Man könnte dann z.B. nicht nur nach der Ursache einer Erkrankung und ihren Symptomen fragen, sondern danach, was sie dem betreffenden einzelnen Menschen bedeutet, sozusagen, was sie ihm sagen will (Bach 1966).

Fallbeispiel

Eine 33jährige Kunsterzieherin kommt mit starkem, unerträglichem, akut aufgetretenem Jucken der Vulva und der Scheide. Außerdem gibt sie ein Schwellungsgefühl und eine blau-rote Verfärbung des Scheideneingangs an. Der somatische Untersuchungsbefund wie auch das Nativpräparat ergeben keinen pathologischen Befund. In der Kultur wachsen keine pathologischen Keime.

Im Gespräch mit der Patientin wird mir klar, daß die Ursache der Symptomatik im psychischen Bereich liegt, nachdem eine Belastungssituation in der Partnerschaft insofern deutlich wird, als der Ehemann erst spät nachts aus dem Labor heimkommt und es infolgedessen nur sehr selten zu sexuellen Begegnungen kommt. Eine Überweisung zu einem Psychotherapeuten lehnt die Patientin strikt ab, so biete ich ihr an, mit ihr meine ersten Gehversuche mit der Arbeit mit Spontanzeichnungen zu machen. Schließlich ist sie als Kunsterzieherin für diese Möglichkeit besonders prädestiniert. Zufall verstanden als etwas, das einem in einer lebendigen Situation zufällt.

Methodik

Als Arbeitsmaterial stehen zur Verfügung: Zeichenblock DIN A4, Querformat, 10 Wachsmalstifte in den Farben Weiß, Gelb, Orange, Rot, Grün, Hellblau, Dunkelblau, Braun, Violett und Schwarz, 45 min Zeit.

Die Zeichnung dient als Explorationshilfe für die Patientin. Deutungen werden zunächst weitgehend vermieden.

Die Spontanzeichnung ist m.E. eine ganzheitliche Methode. Man zeichnet mit der Hand, also somatisch. Entsprechend der Einheit des Menschen aus Körper, Emotionen, Intellekt und Geist, Bewußtem und Unbewußtem, kommen immer – mehr oder weniger ausgeprägt – alle Teile in der Zeichnung zum Ausdruck; denn die einzelnen Anteile sind nur in der Theorie abstrahiert, getrennt zu betrachten, in Wirklichkeit aber nicht zu trennen.

Die Psychotherapierichtlinien von 1976 sehen ausdrücklich die Möglichkeit vor, verschiedene Formen von Psychotherapie einzubeziehen (Heigl-Evers u. Heigl 1982, 1983). Der Einsatz von Spontanzeichnungen ist m.E. im Rahmen einer „tiefenpsychologisch fundierten Psychotherapie" durchaus möglich, da es den Zielen der Psychotherapierichtlinien entspricht, den aktuell wirksamen neurotischen Konflikt zu behandeln, die regressiven Tendenzen möglichst einzuschränken und den therapeutischen Prozeß zu konzentrieren.

Für die 1. Zeichnung (Abb. 1) wurde kein Thema vorgegeben. Zu dem Bild äußert die Patientin in niedergedrückter Stimmung, den Himmel habe sie nur blau gezeichnet, damit nicht der ganze Hintergrund schwarz werde. Die beiden Bäume entsprächen symbolisch ihrem Mann und ihr. Sie fühle sich aus der Beziehung herausgebrochen, fallend und suche nach Halt. Die Bäume seien abgebrochen. Sie erzählt, daß Caspar David Friedrich ihr Lieblingsmaler sei. Von Caspar David Friedrich ist bekannt, daß er schwermütig war (Jensen 1983).

Das Bild drückt eine niedergedrückte Stimmung aus, die vitalen Farben Rot, Orange und Gelb fehlen. Aufgrund der Tatsache, daß die rechten Seiten der Baumkronen Grün tragen, kann ich der Patientin sagen, daß bei ihr und ihrem Ehemann durch diesen Konflikt eine Entwicklung in Gang käme. Die Farbe Grün symbolisiert Wachstum wie in der Natur, an der Verkehrsampel. Da in Kulturen, die von links nach rechts schreiben, auf Zeichnungen links als Vergangenheit, rechts als Zukunft, die Mitte als Hier und Jetzt gesehen wird und psychologisch links Unbewußtes, rechts Bewußtes steht, kann das Bild so gedeutet werden.

Für die 2. Zeichnung (Abb. 2) stelle ich der Patientin das Thema „Ich im Alter von 5 Jahren im Kreis meiner Familie". In diesem Thema läßt sich der intraindividuelle

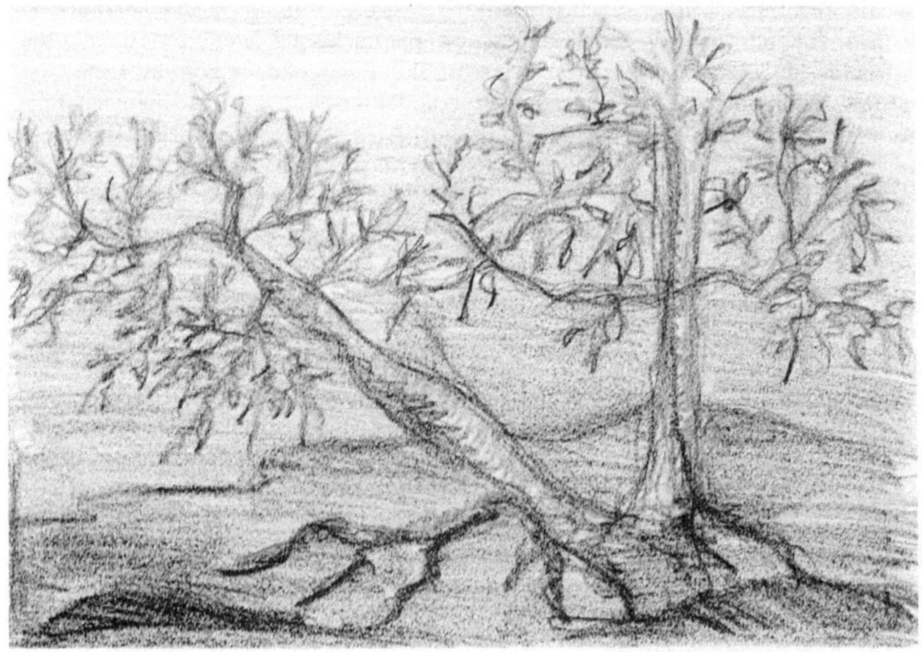

Abb. 1. Spontanzeichnung ohne Thema

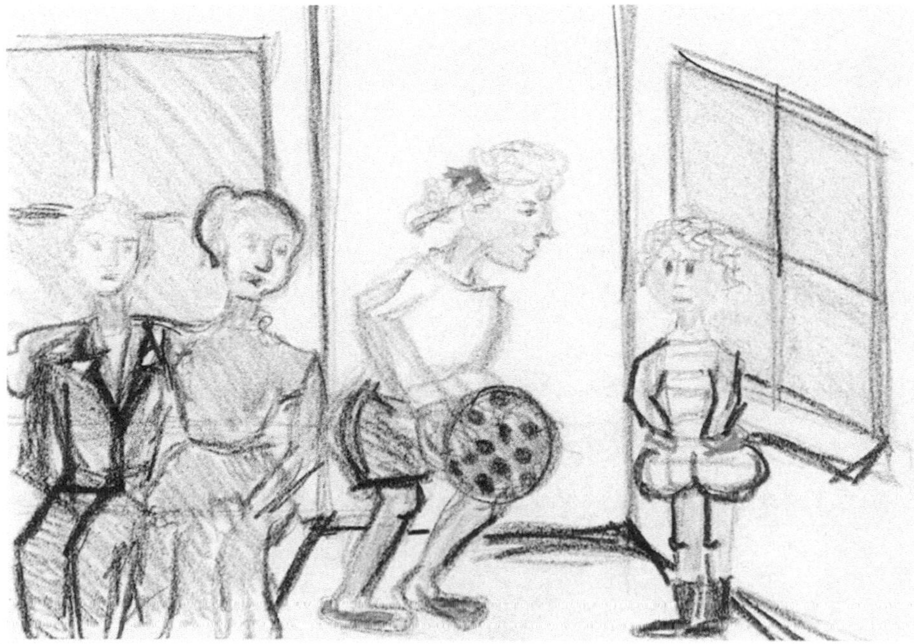

Abb. 2. „Ich selbst mit 5 Jahren im Kreis meiner Familie"

und der interindividuelle – also soziale – Bereich zum Ausdruck bringen. An das Alter von 5 Jahren kann man sich i.a. erinnern, man ist aber noch nicht in der Schule, also noch nicht aus der Primärgruppe der Familie herausgetreten. Dieses Alter entspricht der ödipalen Phase. Die Geschlechtsidentifikation hat für Erkrankungen in der Frauenheilkunde eine zentrale Bedeutung.

Sie, die Patientin selbst, rechts auf dem Bild, eingeschüchtert, mit durchgedrückten Beinen, traurigem Gesicht, Händen in den Taschen, getrennt von ihrer aktiven und aggressiven älteren Schwester in der Mitte und ihren Eltern. Die Patientin bemerkt, daß sie wieder die selben Farben benutzt wie auf Abb. 1. Rot, Orange und Gelb fehlen auch hier, bis auf die roten Füße, die rote Haarschleife und die roten Punkte im Ball der Schwester. Sie erzählt von ihren Eltern. Der Vater sei Diplomingenieur, habe eine Maschinenfabrik geleitet, in die er eine Vielzahl eigener Patente eingebracht habe, und sei in Sachen seiner Firma auch im Ausland ständig auf Reisen gewesen. An Zärtlichkeiten zwischen den Eltern könne sie sich nicht erinnern. Die Eltern hätte wohl auch nur selten körperlichen Kontakt gehabt, bei denen ihre Schwester und sie gezeugt seien. Ihre Examensarbeit als Kunsterzieherin habe sie über die Entwicklung ihrer Familie anhand von Familienfotos gemacht. Dabei sei ihr immer wieder die Beziehungslosigkeit deutlich geworden. Erziehung habe für ihren Vater bedeutet: „einem Baum die Äste beschneiden".

Für die 3. Zeichnung (Abb. 3) stelle ich das Thema „Ich heute im Kreis meiner Familie". Links im Bild der 3jährige Sohn, daneben der elfjährige; die Patientin selbst in der Mitte; rechts der Ehemann. Eine besondere Schwierigkeit der Zeichnung besteht darin, daß das rechte Tischbein dem Ehemann zwischen die Beine gezeichnet werden muß. Besondere Schwierigkeiten, auch Korrekturen beim Zeichnen, deuten

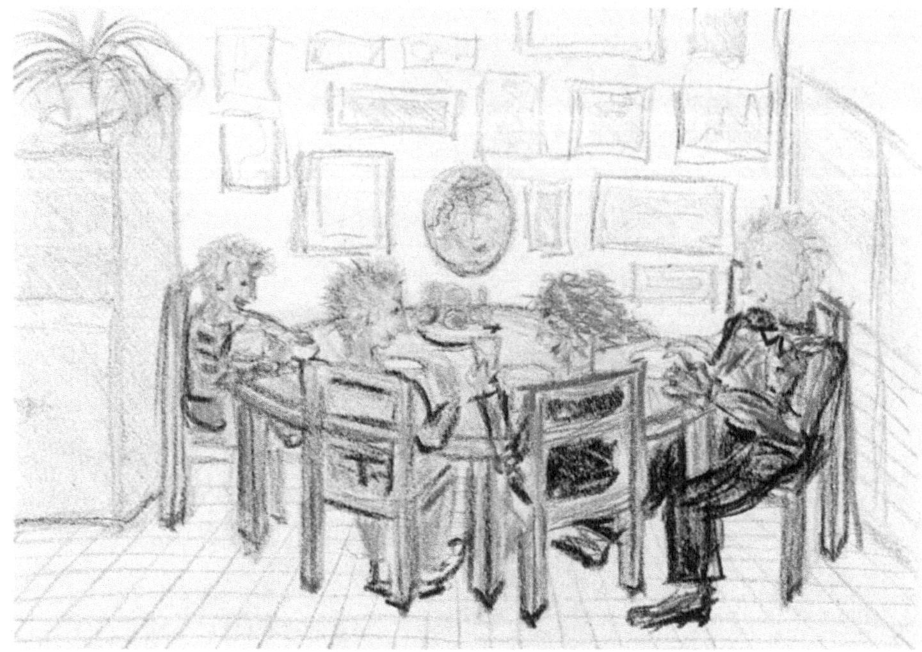

Abb. 3. „Ich heute im Kreis meiner Familie“

auf einen aktuellen Konflikt des Zeichners hin. Die Patientin ist den Söhnen zugewandt, vom Ehemann abgewandt, der relativ isoliert erscheint. An der Wand im Hintergrund hängen mehrere eckige (maskuline) Bilder ohne konkrete Inhalte, bis auf einen ovalen Spiegel in der Mitte, in dem sich ihr Gesicht übergroß widerspiegelt. Der ovale Spiegel als weibliches Symbol ist sicher auch etwas Narzißtisches. Offenbar zeigt sie ihr Gesicht nicht direkt.

Sie zeigt in dieser Stunde ihre mitgebrachte Examensarbeit: mit schwarzen und weißen Stiften abgezeichnete Familienfotos auf braunem Karton. Es sind übliche gestellte Familienfotos ohne Spontaneität. Sie gibt an, daß die Schmerzen und Beschwerden inzwischen nicht wieder aufgetreten sind.

Für die 4. Zeichnung (Abb. 4) in der 4. Stunde stelle ich das Thema: „Das Symptom – die Botschaft des Symptoms an den Träger.“

Sie zeichnet in Rot einen Scheideneingang, das ganze Blatt in Dunkelrot, mit etwas Blau darin.

Sie gibt an, in diesem Zyklus sei die Schwellung, das Jucken und die Rötung am Scheideneingang erneut aufgetreten, am stärksten am 15. Zyklustag, an 2–3 Tagen vorher zunehmend, und nach dem 15. Zyklustag wieder abklingend. Die Symptome träten nur auf, wenn sie zu Hause sei; sobald sie das Haus verlasse, seien sie weg. Zur Antikonzeption benutzt sie einen Ovulationshemmer.

Im Sinne der aktiven Imagination nach C. G. Jung (Ammann 1984) oder des katathymen Bilderlebens nach Leuner (1982) lasse ich dann einen inneren Dialog mit dem Symptom führen:

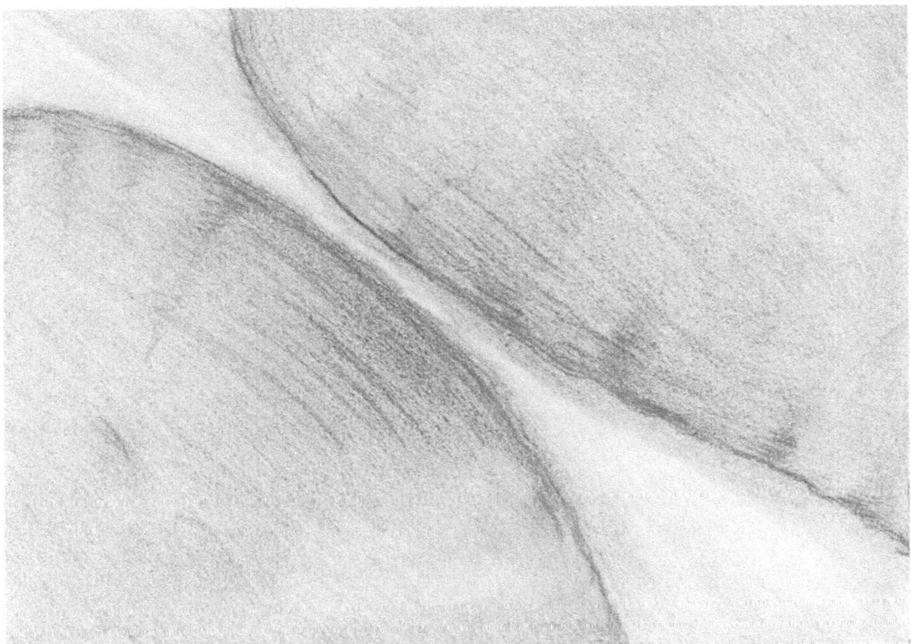

Abb. 4. Das Symptom – die Botschaft des Symptoms an den Symptomträger

„Schließen Sie die Augen und denken Sie an ihr Symptom. Versuchen Sie, sich das Gefühl dieses Zustandes zu vergegenwärtigen. Richten Sie die Aufmerksamkeit auf das Symptom und nehmen sie es genau und in seinen Einzelheiten wahr ... Welche Teile Ihres Körpers sind davon betroffen? Und was für einzelne Empfindungen haben Sie darin? Achten Sie besonders auf Gefühle von Schmerz und Spannung. Versuchen Sie, jedes Unbehagen ganz zu akzeptieren und lassen Sie es in die Wahrnehmung treten. Sehen Sie zu, ob Sie das Symptom verstärken können und nehmen Sie die Art wahr, wie Sie das tun ... Und nun versuchen Sie, es durch irgendeine Lockerung zu vermindern ... Nehmen Sie sich Zeit, das Symptom eingehender zu fassen und seine Einzelheiten wahrzunehmen.
Nun aber werden Sie das Symptom. Wie sind Sie, was sind Ihre Besonderheiten und womit belästigen Sie diesen Menschen? Sehen Sie ihn an und erzählen Sie ihm, was Sie ihm antun und wie Sie erreichen, daß er Sie fühlt? Was sagen Sie? Wie verhalten Sie sich als Symptom, und wie ist Ihnen dabei zumute?
Jetzt werden Sie wieder Sie selbst und antworten Sie dem Symptom: Was sagen Sie, wie fühlen Sie sich selbst? Was geht zwischen den Gesprächspartnern vor sich?" (Stevens 1983).

In diesem inneren Dialog konnte ein Wechsel zwischen Trockenheit und Feuchtigkeit in der Scheide wahrgenommen werden. Es trat Jucken, Druck und ein Gefühl von Pulsieren auf. Die Symptome lassen sich nicht verstärken und vermindern. Sie nimmt die Aggression des Symptoms gegen sich selbst wahr und formuliert schließlich: „Ich will mit Dir schlafen!" Gemeint ist der Ehemann.
Anschließend lasse ich sie diese Situation bildlich darstellen. Sie malt einen Strudel in Blau und Rot (Abb. 5).
Für die 6. Zeichnung (Abb. 6) in der 5. Stunde stelle ich das Thema: „Die Botschaft des Symptoms an die Umgebung".
In der Mitte ist rot das Symptom, umgeben von 4 Händen vor orangefarbenem Hintergrund.

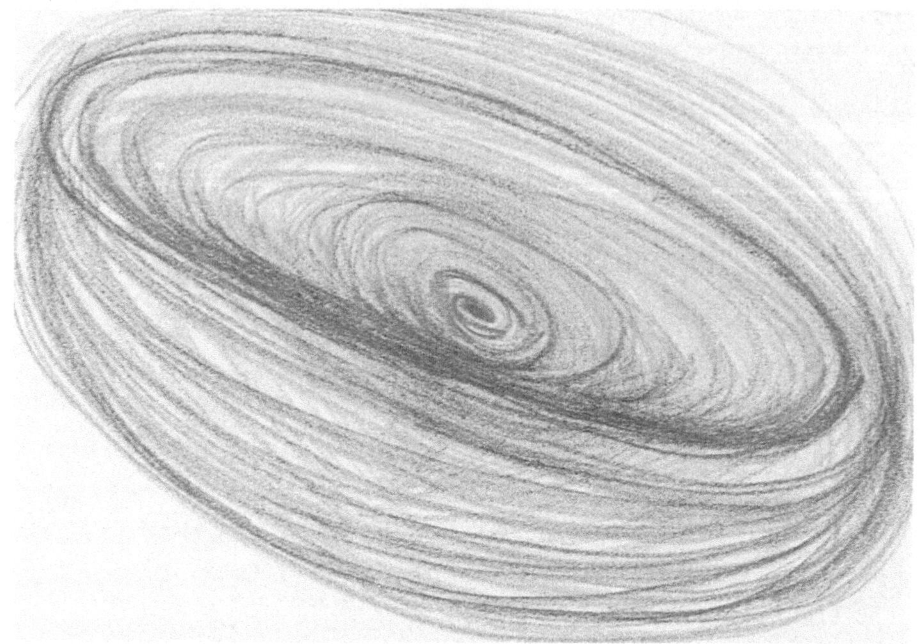

Abb. 5. „Ich will mit Dir schlafen!“

Abb. 6. Die Botschaft des Symptoms an die Umgebung

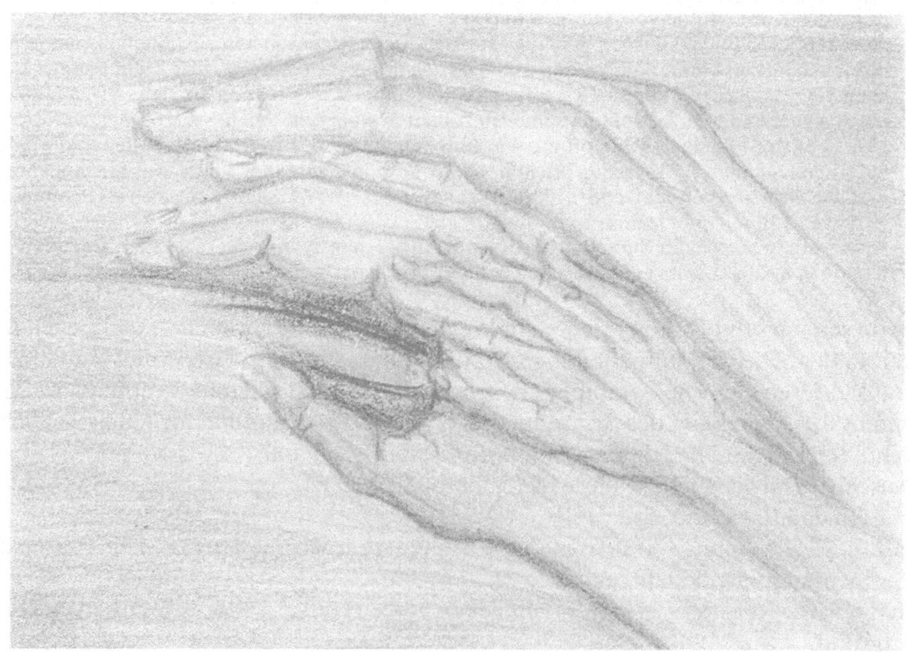

Ihre Gedanken: sie möchte von den Händen geschützt werden. Sie könne sich nicht erinnern, als Kind jemals von ihren Eltern gestreichelt worden zu sein.
Sie bringt mir eine Radierung, ein Selbstbildnis von sich mit; unterschrieben „Narziß". Zur heutigen Sitzung trägt sie kein Schwarz mehr, sondern beige und auberginenfarbene Kleidung. Vorher hatte sie nur schwarze Sachen getragen, die sie jetzt nicht mehr möge.
Wir konnten dann über den körperlichen sexuellen Kontakt mit ihrem Ehemann sprechen. Darüber habe sie noch nie mit jemandem reden können, und es fällt ihr auch jetzt sichtlich schwer. Wenn ihr Mann nachts nach Hause komme, schmiege er sich von hinten an sie und es ginge dann auch recht schnell und sei für sie nicht befriedigend. Sie wünsche sich vielmehr Frontalverkehr, könne aber mit ihrem Mann nicht darüber reden.
Nach der letzten Menstruation hat sie die Pille nicht weiter eingenommen, hat jetzt aber Angst vor einer erneuten Schwangerschaft. Sie habe wiederholt die Spirale gehabt, die sie ausgestoßen habe. Die letzte Spirale wurde vom behandelnden Frauenarzt in Vollnarkose gelegt. Wir besprechen erneut eine Spirale, da ihr das Pilleneinnehmen sehr lästig ist.
In der 6. Stunde lautet das Thema: „Ich heute im Kreis meiner Familie" (Abb. 7). Sie zeichnet die ganze Familie auf einem gelben Sofa, der Mann in der Mitte, sie am rechten Ende, davor die Kinder; alle Gesichter sind zum Betrachter gerichtet.
Ihre Gedanken: Sie bemerkt, daß sie den rechten Arm ihres Mannes, der um ihre Schulter gelegt ist, verlängert zeichnet; daß sie im Brustbereich keine Farbe bekennt und mit ihrer rechten Hand ihren Genitalbereich abdeckt. Zu den 6 grünen Streifen

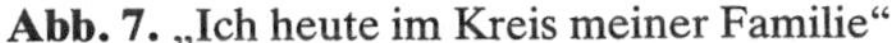
Abb. 7. „Ich heute im Kreis meiner Familie"

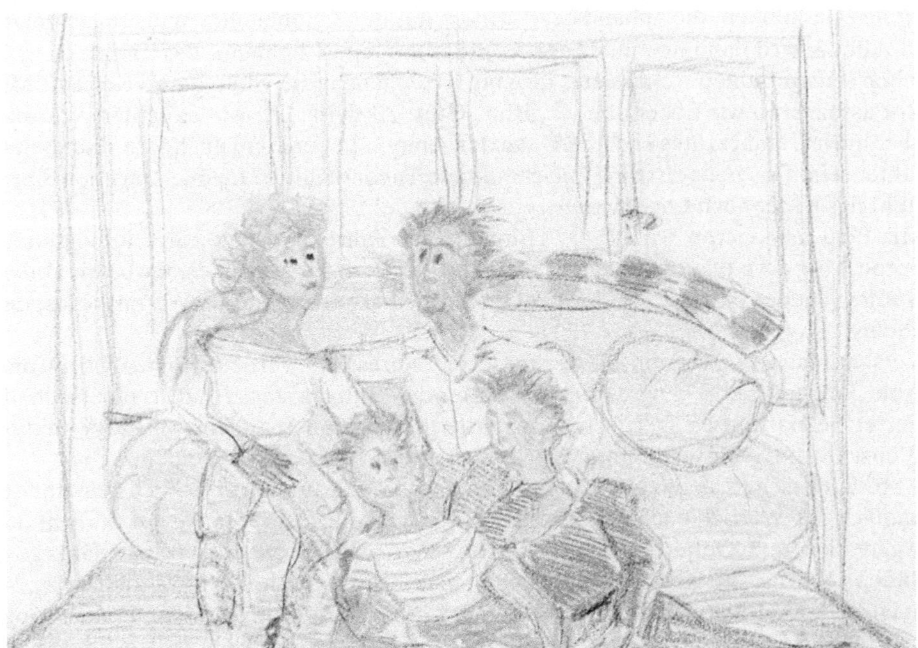

auf dem Kissen über der Sofalehne fällt ihr ein, daß sie ab dem 6. Lebensjahr eine Migräne gehabt habe, die nicht wieder aufgetreten sei, als sie ihren Mann kennengelernt und geheiratet habe. Vor 6 Jahren, als ihr Mann aus beruflichen Gründen in die USA gegangen sei, habe es schon einmal eine Familien- und Ehekrise gegeben. Danach habe sich die Situation im nachhinein positiv auf die Beziehung und auch sonst ausgewirkt. Heute sei die 6. Stunde.

Mit ihrem Mann habe sie besprochen, daß er jetzt am Wochenende Zeit für die Familie habe. Sie habe die Wohnung umgeräumt, so daß der dreijährige Sohn nicht mehr mit den Eltern in einem Zimmer schlafe. Ihre schwarzen Kleidungsstücke habe sie alle in einen Second-hand-Shop zurückgegeben, in dem sie seit ihrem Amerikaaufenthalt vor 6 Jahren kauft, und farbige Sachen in Auftrag gegeben. Die letzten sexuellen Begegnungen seien für sie erfüllender gewesen, nachdem sie mit ihrem Mann über ihre Wünsche habe sprechen können. Ihrer Umgebung sei aufgefallen, daß sie sich verändert habe. Auch komme sie in der Schule mit ihren Schülern besser zurecht. Die Symptome seien in diesem Zyklus nicht wieder aufgetreten.

Ergebnis

Diese Bilderserie zeigt die psychischen Hintergründe einer recht häufig beklagten Symptomatik in der Frauenheilkunde – Jucken am Scheideneingang und in der Scheide. Die bildliche Darstellung ist geeignet, den in erster Linie somatisch orientierten Kollegen die psychischen Hintergründe vor Augen zu führen. Denn oft werden die psychosomatischen Zusammenhänge geleugnet, weil Psyche für den Ungeschulten nicht faßbar, sichtbar wird.

In Abb. 1 wird bereits der Paarkonflikt deutlich: Es ist hier die depressive Verstimmung zu erkennen, die anhand des 2. Bildes aus der Kindheit ihre Wurzeln aufzeigt.

In Abb. 3 wird dann nochmals der Konflikt mit dem Ehemann, das Tischbein zwischen seinen Beinen, fokussiert. In Abb. 4 erst taucht die vitale Farbe Rot auf. Mit Rot assoziieren wir Leben, Feuer, Blut, Glut, Aktivität, Eros, Sexualität, Wärme, aber auch Gefahr: rotes Licht, z.B. an der Ampel. Feuer kann auch Wandlungscharakter sein. Das Feuer ist eine entscheidende Tat der Kultur. Im übertragenen Sinne steht das Feuer auch für Bewußtwerdung (Riedel 1984).

Mit Blau assoziieren wir Meer, Himmel, die Fahrt ins Blaue, also unbegrenzte Ferne, aber auch blauen Zustand, Rausch. Blau ist in der Mystik die Farbe für Unbewußtes (Riedel 1984). C. G. Jung sah es als die Farbe des inneren Wesenskerns, des „Selbst" an.

Versteht man Depression als verhinderte Expression, verdeutlichen Abb. 4 und Abb. 5 die ungelebte Aggression, die hinter dem Jungen steckt und als nichtverbalisierter Sexualwunsch in Erscheinung tritt. Es wird anschaulich, welche Vitalität, Wünsche und Sehnsüchte unterdrückt sind und sich als Jucken melden.

Abb. 6 „Botschaft an die Umgebung" zeigt, was mit Sexualität eigentlich gemeint ist, nämlich der Wunsch nach ganzheitlicher Zärtlichkeit. Dem Orange haftet nicht das Aggressive und Gefahrvolle des Rot an. Wir assoziieren mit Orange Orangen, Süden, Wärme, Freundlichkeit, Sonne, das Schöpferische, Verwandelnde (z.B. auch an der Verkehrsampel), im übertragenen Sinne die leib-seelische Erneuerung, spirituelle Erleuchtung, ekstatische Lebensfreude (Riedel 1984).

Im letzten Bild ist die Patientin dann in der Lage, die Projektionen auf ihren Ehemann zurückzunehmen, indem sie erkennt, daß sie den verlängerten Arm zeichnet, daß sie im Brustbereich keine Farbe bekennt und daß sie ihr Genitale abdeckt, also daß die Probleme in erster Linie bei ihr liegen.

Widlöcher zitiert Sigmund Freud, „daß das somatische Symptom verschwand, wenn die Gedankenassoziationen einem Patienten erlaubten, für ein Symptom einen Sinn zu finden, was wohl zu deuten ist, daß in diesem Fall die unbewußten Gedanken, die am Ursprung des Symptoms standen und die während der Assoziation des Kranken aufgetreten waren, identisch waren" (Widlöcher 1984). „Die Technik der Symbolübersetzung erlaubt einen Sprung von der obersten Schicht des Bewußtseins zur untersten Schicht des Unbewußten mit Auslassung der dazwischenliegenden Schichten von alten Ich-Tätigkeiten, ohne erst die Abwehrmechanismen des Ich mühselig rückgängig zu machen" (A. Freud 1984). Elisabeth Kübler-Ross, die seit 1970 im Rahmen der Sterbebegleitung von Erwachsenen und Kindern als auch in ihren Workshops „Leben, Tod und Übergang" mit Spontanzeichnungen arbeitet, formulierte: „Es könnte ein Werkzeug werden, das die Krusten von Abwehr, die so viele Therapiestunden benötigen, bevor eine entscheidende Veränderung stattfindet, mit einem Schnitt durchtrennt" (Kübler-Ross 1983).

In den 6 Sitzungen ist der Patientin mittels der Spontanzeichnungen der aktuell wirksame neurotische Konflikt bewußt geworden, so daß die somatische Symptomatik verschwand und eine gewisse Änderung im Verhalten eintreten konnte. Die Patientin kommt seitdem in Abständen von 6 Monaten zur gynäkologischen Untersuchung. Sie hat sich nach unseren Gesprächsstunden eine Spirale ohne Narkose ohne weitere Probleme legen lassen können. Die Jucksymptomatik flackert gelegentlich wieder auf, wenn sie unter Streß gerät. Jetzt, nach 2 Jahren, waren wieder einige Gespräche nötig, nachdem in der Ehe wieder Probleme auftraten.

Anhand dieser Bilder war es mir wichtig, die Möglichkeiten zu zeigen, wie ein Konflikt deutlich gemacht und bearbeitet werden kann, aber auch die Grenzen aufzuzeigen, daß eine langfristige völlige Umstrukturierung nicht möglich ist. Nach meinen Beobachtungen in der Frauenheilkunde müßten Sexualproblematik wie auch die meisten gynäkologischen Probleme paartherapeutisch bearbeitet werden, da es auch immer um die Beziehung zum Partner geht.

Literatur

Ammann AN (1984) Aktive Imagination. Darstellung einer Methode, 2. Aufl. Walter, Olten Freiburg

Bach SR (1961) Spontanes Malen und Zeichnen im neurochirurgischen Bereich. Ein Beitrag zur Früh- und Differentialdiagnose. Schweiz Arch Neurol Neurochir Psychiatr 87: 1–57

Bach S (1966) Spontanes Malen schwerkranker Patienten. Acta somatica 8, Geigy, Basel

Bünte-Ludwig C (1984) Gestalttherapie – Integrative Therapie. Leben heißt wachsen. In: Petzold H (Hrsg) Wege zum Menschen. Methoden und Persönlichkeiten moderner Psychotherapie. Ein Handbuch, Bd. 1. Junfermann, Paderborn

Burns RC, Kaufman SH (1972) Actions, styles and symbols in kinetic family drawings (K-F-D). An Interpretative Manual. Brunner & Mazel, New York

Cardinal M (1982) Schattenmund. Roman einer Analyse. Rowohlt, Reinbek

Freud A (1984) Das Ich und die Abwehrmechanismen. Fischer, Frankfurt

Fromm E (1980) Märchen, Mythen, Träume. Eine vergessene Sprache. Deutsche Verlagsanstalt, Stuttgart

Furth GM (1982) Die Verwendung von Zeichnungen, angefertigt in einer Lebenskrise. In: Kübler-Ross E (Hrsg) Verstehen was Sterbende sagen wollen, 3. Aufl. Kreuz, Stuttgart
Groddeck G (1983) Krankheit als Symbol. Fischer, Stuttgart
Grotjahn M (1977) Die Sprache des Symbols. Der Zugang zum Unbewußten. Kindler, München
Heigl-Evers A, Heigel F (1982) Tiefenpsychologisch fundierte Psychotherapie – Eigenart und Interventionsstil. Psychosom Med Psychoanl 28: 160–175
Heigl-Evers A, Heigl F (1983) Was ist tiefenpsychologisch fundierte Psychotherapie. Psychother Psychosom Med Psychol 33: 63–68 (Sonderheft; Thieme, Stuttgart New York)
Hertz DG, Molinski H (1981) Psychosomatik der Frau. Entwicklungsstufen der weiblichen Identität in Gesundheit und Krankheit, 2. Aufl. Springer, Berlin Heidelberg New York
Jacobi J (1981) Vom Bilderreich der Seele. Wege und Umwege zu sich selbst. Walter, Olten
Jensen JC (1983) Caspar David Friedrich. Leben und Werk. DuMont Buchverlag, Köln
Jung CG (1981) Zugang zum Unbewußten. In: Jung CG (Hrsg) Der Mensch und seine Symbole, 13. Aufl. Walter, Olten
Köhle K (1982) Zur Psychosomatik von Herz-Kreislauf-Erkrankungen. Forum Galenus Mannheim 8, Springer, Berlin Heidelberg New York
Kübler-Ross E (1983) Befreiung aus der Angst. Kreuz, Stuttgart
Leuner H (1982) Katathymes Bilderleben. Grundstufe, 3. Aufl. Thieme, Stuttgart New York
Potthoff S (1983) Begleitung der Schwangeren aus ethischer Sicht. Freuden und Leiden der Schwangeren. In: Zielinski HR (Hrsg) Prüfsteine medizinischer Ethik IV. Ameg, Grevenbroich
Potthoff S (1983) Der Frauenarzt nach 10 Jahren psychosomatischer Beeinflussung. Rückblick und Ausblick (Akademische Feier, 60. Geburtstag Prof. Molinski). Düsseldorf
Potthoff S (1985) Der Einsatz von Spontanzeichnungen im Rahmen ganzheitlicher Therapie von Krebspatientinnen (Posterausstellung Internationales Symposium Krebs und Alternativmedizin, 14.–16. November 1985). St. Gallen
Potthoff S, Bender HG, Beck L (1986) Nichtablative, formverändernde Mammaeingriffe im Gesamtspektrum gynäkologischer Operationen. In: Bender HG, Beck L (Hrsg) Operative Gynäkologie. Springer, Berlin Heidelberg New York Tokyo
Riedel I (1984) Farben in Religion, Gesellschaft, Kunst und Psychotherapie, 3. Aufl. Kreuz, Stuttgart
Stevens JO (1975) Die Kunst der Wahrnehmung. Kaiser, München (Übungen der Gestalttherapie)
Widlöcher D (1984) Was eine Kinderzeichnung verrät. Methode und Beispiele psychoanalytischer Deutung. Fischer, Frankfurt (Geist und Psyche)

Einstellung zum Körper bei Frauen mit Fluor genitalis

M. Lohs

Die Diagnose „Fluor genitalis“ stellt der Gynäkologe in seiner Praxis täglich mehrmals. Der Fluor genitalis (F.g.) zählt zu den 3 am häufigsten von niedergelassenen gynäkologischen Ärzten in Deutschland ermittelten Diagnosen. Bei der überwiegenden Anzahl der Patienten bleibt es nicht bei einer einmaligen Behandlung, die Patienten erscheinen immer wieder mit diesem Krankheitszeichen, ohne daß es zu einem dauerhaften Abklingen der Symptomatik kommt.

Viele Gynäkologen äußern den Eindruck, daß es sich bei den Fluorpatientinnen um zumeist „schwierige“, wenn nicht sogar „neurotische“ Patientinnen handele, die immer wieder mit gleichlautenden Beschwerden in der Sprechstunde erschienen, wobei die Ärzte der Ansicht sind, daß Patientinnen mit organpathologischem Befund weniger psychische Probleme haben als diejenigen ohne biogenen Befund. Diese subjektive Wahrnehmung stellt der behandelnde Arzt in der praktischen Arbeit sehr schnell zurück, um mit seinen naturwissenschaftlichen Behandlungsmaßnahmen seiner Patientin zu helfen. Die in der professionellen Sozialisation geförderte Tendenz, den persönlichen Eindruck auszublenden bzw. der Versuch, die eigene Empfindung bei der ärztlichen Tätigkeit auszuklammern, wird gefördert durch die an den Arzt herangetragene Rolle, neutraler Helfer des Patienten zu sein. Um diese Erwartung zu erfüllen lernt der Arzt, seine Gefühle zu übergehen und zu ignorieren, statt sie als einen aufschlußreichen, wenn auch prima facie spekulativen Indikator für die Diagnose und Therapie zu beachten, z.B. in einer Weise zu beachten wie es in der psychoanalytisch orientierten Psychotherapie üblich ist: Dort wird gezielt das Gefühl, das der Patient beim Therapeuten induziert, als ein gewichtiger Hinweis auf das Interaktionsmuster des Patienten sowohl mit sich selbst als auch mit seiner Umwelt gedeutet und gesehen. Für den Umgang mit der Fluorpatientin könnte das Gefühl des Gynäkologen also in folgender Weise gedeutet werden: Die Fluorpatientin signalisiert, daß sie sich belastet fühlt, daß sie deshalb „schwierig“ ist, weil sie private und persönliche Probleme hat und mit ihrer Körpersymptomatik auf ihre psychische Verfassung verweist.

Vor dem Hintergrund dieser Überlegung ist die subjektive Sicht der Patientin wichtiger als die objektiv beobacht- und beurteilbaren Fakten. Wenn es sich der Arzt erlaubt, seinen persönlichen Gefühlen nachzugehen und sich zu fragen, worauf die Patientin über Umwege aufmerksam machen möchte bzw. warum sich der Umgang mit dieser Patientin schwieriger gestaltet als mit anderen, so wird er schnell die Antwort finden: diese Patientin fordert und erfordert Zeit, Zuwendung und aufmerksames Zuhören. Der Beschwerdedruck eines jeden Kranken ist abhängig vom Erleben seiner Krankheit, seines Symptoms. Die Patientin will mit dem Arzt über ihr Symptom sprechen und benutzt es u.U. als Kommunikationsangebot an den Arzt, um auf ihre psychische Situation aufmerksam zu machen. Das subjektive Erleben des Symptoms und die Art der angebotenen ärztlichen Hilfe zu dessen Beseitigung sind selbst wiederum wichtige Faktoren für die Compliance der Patientin mit dem Arzt. Doch der Arzt konzentriert sich üblicherweise primär auf die organmedizinische Diagnosestellung, auf Behandlungsmaßnahmen und -empfehlungen. So ist vermutlich zu erklären, daß die Compliance bei Patientinnen mit unspezifischen Genitalmykosen schwierig verläuft (Micheelis et al. 1981).

Die Ausrichtung auf das Symptom als Substrat eines rein pathophysiologischen Prozesses ist nicht nur allein typisch für die gynäkologische Praxis, sondern spiegelt sich auch in der umfangreichen wissenschaftlichen Literatur zu diesem oft schwer therapierbaren Symptom wider. Die organmedizinische Diagnostik und pharmakologische Therapie des F.g. hat sich in den letzten Jahrzehnten außerordentlich stark verbessert und viele beachtenswerte Erfolge gezeitigt. Gegenwärtig konzentriert sich die Forschung auf die Auffächerung des pathologischen Spektrums, die Verfeinerung der Indikation und Medikation sowie das Auffinden gänzlich neuer Therapieansätze, z.B. die Stärkung des Immunsystems bestimmter ausgewählter betroffener Frauen. Demgegenüber bleibt die psychosomatische Sicht des Symptoms weitestgehend unberücksichtigt. Nur ganz vereinzelt findet man systematisierte psychosomatische Forschungsergebnisse (Bickenbach 1951; Grützmacher-Sawicka 1982; Müller 1972; Perez-Gay 1983; Roemer 1972). Von einigen wenigen Ausnahmen abgesehen, basieren die Ergebnisse zumeist nicht auf kontrollierten empirischen Studien, sondern auf Erfahrungsberichten von Praktikern. In diesen Arbeiten werden unterschiedliche psychische und psychosoziale Ursachen für die Entstehung und Aufrechterhaltung des Symptoms diskutiert, doch die Bedeutung der Akzeptanz oder Ablehnung des eigenen Körpers durch die Frauen mit Fluorsymptomatik selbst findet auch in der psychosomatischen Literatur keinerlei Beachtung. Dies verwundert um so mehr, als sich gerade in der Psychosomatik die gleichberechtigte Einbeziehung des Körperlichen und des Seelischen eigentlich von selbst versteht. Dort ist nur zu gut bekannt, daß für die Entstehung, Diagnose und Therapie einer Vielzahl von körperlichen Erkrankungen die individuelle Einstellung zum gesunden wie auch kranken Körper bzw. Körperteil eine eminente Rolle spielt. Aus der Psychiatrie und Neurologie weiß man gleichfalls, daß psychische Störungen mit der Körperakzeptanz in einer auffälligen Weise korrespondieren. Die Begriffe der Körpererfahrung, des Köperschemas spielen in der psychoanalytischen, psychiatrischen, psychologischen und psychosomatischen Literatur eine gewichtige Rolle. Nach Shontz (1969) versteht man unter beiden Begriffen emotionale, kognitive und perzeptive Phänomene, wie z.B. die Wahrnehmung und Bewertung einzelner Körperteile. Wie persönliche Gespräche bestätigen, bedienen sich die Ärzte interessanterweise oft selbst einer Privatphilosophie über den Zusammenhang von Körper und Symptom. Es wird von ihnen ein Zusammenhang zwischen Körperbau und Symptomwahl hergestellt – wobei auffällt, daß diese Beobachtungen nur von älteren Ärzten mit langjähriger Berufspraxis mitgeteilt werden, die zudem ein Studium mit erfahrungswissenschaftlicher Ausrichtung absolviert haben. Wiederholt schildern diese Ärzte, daß der Körperbau der Fluorpatientin am treffendsten mit dem Typ „Madonna“ zu umschreiben ist: „Diese Frauen haben einen zarten Knochenbau, wirken zerbrechlich, blaß und durchscheinend“ (mündliche Mitteilung Prof. Dr. M. Adler). Diesbezügliche Andeutungen und Beschreibungen finden sich auch in der historischen medizinischen Literatur – speziell in der des 19. Jahrhunderts (Krüntz 1856). Heutzutage dagegen werden derartige Vermutungen nur privat geäußert, wissenschaftlich werden sie nicht ernst genommen, da sie wissenschaftstheoretisch in einer suspekt gewordenen biologistisch-deterministischen Tradition stehen. Offenbar ist es erst durch die erneute Entdeckung des „Körpers“ in der psychologischen, psychotherapeutischen und psychosomatischen Literatur der jüngsten Zeit wieder möglich, frei von negativen Vorurteilen über die Bedeutung des Körpers mit seinen unterschiedlichsten Aspekten öffentlich nachzudenken und ihn zum Forschungsgegenstand zu machen. Gegenwärtig sind die Ansätze zur Erforschung der individuellen Körperwahrnehmung sowohl theoretisch als auch methodisch weit gefächert. In der im folgenden referierten empirischen Studie wird mit klassischen, sozialwissenschaftlich fundierten Methoden die subjektive Bewertung des eigenen Körpers erfaßt. Ferner wird am Beispiel eines Krankheitszeichens im Genitalbereich der Frau untersucht, welcher Zusammenhang zwischen der Einstellung zum eigenen Körper und dem Vorhandensein eines körperlichen Symptoms und dessen Diagnose nachweisbar ist.

Methodisches Vorgehen

Untersuchungsgruppe

In einer empirischen medizinpsychologischen Studie wurden – im Jahr 1985 – 250 Frauen im Alter zwischen 20 und 40 Jahren zu ihrer subjektiven Wahrnehmung und Einstellung zu ihrem Körper, ihren Körpergefühlen und gesundheitlichen Sorgen sowie zu anderen ausgewählten verhaltensmedizinischen und psychosozialen Aspekten des F.g. von der Autorin schriftlich und anonym befragt. Zwei Drittel der Teilnehmerinnen an der Befragung sind Frauen mit F.g.-Beschwerden und ein Drittel Frauen ohne jegliche Fluorsymptomatik.

Die Frauen sind aus mehreren gynäkologischen Praxen in Westberlin repräsentativ ausgewählt worden. Sie haben von ihrem behandelnden Arzt eine spezifizierte Diagnose des Fluors erhalten und wurden von ihm zur Teilnahme an der Studie motiviert. An der Befragung nahm keine Frau teil, die aufgrund einer anatomischen Besonderheit oder einer chronischen Erkrankung unter dem F.g. leidet. Die Frauen, die vom Arzt die Diagnose „F.g.“ mitgeteilt bekamen, sind in 2 Gruppen unterteilt worden: in jene Gruppen von Frauen, die mit einem organpathologischen Befund (MB) die Sprechstunde des Arztes verließen, und in die andere Gruppe von Frauen, die keinen organpathologischen Befund (OB) hatten. Zusätzlich zu den Frauen aus den gynäkologischen Praxen wurden Medizinstudentinnen und Frauen, die im Gesundheitswesen tätig sind, um ihre Teilnahme gebeten. Sie wurden aufgefordert, selbst zu beurteilen, ob sie F.g.-Beschwerden haben oder nicht. Wenn sie sich sicher waren, an sich selbst F.g.-Symptome wahrgenommen zu haben, sollten sie die ärztliche Diagnose angeben. Hatten sie keine ärztliche Diagnose, gaben sie die Antwort „Selbstdiagnose“. Diese Frauen bilden die OBS-Gruppe. Die Frauen, die laut Eigendiagnose bzw. Diagnose des Arztes keine Fluorbeschwerden spürten, wurden zur Gruppe ohne Fluor (OA) zusammengefaßt.

Instrumentarium zur Beurteilung des eigenen Körpers

Die Frauen wurden zu differentiellen Aspekten des Körpererlebens befragt. Die Kategorie „Körpererleben" wird auf unterschiedlichen inhaltlichen und methodischen Ebenen operationalisiert. Sie umfaßt zum einen die subjektive Einstellung zu einzelnen sichtbaren Körpercharakteristika sowie die Bewertung der eigenen Körperflüssigkeiten und -ausscheidungen, zum anderen das Körperbewußtsein und eine Vielzahl von persönlichen Körperempfindungen, wie z.B. das Ausmaß des Vertrauens zum eigenen Körper, die Sensibilität gegenüber den eigenen körperlichen Empfindungen sowie das Quantum an Sicherheit und positiven Empfindungen bzw. Unsicherheit und Mißempfindungen.
Methodisch wird die Einstellung zum Körper ermittelt über die Skala der persönlichen Zufriedenheit mit ausgewählten Körperteilen und -aspekten, wie Gesicht, Gewicht, Körpergröße etc., und über die Bewertung allgemein bekannter und sichtbarer Körperflüssigkeiten, -aussonderungen und -absonderungen, wie z.B. Tränen, Schweiß, Blut, Urin. Ferner werden bestimmte Aspekte des Körperbewußtseins und der Körpergefühle erfaßt, die dem Fragebogen zur Beurteilung des eigenen Körpers von Strauss u. Appelt (1985) entnommen wurden.

Ergebnisse

Bewertung des eigenen Aussehens

Die Befragten äußern im großen und ganzen Zufriedenheit mit ihrer äußeren Erscheinung. Die Einstellung ist nicht eindeutig positiv, die verbreitetste Bewertung des eigenen Äußeren läßt sich in etwa so umschreiben: „Wenn ich meinen Körper betrachte, bin ich mit seinem Aussehen eher zufrieden als unzufrieden."
Mit einigen Körpereigenschaften sind die Frauen übereinstimmend zufriedener als mit anderen. Zu den positiv bewerteten Körpermerkmalen gehören die Körpergröße, das Gesicht und die Geschlechtsorgane. Die Antwort, daß die Frauen mit ihren eigenen Geschlechtsorganen zufrieden sind, überrascht, denn zum einen wird in den sexualwissenschaftlichen Studien immer wieder erwähnt, welche Schwierigkeiten Frauen haben, ihr Geschlechtsorgan schön etc. zu finden, und zum anderen, weil gerade in dieser Untersuchungspopulation die Mehrzahl der Frauen ein Körpersymptom im Intim- und Sexualbereich aufweist, von dem vermutet wird, daß es die Aufmerksamkeit der Betroffenen auf diesen Körperbereich lenkt.
Die Körpereigenschaften, die die Befragten durchweg negativer als andere bewerten, sind der Bauch, die Hüften und das Gesäß (vgl. Abb. 1), also jene Körperzone unterhalb der Taille, die die typisch weiblichen Ausformungen aufweist, die für jeden Beobachter sichtbar sind. Die öffentliche bzw. die intime Sichtbarkeit könnte eine Erklärung dafür sein, weshalb diese Frauen ihre Geschlechtsorgane durchgängig positiv bewerten. Den Intimbereich, die eindeutigen Zeichen der eigenen Weiblichkeit, sehen i.a. nur die Frauen, seltener ihr Intimpartner, der Arzt und ganz wenige andere Menschen, die der Frau außerordentlich nahestehen, wie z.B. die eigene Mutter. Im Gegensatz dazu können die übrigen weiblichen Merkmale, die als bedeutende Aspekte der körperlichen Attraktivität einer Frau gelten, von der ein-

	MEDIAN (1-5)				
	INS	OA	MB	OB	OBS
KÖRPERGRÖSSE	4.3	4.3	4.3	4.2	4.1
GESCHLECHTSORGANE	4.1	4.3	4.2	3.8	3.9
GESICHT	4.0	4.1	4.0	3.9	4.0
BRÜSTE	3.9	4.0	3.9	3.9	3.9
TAILLE	3.9	4.1	4.0	3.7	3.7
KÖRPERBEHAARUNG	3.9	4.0	4.0	3.7	3.7
FIGUR	3.9	3.9	4.0	3.7	3.9
KÖRPERGEWICHT	3.8	3.7	3.9	3.0	3.8
BEINE	3.7	3.7	3.8	3.3	3.8
HÜFTEN UND GESÄSS	3.6	2.9	3.8	2.4	3.6
BAUCH	3.3	3.5	3.4	3.0	3.3

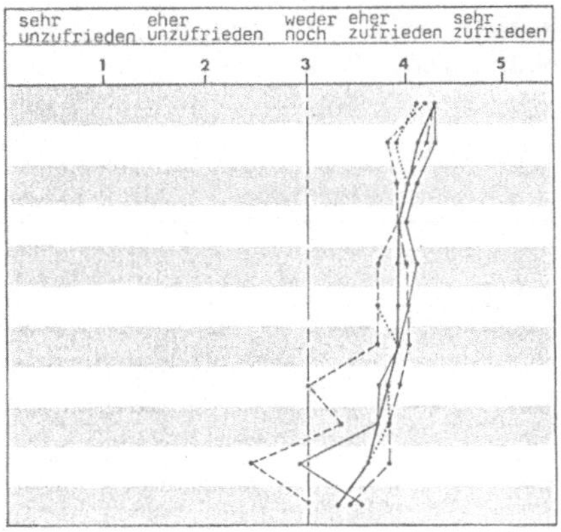

Abb. 1. Zufriedenheit mit dem Aussehen des Körpers

zelnen Frauen mit denen jeder anderen verglichen werden. Gerade die „Rundungen" des weiblichen Körpers unterliegen starken kulturellen Bewertungsschwankungen und der Beurteilung, ob die Figur einer Frau als eher mehr oder eher weniger weiblich eingestuft wird – wie ein Blick auf die darstellende Kunst im Laufe der Jahrhunderte sowie der rasante Wandel der Schönheitsideale seit dem Ende des 2. Weltkriegs in Europa in den Modejournalen, im Film etc. eindeutig zeigen. In den 50er und Anfang der 60er Jahre sollten die Frauen die Figur der Marylin Monroe haben. Später, Ende der 60er und Anfang der 70er Jahre, waren die knabenhaften Frauen vom „Twiggy-Typ" gefragt. Erst seit Ende der 70er Jahre – was man vielleicht als eines der Ergebnisse der Frauenemanzipation betrachten könnte – sind die Kriterien weniger eng festgelegt, auch wenn die schlanke Frau weiterhin das Schönheitsideal schlechthin verkörpert.

Die Bewertung des eigenen Aussehens variiert zusätzlich je nach Befundgruppe. Die Frauen ohne Fluorsymptome sind sowohl mit ihren einzelnen Körpermerkmalen als auch mit ihrem Körper insgesamt zufriedener als die Frauen mit F.g.-Beschwerden. Die unterschiedliche Akzeptanz jedes einzelnen Körperteils ist für sich allein – mit Ausnahme der Hüften und des Gesäßes – bei den 4 Befundgruppen nicht signifikant ausgeprägt. Vorab läßt sich zusammenfassend feststellen: Eine deutlich ablehnende Haltung gegenüber dem eigenen Körper zeichnet sich in besonders hohem Maße bei den Frauen mit Fluorbeschwerden, unter Ausschluß biogener Ursachen, ab. Über 50% von ihnen empfinden Unzufriedenheit gegenüber dem Aussehen des eigenen Körpers. In etwas geringerem Umfange findet sich diese skeptische Einstellung auch bei den Frauen, die gemäß ihrer Selbstdiagnose F.g.-Beschwerden haben (Tabelle 1). Auch die Frauen mit dem Fluor, der durch Bakterien, Candida etc. hervorgerufen wurde, bekunden eine größere Unzufriedenheit als die Frauen ohne jegliche Fluorsymptome. Zugleich empfinden mehr Frauen in der biogenen Fluorgruppe hohe Zufriedenheit mit ihrem Äußeren als in der fluorfreien Gruppe. Das ändert aber nichts an der grundsätzlichen Tendenz, daß die Symptomträgerinnen ihr Erscheinungsbild weniger akzeptieren als die anderen Frauen.

Tabelle 1. Ausmaß der Zufriedenheit mit dem eigenen Körper (insgesamt) (Erklärung der Abkürzungen s. Text)

Körperzufriedenheit		Befundgruppen				
		Gesamt	OA	MB	OB	OBS
geringe (1)	n	85	11	37	19	18
	[%]	34,4	25,0	31,1	52,8	37,5
mittlere (2)	n	77	18	34	8	17
	[%]	31,2	40,9	28,6	22,2	35,4
hohe (3)	n	85	15	48	9	13
	[%]	34,4	34,1	40,3	25,0	27,1
keine Angabe	n	1	–	–	–	1
	[%]	0,4	–	–	–	2.0
Median (1–3)		2,00	2,11	2,16	1,45	1,85

Im Detail sehen sich die Frauen so, wie es nachfolgend beschrieben wird. Die Frauen ohne jegliche Fluorbeschwerden und die Frauen mit biogenem Fluor sind mit dem Aussehen vieler Körpermerkmale in ähnlicher Weise zufrieden. Die Frauen mit der Selbstdiagnose „Fluor" teilen die Zufriedenheit mit dem eigenen Äußeren nur in wenigen Punkten uneingeschränkt mit den Frauen der beiden zuerst genannten Gruppen. Die Übereinstimmung bezieht sich auf die Beurteilung der Figur, des Körpergewichtes, der Beine und des Bauches. Signifikant sind die Unterschiede einzig bei der Bewertung der Hüften und des Gesäßes. Die Frauen mit Fluorsymptomen ohne biogene Ursache geben bei jedem Körpermerkmal durchweg negativere Bewertungen als alle anderen Frauen ab. Die massivste Unzufriedenheit formulieren diese Frauen dezidiert über ihre Hüften und ihr Gesäß, ihre Geschlechtsorgane, ihren Bauch, ihre Figur, ihr Körpergewicht und ihre Beine. Sie lassen wenig Positives an sich. Es fällt auf, daß ihre Kritik sich auf jene Körperbereiche konzentriert, die mit Weiblichkeit und Sexualität in Verbindung stehen. Die vielen negativen Bewertungen des unteren Teils des eigenen Körpers scheint die anfangs geäußerte Annahme zu bestätigen, daß die physischen Probleme im Unterleib auf psychische hinweisen sollen. Zugleich bedeutet dies u.U. auch, daß die subjektiv kritische Aufmerksamkeit sich auf den Körperbereich konzentriert, von dem die störende Symptomatik stammt. Nur 60% der OB- und OBS-Frauen äußern Zufriedenheit mit ihrem Geschlecht, während es 80% der Frauen aus der OA- bzw. MB-Gruppe tun.

Bewertung der eigenen Körperflüssigkeiten und -aussonderungen

Die Körperflüssigkeiten, die Ab- und Aussonderungen des eigenen Körpers, werden von allen Befragten in sehr ähnlicher Weise beurteilt, es gibt lediglich bei der Bewertung des „Ausflusses" signifikant gruppenspezifische Differenzierungen. Die Mehrzahl der zur Beurteilung gestellten Körperaussonderungen (Abb. 2) wird ambivalent beurteilt. Nur zwei Körperabsonderungen beurteilen die Frauen als angenehm. Es

	MEDIAN (1-5)				
	INS	OA	MB	OB	OBS
SCHEIDENFEUCHTIGKEIT	4.5	4.2	4.6	4.1	4.3
TRÄNEN	3.7	3.7	3.8	3.7	3.4
SPEICHEL	3.0	2.9	3.0	3.0	3.0
BLUT	3.0	2.9	3.0	3.0	3.1
MENSTRUATIONSBLUT	2.9	2.8	3.0	2.8	2.8
URIN	2.8	2.8	2.8	2.9	2.8
STUHLGANG	2.8	2.9	2.7	2.9	2.8
OHRENSCHMALZ	2.6	2.6	2.6	2.7	2.4
NASENSCHLEIM	2.5	2.3	2.5	2.4	2.6
SCHWEISS	2.4	2.2	2.6	2.5	2.3
"AUSFLUSS"	2.4	2.8	2.5	2.2	2.1
SCHLEIM	2.0	2.0	2.0	2.0	1.9

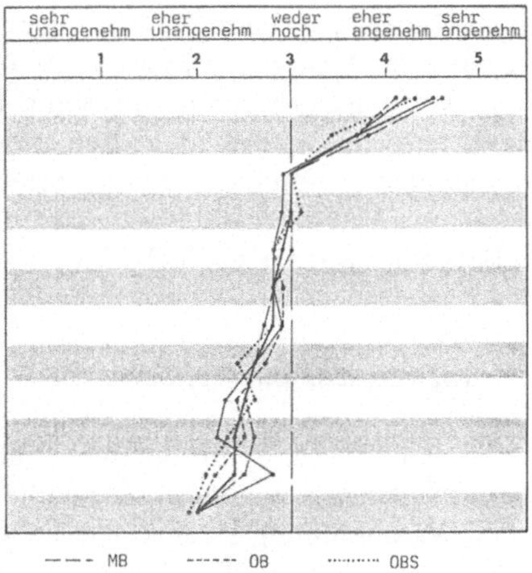

Abb. 2. Bewertung der eigenen Körperausscheidungen

sind dies die Scheidenfeuchtigkeit bei der sexuellen Erregung und die eigenen Tränen, wobei die Tränen etwas weniger positiv bewertet werden. Als unangenehm empfinden die Frauen Nasenschleim, Schweiß, Ausfluß und Schleim, wie z.B. den Auswurf beim Husten.

Gravierende Unterschiede lassen sich in der Beurteilung des Ausflusses zwischen den 4 Befundgruppen feststellen. Die Frauen ohne biogenen Fluor und jene mit der Selbstdiagnose „F.g." erleben den Ausfluß deutlich negativer als die Frauen mit biogenem Fluor und die Frauen ohne alle Fluorbeschwerden: je zwei Drittel der Frauen mit psychogenem Fluor (OB) und derer mit der Selbstdiagnose „F." (OBS) bewerten den F.g. als unangenehm, während im Vergleich zu ihnen nur gut die Hälfte der Frauen mit organpathologischem Befund (MB) und sogar nur ein Drittel der Frauen ohne jegliche Fluorsymptome (OA) ihn gleichfalls negativ einstufen. Daß die Frauen mit biogenem Fluorbefund ihre Symptome positiver sehen als die anderen Frauen mit Fluor, ohne eine ärztliche biogene Erklärung für das Symptom zu besitzen, überrascht zunächst. Doch scheint offenbar die klare Benennung der Ursachen, die der Arzt als biogene Quelle beschreibt, die Patientin zu entlasten. Zwei Faktoren dürften hierbei eine gewichtige Rolle spielen: daß 1. der Arzt als Autorität die Ursache definieren und exakt spezifizieren kann und 2. die Ursachen in ersten Linie nicht in der Person der Patientin, deren Verhalten oder Lebenswandel begründet sind, sondern sich auf Mikroorganismen externalisieren lassen. Die anderen Frauen hingegen bleiben im unklaren über die exakte Ursache ihres Symptoms, sie erhalten kein beruhigendes Erklärungsangebot vom Arzt, in dem Quellen außerhalb des Einflußbereichs ihrer Person benannt werden.

Die gruppenspezifischen Unterschiede in der Bewertung des Scheidentranssudats bei sexueller Erregung und des Menstruationsbluts sind gleichfalls von hohem Interesse für die gynäkologische Praxis. Die Scheidenfeuchtigkeit bei sexueller Erregung – die an sich eine sehr positive Bewertung durch die befragten Frauen i.a. erhält – wird häufiger von den Frauen ohne biogene Ursachen für ihre Symptomatik als unangenehmer erlebt als von allen anderen Frauen: Bei den Frauen mit sog. psycho-

genem Fluor akzeptieren 11% ihr eigenes Vaginaltranssudat nicht, während es bei den 3 anderen Gruppen jeweils nur 3–6% der Frauen sind.
Die Bewertung des Menstruationsbluts fällt bei den Frauen mit biogenem Fluor seltener negativ aus als bei sämtlichen anderen Frauen. Von den Frauen mit organpathologischem Befund des Fluors erleben 25% unangenehme Gefühle bei dem Gedanken an ihr eigenes Menstruationsblut, während es bei Frauen aus den 3 anderen Befundgruppen je ca. 33% sind.

Körperbewußtsein und -gefühle

Die Frauen mit F.g.-Symptomen – unabhängig von der Art der Diagnose – äußern sich durchgängig weniger selbstbewußt und sicher im Umgang mit ihrem Körper und in der Wahrnehmung ihrer körperlichen Empfindungen als die Frauen ohne alle Fluorsymptomatik. Obwohl sich die einzelnen Antworten auf die entsprechenden Fragen in den 4 Gruppen zumeist nicht signifikant voneinander unterscheiden, fällt die stets gleiche Tendenz der Antworten auf. Dieses Antwortmuster ist nicht zufällig (Abb. 3).

Schlußfolgerung

Die Befragten sind nur in mäßigem Umfange mit ihrem Äußeren und ihrem Körper zufrieden und vertrauen auf ihn. Deutlich zeigt sich, daß die Frauen mit Fluorbeschwerden weniger Selbstbewußtsein und Vertrauen in ihren Körper haben als die Frauen ohne Fluorbeschwerden. Die Unterschiede sind durchgängig feststellbar. Ferner zeigen die Ergebnisse, daß die Unzufriedenheit mit dem eigenen Körper zunimmt, je weniger eindeutig die Frauen das Symptom auf eine klar umgrenzbare Ursache zurückführen können. Bei diesem Fazit drängt sich für den praktizierenden Gynäkologen die Frage auf, inwiefern der Inhalt der mitgeteilten ärztlichen Diagnose den Grad der Körperakzeptanz seiner Patientin beeinflußt. Daher ist in einer weiteren Untersuchung zu prüfen, ob sich die Körperzufriedenheit der Frau bei Patientinnen mit gleichlautendem laborpathologischen Befund des F.g., die jedoch vom behandelnden Arzt unterschiedlich lautende Diagnosen erhalten, systematisch verändert. Zum einen eine, in der Mikroorganismen als Ursachen genannt werden, und zum anderen eine, in der keine genaue Ursachenquelle spezifiziert wird. Es ist zu vermuten, daß den Frauen mit F.g., die nach der Beruhigungsstrategie „Es sind Bakterien etc., die Ihren F.g. verursacht haben" behandelt werden, nicht erfolgreich geholfen werden kann, da dieses Behandlungskonzept nicht im entferntesten die Symptomdynamik dieser Patientinnen tangiert. Die Einstellung zum Körper sollte demzufolge unverändert bleiben.
Unabhängig von der Antwort auf diese offene Frage bestätigt das Ergebnis dieser Arbeit die einleitend geäußerte Annahme, daß die Menschen, die in ihrem körperlichen Wohlbefinden eingeschränkt sind, eine unveränderte Einstellung zu ihrem Körper haben. Es wäre daher notwendig, weiter zu untersuchen, ob die Unzufriedenheit mit dem Körper nur eine Facette einer allgemeinen Unzufriedenheit dieser

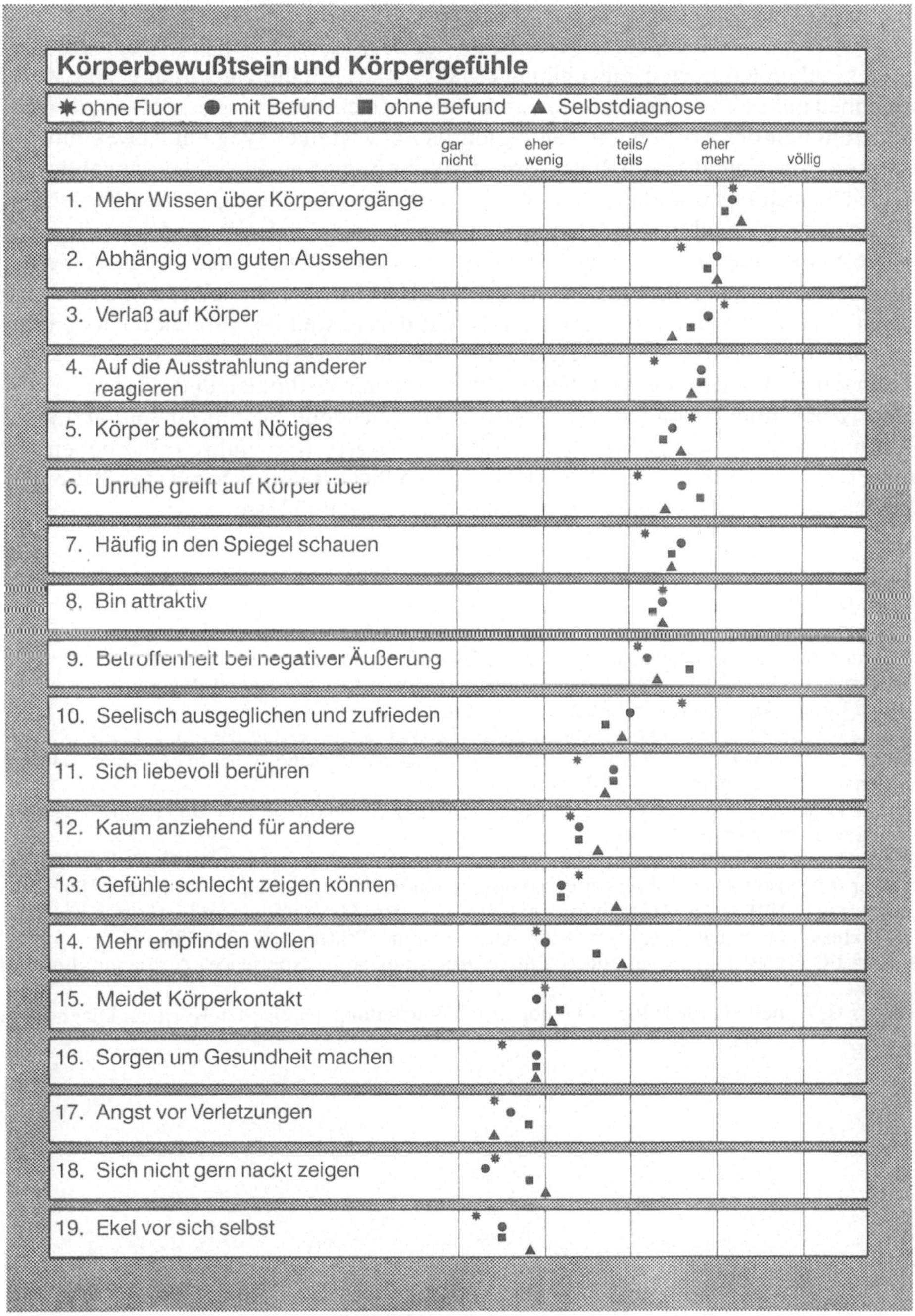

Körperbewußtsein und Körpergefühle

✱ ohne Fluor ● mit Befund ■ ohne Befund ▲ Selbstdiagnose

	gar nicht	eher wenig	teils/ teils	eher mehr	völlig
1. Mehr Wissen über Körpervorgänge					
2. Abhängig vom guten Aussehen					
3. Verlaß auf Körper					
4. Auf die Ausstrahlung anderer reagieren					
5. Körper bekommt Nötiges					
6. Unruhe greift auf Körper über					
7. Häufig in den Spiegel schauen					
8. Bin attraktiv					
9. Betroffenheit bei negativer Äußerung					
10. Seelisch ausgeglichen und zufrieden					
11. Sich liebevoll berühren					
12. Kaum anziehend für andere					
13. Gefühle schlecht zeigen können					
14. Mehr empfinden wollen					
15. Meidet Körperkontakt					
16. Sorgen um Gesundheit machen					
17. Angst vor Verletzungen					
18. Sich nicht gern nackt zeigen					
19. Ekel vor sich selbst					

Abb. 3. Körperbewußtsein und Körpergefühle

Patienten mit ihrem Leben ausdrückt oder tatsächlich rein auf den Körper konzentriert bleibt.

Betrachtet man ferner die referierten Ergebnisse zur Einstellung zu den verschiedenen Aspekten des Körpererlebens unter der Hypothese, daß die Patienten über ihren kranken Körperteil Zuwendung erhalten bzw. erhalten möchten – vom Arzt, von ihnen nahestehenden Personen und auch von sich selbst – so scheint es, als wäre die Krankheit des Körpers für den Patienten ein wichtiger Weg um Zuwendung zu erhalten, um Kontakt zu bahnen. Somit ist das Symptom Beziehungsangebot und Appell an sich selbst und die anderen: „Ich brauche Beachtung." Diese Hypothese des Beziehungsangebots bei Menschen mit Symptomen im Intim- und Sexualbereich näher zu diskutieren hat einen doppelten Charakter. Zum einen, weil gerade der Intimbereich etwas sehr Privates – und wie das Wort bereits selbst zum Ausdruck bringt – zutiefst Persönliches ist, und zum anderen, weil der Intimbereich den Ort der vertrautesten Kontakt- und Beziehungsaufnahme sowie der Sinneslust darstellt. Wenn der praktizierende Arzt diesen Überlegungen zustimmen und sie in seine tägliche Arbeit integrieren würde, zögen sie weitreichende Folgen für sein ärztliches Tun nach sich: er würde eine ganzheitliche Therapie durchführen, die neben der apparatemedizinischen Behandlung das persönliche Gespräch mit der Patientin, speziell mit der „schwierigen", gleichberechtigt miteinschlösse.

Literatur

Bickenbach W (1951) Über den Fluor genitalis der Frau. Med Klin 43: 1121–1124

Grützmacher-Sawicka I (1982) Der psychogene Fluor – Von der Selbstreflexion zum ordnenden Prinzip Eros. Sexualmedizin 11: 471–474

Krüntz JG (1856) Ökonomisch-technologische Enzyklopädie. Litfaß, Berlin, S 12–37

Micheelis W, Höcker C, Girardi MR (1981) Sozialpsychologische Aspekte bei Pilzerkrankungen der Vagina. Med Psychol 7: 44–60

Müller H (1972) Fluor genitalis. In: Käser O (Hrsg) Gynäkologie und Geburtshilfe, Bd III. Thieme Stuttgart, S 81–109

Perez-Gay B (1983) Fluor vaginalis et cervicis aus psychosomatischer Sicht. In: Prill HJ (Hrsg) Der psychosomatische Weg zur gynäkologischen Praxis. Schattauer, Stuttgart, S 186–191

Roemer H (1972) Psychogener Fluor. In: Käser O (Hrsg) Gynäkologie und Geburtshilfe, Bd I, Zyklusunabhängige psychogene Störungen. Thieme, Stuttgart, S 528–530

Shontz FC (1969) Perceptual and cognitive aspects of body experience. Academic, London New York

Strauss B, Appelt H (1983) Ein Fragebogen zur Beurteilung des eigenen Körpers. Diagnostica 29, 2: 145–164.

Beziehungsstörungen – eine Indikation zur Behandlung mit einer ganzheitlichen Methode: der konzentrativen Bewegungstherapie

U. Kost

Es ist schwer, über eine Leibmethode zu reden, ohne dem Leser eigene Erfahrungen ermöglichen zu können. Nahezu unlösbar ist diese Aufgabe innerhalb von 10 Minuten. Ebenso schwierig scheint es mir, aus dem Geflecht von Beziehungen, innerhalb dessen sich menschliches Leben vollzieht, *eine* herauszugreifen. Ich habe mich für die Paarbeziehung entschieden, bedauere aber, auf die für unseren Kreis so wichtige Arzt-Patienten-Beziehung nicht eingehen zu können. Trotz dieser Bedenken will ich den Versuch wagen, 3 kurze Beispiele aus Therapieverläufen von Beziehungsstörungen zwischen Ehepartnern darzustellen. Theoretische Erklärungen schließen sich an diese Ausführungen an.
Die konzentrative Bewegungstherapie (KBT) ist eine leiborientierte, tiefenpsychologisch fundierte Methode. Wir arbeiten mit der Beziehung zum eigenen Leib in Raum und Zeit, mit belebten und unbelebten Objekten, mit Übertragung und Gegenübertragung sowie der verbalen Bearbeitung aufgetauchten Materials.

3 Beispiele

Beziehungsaufnahme über ein Seil – Almuth und Friedrich

Sie temperamentvoll, zierlich, mit großen dunklen Augen, er groß, massig, gebremst in seinen emotionalen Äußerungen. Beide haben eine lange Analyse hinter sich. Für beide ist es die 2. Ehe. Sie sind in den letzten Jahren durch viele Krisen gegangen, stehen kurz vor der Trennung, aber haben noch eine leise Hoffnung, es doch zu schaffen. Beide sind auf eigenen Wunsch zu einer Ehepaartherapie zu mir gekommen. Im Verlauf dieser Therapie mache ich folgenden Vorschlag:
„Nehmt euch ein Seil, knotet es zusammen und stellt euch in den so entstandenen Ring. Schließt die Augen und schaut, daß jeder guten Bodenkontakt bekommt. Versucht, euch ganz wahrzunehmen, von unten nach oben, eure augenblickliche Lage deutlich zu spüren. Bringt dann das Seil etwa in Beckenhöhe und probiert aus, was euch beiden auf diese Weise möglich ist, was ihr durch das Seil über euch selbst und über eure Beziehung erfahren könnt.“
Es entsteht zunächst ein wildes Zerren, er spielt seine Körperkraft aus, sein Gewicht, sie wehrt sich, setzt ihre Kraft gymnastisch geschult ein, so daß in etwa ein Gleichgewicht entstehen kann. Dann gelingt es den beiden, allmählich zur Ruhe zu kommen. Die beiden körperlich ganz unterschiedlichen Menschen stellen jeder zunächst eine intensive Beziehung zu sich selbst her, zum Boden auf dem sie stehen und dann über das Seil zum Gegenüber. Sie kommen in ein Gleichgewicht, das jedem ermöglicht, auf eigenen Beinen zu stehen und sich gleichzeitig dem anderen anzuvertrauen. Phasen von Angst (ich falle, verliere mein Gleichgewicht, ich werde fallen gelassen) werden durchgestanden, so daß das Erleben möglich wird: wir können uns aufeinander verlassen. Diese Erfahrung eines vertrauensvollen Miteinanderumgehens ist etwas real

Erlebtes, das nicht einfach weggewischt werden kann. Die Tatsache, daß dies leiblich erfahrbar war, bedeutet, daß eine vertrauensvolle Beziehung überhaupt möglich ist. Voraussetzung dazu war die deutliche Wahrnehmung der eigenen Person, der Beziehung zu sich selbst; das Erlebnis zu stehen, zu sich selbst stehen zu können, Boden unter den Füßen zu haben, beweglich und lebendig zu sein, Kraft zu haben und zusammen etwas durchstehen zu können.
Das Seil als Objekt wird in unserer Arbeit häufig verwendet. Es ermöglicht eine Form von Beziehung: von hinten umfangen sein, sich loslassen können und doch gehalten sein, aufeinander angewiesen sein und sich gegenseitig halten, was in dieser Form nur durch das Seil möglich ist. Ebenso spielt die symbolische Bedeutung in unserer Arbeit eine Rolle. Seil und Nabelschnur hängen eng zusammen. Auch den Beziehungsreichtum unserer Sprache nehmen wir sehr lebendig wahr. Beziehung hat ja etwas mit ziehen zu tun, sich auf etwas oder jemanden beziehen, etwas zu sich herziehen usw. Im Falle von Almuth und Friedrich war diese eine Erfahrung der Beginn eines neuen Abschnitts in ihrer Beziehung, die sich inzwischen positiv entwikkelt hat.

Kommentar

An diesem Beispiel möchte ich deutlich machen, wie wichtig es ist, die Beziehung zur eigenen Person herzustellen. Das ist oft sehr schwierig, denn hier liegen die frühesten Störungen vor. Selbstvertrauen ebenso wie das Vertrauen in einen anderen bildet sich ja in der frühen Kindheit, dann, wenn die Bezugsperson sich als tragfähig erweist und das Gefühl des Angenommenseins vermittelt. Die leibliche Erfahrung, daß wir Boden unter den Füßen haben, verbunden mit Erfahrungen von Zuwendung und Angenommensein durch den Therapeuten kann allmählich dazu führen, daß sich Vertrauen bildet, auch wenn die frühen Erfahrungen negativ gewesen sind. Wie schon erwähnt, ist die Beziehung zur eigenen Person die Grundlage für alles weitere, die Beziehung zu Objekten, belebten und unbelebten, und als wesentlicher Teil das Gespräch über das Erlebte. Es ist wichtig, Erfahrungen soweit formulieren zu können, daß sie in ihrem Bedeutungsgehalt verständlich werden und ein Bezug zur Biographie hergestellt werden kann. Oft sind es sehr aufwühlende Erlebnisse, die in dieser Stärke wohl durch das Augenschließen ermöglicht werden. Wir schalten damit unser distanzierendes und dominierendes Organ aus, so daß die anderen Sinnesorgane mehr Raum einnehmen. Dadurch werden andere Gefühle, andere Erfahrungen möglich, festgefahrene Vorstellungen können als solche erkannt und verändert werden. Gleichzeitig wird mehr Innenschau und Regression möglich, die Welt wird noch einmal neu erfahrbar, das Leben wird bunter und reicher, so wie wir es als Kinder wohl alle erlebt haben.

Direkte Kontaktaufnahme als Versuch, Beziehung herzustellen – Inge und Ernst

Inge erscheint voller Vorwurf – der Arzt hat nach dem Konkurs des Familienbetriebs eine reaktive Depression diagnostiziert. Eine verdeckte Aggression dem Ehemann gegenüber ist für mich deutlich spürbar. Ernst ist moralisierend, ohne Verständnis für Inges Verhalten, bereit, jetzt die Ärmel hochzukrempeln und neu anzufangen. Beide sind vom Arzt geschickt, nicht auf eigenen Wunsch gekommen.
An einem der ersten Abende in einer Paargruppe folgender Versuch: Einer setzt sich mit angezogenen Knien und um die Knie gefalteten Händen auf den Boden, hebt die Füße vom Boden ab und hat so eine ganz kleine Sitzfläche, ist also leicht zu bewegen. Der Partner stellt sich dahinter, legt die Hände auf die Schultern des Sitzenden und bewegt ihn vorsichtig, möglichst

beide sollten die Augen schließen. Dabei ist es wichtig, die Beziehung zur eigenen Person, zum Boden und zum anderen herzustellen. Ernst bewegt seine Frau mit hölzernen Händen und läßt sie zur Seite fallen. Ich erschrecke, weil ich weiß, daß dieser kleine Fall mit geschlossenen Augen viel Angst auslösen kann. Inge wehrt total ab, sie ärgert sich zwar: „So ähnlich gehst Du ja auch sonst mit mir um", sagt sie, aber an tiefliegende Gefühle kommt sie nicht. Er entschuldigt sich formal, ist außerstande, eigene Empfindungen zu äußern, meine Fragen sind ihm und ihr unverständlich. Dies war ein prognostischer Hinweis für mich, der sich voll bestätigt hat. Beide sind zwar pünktlich zu den Gruppensitzungen erschienen, aber waren so voller Abwehr gegen jede Annäherung an Emotionales oder gar Unbewußtes, daß zwar die sogenannte Depression nicht mehr zu erkennen war, aber eigentlich in der Beziehung dieser beiden Menschen zur eigenen Person wie zum anderen keinerlei Entwicklung festzustellen war.

Kommentar

Ein Paar kommt zur Therapie, das vom Kollegen geschickt wird. Es liegt eine konkrete Problemsituation vor, die von beiden bewältigt werden muß. Er ist nicht imstande, auf Inges Jammern einzugehen, ist aber bereit, wieder etwas Neues aufzubauen. Sie fühlt sich gekränkt dadurch, daß ihre Erwartungen auf gesichertes Leben enttäuscht worden sind, kann ihm dies aber nicht so deutlich sagen, wie es eigentlich notwendig wäre, so daß ihr Ärger nur in einem unterschwellig aggressiven Verhalten durchkommt. Sie weigert sich, die neuen Schritte mitzumachen, versucht den Rückzug in ein passives Verhalten, was vom Arzt als Depression diagnostiziert wird. Beiden ist deutlich, daß sich etwas ändern muß, so daß sie bereit sind, in eine Ehepaargruppe zu kommen. Aufgrund der Biographie dieser beiden Menschen wird bald deutlich, daß der emotionale Bereich vollkommen abgespalten ist, daß auch in der Kindheit und Jugend Gefühle keinen Stellenwert hatten, sondern eigentlich nur Pflichterfüllung und Leistung, verstärkt durch einen engen christlichen Hintergrund, im Leben dieser beiden zählen. Der Versuch, mit der konzentrativen Bewegungstherapie einen Zugang zu ihren Emotionen zu ermöglichen, war in diesem Falle zu beängstigend, eine massive Abwehr ist eingetreten. Nach Beendigung dieser Gruppe sind die beiden einer Sekte beigetreten und fühlen sich jetzt offenbar wohl.

Malen als Initialerlebnis und Beginn einer Paartherapie in der Gruppe – Kuno und Ulrike

Er groß, stattlich, differenziert, Naturwissenschaftler, eher introvertiert, mit einer starken Aggressionshemmung, zur Depression neigend. Sie klein, zierlich, sehr lebendig, impulsiv mit hysterischen Anteilen. Er beruflich erfolgreich, sie daheim, um der 3 Buben willen mit Verzicht auf eine sehr geliebte Berufstätigkeit. Beide sind mir seit langem bekannt. Er trifft mich auf der Straße, berichtet mir völlig verzweifelt: aus heiterem Himmel, wie er meint, sei die Frau vor einigen Wochen zunächst mit Kreislaufstörungen zusammengebrochen, dann in einer Kur „ausgebrochen", sie habe sich in einen anderen Mann verliebt. Er versteht die Welt nicht mehr. Sie versucht immer wieder, ihm mit Worten verständlich zu machen, wie das alles kam, kann ihn aber nicht erreichen. Auch sie verzweifelt, ratlos.

Nach einem längeren Gespräch mit den beiden nun folgender Vorschlag: „Nehmen Sie sich einen Bogen Papier und ein paar Farbstifte. Suchen Sie sich einen Platz im Raum. Setzen Sie sich auf den Boden. Versuchen Sie für einen Augenblick, die Augen zu schließen und zu sich selbst zu kommen und malen Sie dann in einigen Minuten so schlicht wie möglich, was Ihnen zu Ihrer Situation innerhalb der Ehe einfällt."

Nun eine kurze Bildbeschreibung: Sie hat sich selbst dargestellt am unteren Rande des Blattes als etwas senkrecht Stehendes, schwarz mit gelben Stacheln. Sagt dazu, sie sei etwas ganz Sta-

cheliges. Das Ganze zugedeckt von einer breiten, blauen Masse mit etwas Violett darin. Ihr Kommentar: „So zugedeckt von etwas Weichem, Formlosem fühle ich mich, das nimmt mir die Luft, so kann ich nicht existieren." Im Bild hat sie versucht, mit einem roten Stift einen Ausweg zu suchen. Wird von dem Blauen aber wieder eingehüllt. Sie schafft es dann doch, heraus und nach oben zu kommen und wendet sich von außen wieder dem Blauen zu. Sie meint dazu, sie könne immer wieder neu anfangen, sie habe sehr viel Phantasie und könne das Alte hinter sich lassen.
Er malt eifrig mit dünnen Stiften in der linken unteren Hälfte des Bildes zunächst einen Knäuel schwarz mit einem Fragezeichen, der dann aber zu einem Kopf wird. Darüber einen roten Stern mit einem schwarzen Mittelpunkt. Rechts im Blatt ein Oval, in dem sechs runde Gebilde drinnen sind, die er nicht näher erklären kann. So wird deutlich, daß er versucht hat, sich und seine Problematik darzustellen, die Frau aber nicht im Bild ist. Er erkennt, daß er so mit sich selbst beschäftigt ist, daß dies tatsächlich stimmt. Beide sind über diese Bilder sehr erschrocken. Noch im Laufe der Therapie kommen sie häufig darauf zurück, sind aber nun bereit, in eine Ehepaartherapie zu kommen, die zu einem sehr guten Ergebnis geführt hat.

Kommentar

Die Sprache hat bei diesem Paar zu einer Verhärtung der Fronten geführt, Verständigung ist nicht mehr möglich. Jeder kreist um seine eigene Verzweiflung, so daß hier der Versuch, eine andere Verständigungsebene einzuführen, neue Möglichkeiten beinhaltet. Malen in einer solchen Initialsituation kann mit einem Initialtraum verglichen werden, wenn es gelingt, Inhalte aus dem Unbewußten aufs Papier zu bringen, was hier offenbar ein Stück weit gelungen ist. Der Mann ist entsetzt zu sehen, daß seine Frau sich von ihm so zugedeckt und eingeengt fühlt, daß ihr die Luft wegbleibt. Gleichzeitig erschrickt er über seine Ich-Bezogenheit, über sein In-den-eigenen-Problemen-verfangen-Sein, während sie erleichtert ist, ihm auf diese Weise sagen zu können, was ihr eigentlich das Leben so schwer macht. Sie deutet in ihrem Bild ja an, daß es eine Rückkehr geben kann, wenn sie wieder Raum zum Leben und Atmen hat.
Beziehungsstörungen zwischen Partnern gehören zur täglichen Arbeit des Arztes. Sicherlich sind sie häufig zunächst hinter Körpersymptomen verborgen, aber bei wachsendem Vertrauen in die Beziehung zum Arzt immer deutlicher zutage tretend. Die Arzt-Patienten-Beziehung kann in dem Maße, in dem der Arzt gelernt hat, bei sich selbst und beim anderen zu sein, die Grundlage für einen Abbau vielfältiger Beziehungsstörungen bilden.

Einführung in die Methode

Unsere Arbeit geht auf Elsa Gindler zurück und wurde von Helmuth Stolze vor etwa 28 Jahren in der Bundesrepublik bekannt gemacht, zunächst über Kurse, die bei den Lindauer Psychotherapiewochen alljährlich abgehalten wurden, dann durch eine Reihe von Vorträgen und Veröffentlichungen. Der Grundgedanke Elsa Gindlers war, die Bewegung als Erfahrung und Erlebnis in den Mittelpunkt zu rücken, im Gegensatz zu der auch heute noch weit verbreiteten oberflächlichen Betrachtung der Bewegung als eines von außen beobachtbaren und meßbaren Phänomens, das in seinem räumlich zeitlichen Verlauf registriert werden kann. Innerhalb der letzten 25 Jahre haben wir mit dieser Methode an verschiedenen Orten gearbeitet und sie weiter ausgebaut und entwickelt. Wir haben 1975 den „Deutschen Arbeitskreis für Konzentrative Bewegungstherapie" gegründet, um die Erfahrungsmethode auch theoretisch zu durchleuchten und einen Weiterbildungsgang für angehende Therapeuten zu entwickeln. Noch stecken wir mitten in dieser Arbeit. Unser Ziel ist es, dem Menschen zunächst zu ermöglichen, sich ganzheitlich zu erfassen, und ihm zu einer veränderten, erweiterten Wahrnehmung der eigenen Person in ihrer Beziehung zum Selbst und zur Umwelt zu verhelfen. Dies bedeutet, daß unsere Arbeit sowohl als Therapie wie auch als pädagogisches Angebot gleichermaßen geeignet ist. Wir haben die Erfahrung gemacht, daß im konzentrativen Arbeiten mit der Bewegung aus unseren Angeboten jeweils das gemacht und erlebt wird, was für den einzelnen zum jeweiligen Zeitpunkt wichtig und notwendig, aber auch möglich ist. Das Erleben der eigenen Mitte, des eigenen Lebensraumes außen und innen, das Akzeptieren von Grenzen, die nicht verändert werden können, aber auch die Erfahrung, immer wieder die Grenze nach außen verschieben zu können, ist Ziel unserer Arbeit. Die bewußte Wahrnehmung der gegenwärtigen Möglichkeiten führt dazu, Gegenwart als das zu Gestaltende zu erleben, Ängste, die Vergangenheit oder Zukunft betreffen, zu relativieren, Vorstellungen, sehr häufig negativer Art, als solche zu erkennen, Neues zu wagen und zu erproben. Die Arbeit im Jetzt und Hier bedeutet aber nicht, daß wir ahistorisch vorgehen.

Häufig werden durch die Arbeit an der Bewegung Inhalte aus dem Unbewußten mobilisiert, die dann auch bearbeitet werden, und das Ziel, auf das wir zugehen, liegt in der Zukunft. Wir machen häufig die Erfahrung, daß die bewußte Wahrnehmung der taktilen wie der kinästhetischen Reize zu Erlebnissen von großer emotionaler Intensität führt, die bis zur Erschütterung gehen kann. Frühe, manchmal früheste, häufig angstbesetzte Erinnerungen tauchen wieder auf, aber manchmal auch sehr lustvolle Erlebnisse. Im Gespräch können und müssen solche Inhalte dann weiter bearbeitet werden. Der KBT-Therapeut muß damit rechnen, daß jedes Erfahrungsangebot die Möglichkeit enthält, bei einzelnen Übenden zu intensiver Regression zu führen.

Ebenso muß er wissen, daß, wie in anderen psychotherapeutischen Methoden auch, massive Übertragungs- und Gegenübertragungserlebnisse einfließen. Das gleiche gilt für den Widerstand, der sehr verschiedenartig aussehen kann und oft nicht gleich als solcher zu erkennen ist. Daß durch unsere unterschiedlichen Erfahrungsangebote verschiedene entwicklungspsychologische Phasen angesprochen werden, ist bekannt; das Liegen z.B. führt häufig in ganz frühe Stufen zurück, ebenso das Vom-Platz-Rollen oder das Kriechen, während Arbeit am Sitzen in der analytischen Terminologie den analen Bereich anspricht. Die ödipale Problematik wird in der KBT vor allem bei Partner- und Gruppenübungen mobilisiert, ebenso der sexuelle Bereich.

Die von uns verwendeten Übungsobjekte wie Ball, Stab, Seil, Kugel, aber auch Gegenstände aus dem täglichen Leben wie Steine, Hölzer, Früchte, ein Plüschball oder ein Teddybär haben nicht nur ihren spezifischen Aufforderungscharakter, sondern auch eine symbolische Bedeutung, der Stab z.B. als Stecken, Waffe, erigierter Penis, Turnstange, Schlagstock, die Kugel als weibliches Symbol, Urbild der Vollkommenheit. Sie vermittelt Gefühle von Ganzheit, Geborgenheit, wird dynamisch, frei, beweglich, labil, fließend ohne Anfang und Ende erlebt. Die Kugel ebenso wie der Ball auch Symbol der Mutterbrust, führt an ganz frühe Schichten heran. Die Identifizierung mit ihr wird oft sehr stark erlebt. Dies kann dazu führen, daß einzelne

Kursteilnehmer eine Kugel über 5 Tage hinweg bei sich tragen, oder aber große Schwierigkeiten haben, sie beim Tauschen an einen anderen abzugeben. Sowohl der Stab als auch die Kugel können aber auch aggressiv oder zur Kontaktaufnahme zu anderen Menschen verwendet werden. Die unterschiedliche Symbolik, ebenso wie der andersartige Aufforderungscharakter dieser Gegenstände, führen zu vollkommen verschiedenartigen Abläufen innerhalb des Gruppengeschehens. Außerdem werden ganz persönliche Erinnerungen durch konzentrativen Umgang mit dem eigenen Leib, wie mit Dingen oder Menschen wachgerufen. Der direkte Zugang zum emotionalen Bereich über den Leib bedeutet, daß sonst funktionierende Abwehrmechanismen unterlaufen werden können, was zu ganz starken Angstreaktionen führen kann, uns aber dadurch die Möglichkeit der Bearbeitung ganz früher Ängste bietet.

Klienten

An welchen Personenkreis richtet sich unsere Methode? Ich denke, hier sind alle angesprochen, die mit anderen Menschen zu tun haben und sich selber nicht nur besser kennenlernen, sondern ein möglichst erfülltes, lebendiges Leben wollen, also alle Pädagogen und alle in Heilberufen Tätigen, natürlich auch alle Eltern. Wir haben deshalb immer wieder einmal überlegt, ob wir das Wort „Therapie" herausnehmen könnten, haben bislang aber noch keinen Ersatz gefunden.

Auch wir sog. Gesunden haben durch die Zivilisation Einengungen und Entfremdungserlebnisse erlitten, die zum Verlust der bewußten Wahrnehmung des eigenen Leibes führen. Wir müssen ja auswählen, um mit dem Übermaß an Reizen leben zu können. Arnold Gelen sagt, daß wir mit Verkürzungen, Andeutungen und Symbolen leben. Erst durch das Übersehen zahlloser möglicher Wahrnehmungen gibt es Übersicht. Es wird biologisch in erster Linie auf die Wahrnehmung von Situationen, auf Gesamtfelder von Umweltandeutungen ankommen, und nur in Einzelsituationen ist es möglich, Einzelheiten konzentriert wahrzunehmen. Dies bedeutet, daß wir bei der Arbeit mit KBT wieder neu lernen, Dinge zu erfahren, zu erfühlen, schauend wahrzunehmen, zu hören, zu schmecken und damit ganz neue Dimensionen unseres täglichen Lebens zu erschließen.

Dies ist mit ein Grund, warum wir häufig mit geschlossenen Augen arbeiten und damit den distanzierenden Umgang mit der Welt aufgeben, aber auch die Vorstellungen beiseite lassen, die uns häufig hindern, eine direkte Beziehung zu Dingen und Menschen zu bekommen. Es ist überaus eindrucksvoll zu erleben, wie Menschen mit geschlossenen Augen miteinander umgehen: vollkommen neue Wahrnehmungen und Verhaltensweisen werden möglich, Vorurteile können abgebaut werden.

Die Möglichkeit, emotional noch einmal sehr weit zurückzugehen in der eigenen Biographie, u.U. bis in den präverbalen Bereich, bedeutet, daß wir mit dieser Therapieform sehr frühe Störungen behandeln können und daß ein Personenkreis therapierbar wird, der für eine Analyse ungeeignet erscheint. In psychiatrischen Kliniken, die mit dieser Methode arbeiten, hat sich das Patientengut dadurch inzwischen verändert.

Wie J. E. Meyer schon 1961 nachweisen konnte, bewirkt die konzentrative Hinwendung auf einen bestimmten Körperteil, anders als beim autogenen Training, Veränderungen der Eigenreflexe nicht im Sinne einer Abschwächung oder Aufhebung, z.B. des Achillessehnenreflexes, sondern eine Reflexsteigerung. Dies kann als Hinweis auf gesteigerte Aktionsbereitschaft gewertet werden. Untersuchungen von G. und H. Harrer (in der Zeitschrift *Musik und Medizin,* 1975/4 und 1978/10) über den Einfluß von Musik auf die Psychomotorik weisen gleichfalls darauf hin, daß emotionale Abläufe Reaktionen im Muskelsystem in Gang setzen. Nehmen wir nun Mitteilungen von Jacobson aus den 30er Jahren hinzu, daß Muskeltätigkeit zu psychischen Abläufen führt, so schließt sich der Kreis, d.h. Veränderungen im Leiblichen bewirken Veränderungen im Psychischen und umgekehrt. Der alte Satz von Paracelsus: „Was innen ist, ist außen und was außen ist, ist innen" bewahrheitet sich hier. Untersuchungen im Gebiet der pränatalen Psychologie weisen darauf hin, daß ganz frühe Engramme Bewegung mit Empfindung verbinden. Die sinnenhaft wahrgenommene sinnvolle Bewegung (KBT) ist deshalb in vielen Bereichen einzusetzen: in der psychosomatischen Medizin, in der Vor- und Nachsorge bei Karzinomerkrankung, bei der Rehabilitation nach Herzinfarkt, aber auch bei den immer häufiger festzustellenden Grundstörungen im Sinne Balints. Immer mehr werdende Mütter gehören zu diesem Personenkreis. Nachdem die mütterliche Beziehung zum eigenen Leib ebenso wie das vorhandene oder nicht vorhandene Urvertrauen sich auf die Entwicklung des Kindes deutlich auswirkt, ist auch hier ein Aufgabenfeld, in das die KBT eingeführt werden sollte. Zunehmend mehr wird in psychiatrischen Kliniken mit dieser Methode gearbeitet, allerdings in einer sehr strukturierten Form, dort häufig als ein Teil eines Therapieplanes, in dem die Gesprächsgruppe parallel dazu geführt wird. Alle Neuroseformen sind geeignet, schwere Depressionen sowie Depersonalisationserscheinungen sollten aber nicht mit KBT behandelt werden!

Die Bedeutung der Sprache in der KBT

Das Erfahrungsangebot des Gruppenleiters wird mit der großen Bildhaftigkeit der Sprache und der Art seiner Formulierung die Entwicklung des Gruppenprozesses und der jeweiligen Sitzung formen. Es gibt hier allerdings die verschiedenartigsten Erfahrungen; manchmal gibt es Gruppenabläufe, die sich aus der Zusammensetzung der Gruppe und dem Angebot von Material so entwickeln, daß innerhalb einer Stunde 1–2 Interventionen des Gruppenleiters erforderlich sind. Andere Erfahrungsangebote wiederum erfordern ein ständiges verbales Begleiten durch den Therapeuten, etwa wenn bestimmte Bewegungsabläufe beabsichtigt sind. Der Gruppenleiter hat die Aufgabe, ein möglichst weites Feld der Erprobung zu schaffen, so viel Sicherheit wie nötig und so viel Freiheit wie möglich für jeden einzelnen anzubieten. Das anschließende Gespräch ist notwendig, weil Bewegungshandlung immer vieldeutig ist und es für den Therapeuten, aber natürlich ebenso für den Beteiligten wichtig ist, die Bedeutung eines Verhaltens zu verstehen.
Fragen des Therapeuten, auch vorsichtige Deutungen, helfen dem Patienten, zuerst nur Empfundenes klarer zu erkennen. Sie ermöglichen ihm, Gefühle und Empfindungen zu formulieren und auszusprechen, so daß die zunächst oft nur halb bewußte Erfahrung begreifbar wird. Biographisches Material kann so bearbeitet werden, Übertragungsphänomene können abgebaut, neue Gedanken und Verhaltensweisen gewagt werden. Nicht selten sind Erlebnisse so stark und reichen so weit zurück, daß

zunächst eine Art von Sprachlosigkeit eintritt, u.U. muß dann eine gestalterische Phase als eine Art von Zwischenebene eingeschaltet werden, z.B. Malen mit Fingerfarben, Bauen mit den verschiedenartigsten Elementen, um erst später ein In-Worten-Fassen zu ermöglichen. Dieser Teil unserer Arbeit, die Körpersprache zu enträtseln, sie zu verstehen und durch das helfende, eventuell deutende Gespräch dem Ich-Bewußtsein zugänglich zu machen, unterscheidet die KBT von anderen leibnahen Methoden. Sie ist deshalb eine ganzheitliche Psychotherapie.

Literatur

Becker H (1981) Konzentrative Bewegungstherapie. Integrationsversuch von Körperlichkeit und Handeln in den psychoanalytischen Prozeß. Thieme, Stuttgart New York

Gräff C (1983) Konzentrative Bewegungstherapie in der Praxis. Vorwort von Eckart Wiesenhütter. Hippokrates, Stuttgart

Meyer JE (1961) Konzentrative Entspannungsübungen nach Elsa Gindler und ihre Grundlagen. Z Psychother Med Psychol 11: 116–127

Stolze H (1984) Die Konzentrative Bewegungstherapie. Grundlagen und Erfahrungen. (Zusammenstellung der Schriften von 36 Autoren aus 3 Jahrzehnten). Mensch & Leben, Berlin

Sterilisation oder Vasektomie – Ausdruck von Hierarchie oder Partnerschaft in der Beziehung?

P. Goebel, K. Ortmann und M. Vallo

Die Sterilisation ist im Vergleich zur Vasektomie in der Bundesrepublik Deutschland eine bekannte und häufig praktizierte Verhütungsmethode. In den USA ist das Verhältnis Sterilisation zur Vasektomie bereits seit ungefähr 15 Jahren 1:1, obwohl für die Vasektomie nicht geworben wird und die Beratung intensiver sein soll als bei der Sterilisation (Alder et al. 1981). Üblicherweise erreichen uns Bewegungen aus den USA mit einer gewissen Verspätung, nicht so die Vasektomie. In Westeuropa lassen sich lediglich in England genauso viele Männer vasektomieren wie Frauen sterilisieren (Population Reports 1983).

Nach Durchsicht der Literatur sprechen die positive Verarbeitung, eine niedrige Komplikationsrate und die relativ geringen Kosten für die Vasektomie, so daß aus dieser Perpektive die geringe Anzahl von Vasektomien unverständlich ist (Smith et al. 1985; Alder et al. 1981; Carey 1976). Einschränkend sei erwähnt, daß über die Verarbeitung der Sterilisation – selbst in den USA – erheblich mehr Arbeiten vorliegen als über die Verarbeitung der Vasektomie.

Die bisherigen Untersuchungen zur Sterilisation, die von der Prämisse ausgehen, daß eine positive psychische Verarbeitung möglich ist, beziehen zwar die Dimension Partnerschaft z.T. mit ein (Petersen 1983), nicht aber die Möglichkeit, daß sich auch der Mann vasektomieren lassen kann, und daß die Entscheidung zur Sterilisation Ausdruck einer bestimmten Beziehungskonstellation ist. Die in der Bundesrepublik in den letzten Jahren ins öffentliche Bewußtsein vorgedrungene und teilweise akzeptierte Möglichkeit, daß der Mann sich vasektomieren lassen könnte, wird die Entscheidung für eine Sterilisation und den Verarbeitungsprozeß erheblich beeinflussen.

Die Verarbeitung ist nicht nur ein Problem der psychischen Struktur. Gesellschaftliche Normen und geschlechtsspezifische Rollenvorstellungen sind ebenso daran beteiligt. So könnten die Ursachen für das unterschiedliche definitive Antikonzeptionsverhalten in den USA und der Bundesrepublik außer in den finanziellen Gründen und dem vielleicht höheren Informationsstand bezüglich der Vasektomie – die äußeren Bedingungen scheinen ähnlich zu sein – in dem Überwiegen eines anderen Beziehungsmusters und/oder anderer Vorstellungen über die Rollenverteilung von Mann und Frau liegen. Der Unterschied könnte darin bestehen, daß in den USA der Wandel in den Beziehungen von der hierarchisch strukturierten zu einer eher partnerschaftlich orientierten Beziehung schneller und weiter vorangeschritten ist als bei uns. Wenn diese Annahme zutreffen sollte, dann müßten sich Paare, die sich bei uns zur Vasektomie entschließen, von denen, die eine Sterilisation bevorzugen, in dem Maß an Partnerschaftlichkeit in der Beziehung unterscheiden. An Paaren, die sich für eine Vasektomie entscheiden, würde sich quasi der Wandel im Beziehungsverständnis, der sich in den letzten 30 Jahren beobachten läßt, darstellen. 1954 waren 48% der deutschen Bevölkerung der Meinung, daß in einer Ehe Mann und Frau die gleichen Rechte haben sollten. Im Oktober 1973 waren es bereits 74% (Allensbacher Umfrage 070 und 2098, zit. nach Giger 1981).

Die Entscheidung für eine (weitgehend) irreversible Kontrazeption bedeutet Verzicht auf die Möglichkeit, Leben zu zeugen. Dies ist psychodynamisch von großer Bedeutung. Dieser Schritt kann Ausdruck einer reifen Entscheidung (was Zugang zu der Breite der eigenen Bedürfnisse und die Fähigkeit zu antizipatorischem Denken und Fühlen voraussetzt), aber auch Ausdruck eines neurotischen Konflikts (Goebel et al. 1985) sein. Bei der Beurteilung „neurotisch vs. reif" darf nicht übersehen werden, daß gesellschaftliche Normen in die Beurteilungsmaßstäbe miteinfließen. Da sich wohl niemand gerne einem operativen Eingriff unterzieht, sondern dies wahrscheinlich nur aus einem gewissen Einsichts- und Machtdruck heraus machen wird (etwa: das kleinere Übel wird dem größeren Übel der ungewollten Schwangerschaft vorgezogen), ist anzunehmen, daß sich in einer eher hierarchisch strukturierten Beziehung, in der der Mann die Macht hat, aufgrund der unterlegenen Position die Frau sterilisieren lassen wird.

Beckmann (1977) beschreibt das in unserem Kulturkreis vorherrschende, durch schwer beeinflußbare Ideale bestimmte Rollenverhalten als Unterwerfungs- und Dominanzbeziehung: „Zur männlichen Rolle gehören in unserem Kulturkreis die Dominanz, das Überlegenheitsgefühl, die Angstfreiheit, ein geringes Maß an Emotionalität und der soziale Erfolg, zur weiblichen Rolle die passive Unterwerfungsbereitschaft, die Untüchtigkeit, die Emotionalität, die Ängstlichkeit, die vegetative Labilität und geringer sozialer Erfolg." Hierbei handelt es sich um Rollenzuschreibungen, die die Entfaltung von Partnerschaftlichkeit behindern.

Das Maß an Partnerschaftlickeit wird innerhalb der Familie neben dem Informationsstand für den Ausgang des Entscheidungsprozesses Sterilisation/Vasektomie entscheidend sein. Möglichkeiten, die Partnerschaftlichkeit einer Beziehung zu erfassen, besteht darin, den Kommunikationsgrad (v.a. über den geplanten Eingriff; Bean et al. 1983), die gegenseitige Bereitschaft, den Eingriff machen zu lassen, das Maß an Autonomie, das sich die Partner nehmen oder geben, und die Verteilung des bisherigen Antikonzeptionsverhaltens zu erfragen. Bei ungleicher Machtverteilung ist davon auszugehen, daß der unterlegene Teil – meist die Frau – die Last der Antikonzeption übernehmen wird. Das Maß an Partnerschaftlichkeit wird durch gesellschaftliche Normen und die damit verbundene Rollenverteilung bestimmt, die aber laufenden Veränderungen ausgesetzt sind.

Anhand der von uns durchgeführten Untersuchungen zur Vasektomie und Sterilisation wollen wir versuchen, die Annahme über das höhere Maß an Partnerschaftlichkeit von Paaren, die sich für die Vasektomie entscheiden, gegenüber Paaren, die sich zur Sterilisation entschließen, zu bestätigen.

Über unsere Untersuchungen

1. Vasektomie

Fünf niedergelassene Urologen, die am häufigsten Vasektomien in Westberlin ambulant durchführen und von Pro Familia empfohlen werden, baten über einen Zeitraum von 12 Monaten ihre eine Vasektomie wünschenden Patienten bei der Erstuntersuchung um Teilnahme an unserer Studie. Sie überreichten ihnen ein kurzes Schreiben, worin Sinn und Zweck der Untersuchung erklärt wurden. Sofern die Männer zustimmten, erhielten wir deren Namen und Telefonnummern. Wir riefen die Männer daraufhin vor dem Eingriff an und baten um einen Gesprächstermin in deren Wohnung, nach Möglichkeit in Anwesenheit und unter Einbeziehung der Partnerin. Telefonisch nahmen 15 Männer ihre Zustimmung zurück oder gaben uns Gründe an, deren Stichhaltigkeit nicht zu überprüfen war, wonach ein Gespräch z.Z. nicht möglich sei. Von den Partnerinnen wollten 7 nicht an der Untersuchung teilnehmen; in diesen Fällen wurde das Gespräch ohne sie durchgeführt.

Das Gespräch bestand in der Erhebung einer tiefenpsychologisch sowie paar- und familiendynamisch orientierten Anamnese, der Vorlage der Gießen-Tests S, Fm und Fw sowie des Gießener Beschwerdebogens (GBB). Die Mitarbeit der Paare war ausgezeichnet, lediglich 2 der teilnehmenden Frauen und 2 Männer weigerten sich, die Testbögen auszufüllen.

2. Sterilisation

Über einen Zeitraum von 4 Monaten wurden alle Frauen, die stationär zur Sterilisation ins Auguste-Viktoria-Krankenhaus kamen, von Frau Vallo untersucht. Die Untersuchung fand einen Tag vor dem Eingriff statt. Sie bestand in der Erhebung einer tiefenpsychologisch sowie paar- und familiendynamisch orientierten Anamnese, der Vorlage der Gießen-Tests S, Fm und Fw. Die Mitarbeit der Frauen war ausgezeichnet; keine verweigerte die Teilnahme.

Vergleich der sozialpsychologischen Daten

Wir möchten das unterschiedliche Maß an Partnerschaftlichkeit anhand des Vergleichs ausgewählter sozialpsychologischer Daten aufzeigen („Gruppe Steri“: n = 57 Frauen, „Gruppe Vasek“: n = 156 Männer).

1. Beziehungssituation

	Steri-Gruppe		Vasek-Gruppe
verheiratet	37 (64,9%)	verheiratet	110 (70,5%)
fester Partner	17 (29,8%)	fester Partner	34 (21,8%)
ohne Beziehung	3 (5,3%)	ohne Beziehung	12 (7,7%)

Kaum Unterschiede zwischen den Gruppen. Der Entschluß zu einer definitiven Kontrazeption wird vor allem aus einer festen Beziehung heraus getroffen.

2. Kindersituation

♀	Steri-Gruppe	♂	Vasek-Gruppe
haben eigene Kinder	51 (89,5%)	haben eigene Kinder	101 (64,7%)
haben keine Kinder, waren nie schwanger	6 (10,5%)	haben Kinder durch ihre Partnerin	12 (7,7%)
		haben keine Kinder	43 (27,6%)

Eigene Kinder zu haben könnte als Voraussetzung für den Entschluß für Frauen deutlich wichtiger sein als für Männer. Andererseits ist bekannt, daß kinderlosen Frauen ärztlicherseits die Sterilisation auch verwehrt wird.

3. Schulbildung

	Steri-Gruppe	Vasek-Gruppe
Abitur	6 (10,5%)	38 (27,1%)
Mittlere Reife	22 (38,6%)	45 (32,1%)
Hauptschule	27 (47,3%)	56 (40,0%)
ohne Abschluß	2	1

Die Schulbildung der Frauen, die sich sterilisieren lassen, ist deutlich geringer als die von Frauen, deren Männer sich vasektomieren lassen. Dies spricht für einen Zusammenhang zwischen Informationsstand und dem Ausgang des Entscheidungsprozesses. Der Unterschied zwischen den Frauen der beiden Gruppen bezogen auf den Schulabschluß Abitur ist hochsignifikant (0,05%).

4. Vorschlag zum Eingriff

	Steri-Gruppe		Vasek-Gruppe
von Frau	21 (36,8%)	vom Mann	70 (48,6%)
von Frau, angeregt durch Freundin/Arzt	36 (63,1%)	vom Mann, angeregt durch Kollege/Arzt	26 (18,0%)
von beiden	0	von beiden	23 (16,0%)
vom Mann	0	von Frau	25 (17,4%)

Alle Vergleiche sind mit Ausnahme „Vorschlag von Frau/Vorschlag vom Mann" hochsignifikant. Daß Frauen häufiger von Ärzten zur Sterilisation angeregt werden, wird auch daran liegen, daß sie häufiger einen Arzt aufsuchen (z.B. wegen Verhütungsfragen) als Männer.

5. Bereitschaft des Partners zum Eingriff

Steri-Gruppe	6 (11,1%)	Vasek-Gruppe	67 (46,8%)

Die Unterschiede zeigen deutlich auf hochsignifikantem Niveau, daß in der Steri-Guppe die Antikonzeption in erheblich stärkerem Maße als in der Vasek-Gruppe die Angelegenheit der Frau ist. Sie ist für die Antikonzeption verantwortlich – einen Fehlschlag muß sie auch ausbaden. Die geringe Bereitschaft der Männer, sich anstatt ihrer Partnerin dem Eingriff zu unterziehen, unterstreicht die Verteilung der Antikonzeptionsverantwortung und zeigt zugleich die Verteilung der Macht oder das geringe Maß an Partnerschaftlichkeit in Fragen der Antikonzeption.

6. Kommunikationsverhalten

Nur 8 von 54 Frauen in der Steri-Gruppe gaben an, mit dem Partner ausführlich über den Eingriff gesprochen zu haben, 9 haben überhaupt nicht mit ihm darüber gesprochen. In der Vasek-Gruppe sprechen die Paare mit 2 Ausnahmen ausführlich über den Eingriff (vgl. Alder et al. 1981). Auch in Beziehungen, die der Mann zwar als fest bezeichnet, in der das Paar aber nicht zusammen wohnt, wird über die Vasektomie intensiv gesprochen, obwohl diese Männer den Eingriff primär als ihre Angelegenheit („mein Ding") betrachten.

Diskussion

Der Vergleich der Daten soll helfen, die Gründe für das ungleiche Verhältnis von Sterilisation zur Vasektomie zu verstehen. Neben dem unterschiedlichen Informationsstand, der die Wahl zwischen Sterilisation und Vasektomie beeinflußt, sehen wir die Entscheidung in Zusammenhang mit gesellschaftlichen Normen und entsprechenden Rollenverteilungen in einer Partnerschaft. Diese Normen und Rollenverteilungen verändern sich aber, so daß sich eine Entwicklung von der hierarchischen zu einer eher partnerschaftlich orientierten Beziehung abzeichnet. Als Kriterien für das Maß an Partnerschaftlichkeit verwenden wir die Bereitschaft des Partners, den Eingriff auch bei sich vornehmen zu lassen, und den Kommunikationsgrad über die definitive Kontrazeption.
Die Bereitschaft der Männer in der Gruppe „Sterilisation", den Eingriff anstatt ihrer Partnerin machen zu lassen, steht im krassen Gegensatz zur Bereitschaft der Frauen in der Gruppe „Vasektomie". Die Ablehnung der Männer in der Steri-Gruppe ist beinahe dreimal so groß. Hierbei ist besonders interessant, daß kein Mann den Vorschlag zur Sterilisation gemacht hat. Es war auch wohl nicht notwendig, denn alle Frauen haben von sich aus – oder angeregt durch einen Arzt – vorgeschlagen, sich dem Eingriff zu unterziehen – wahrscheinlich in Fortsetzung ihrer bisher übernommenen Aufgabe, allein für den Antikonzeptionsschutz verantwortlich zu sein. Das Kommunikationsverhalten zeigt ähnliche Unterschiede. Nur 8 von 54 Frauen in der Steri-Gruppe gaben an, mit dem Partner ausführlich über den Eingriff gesprochen zu haben. In der Vasek-Gruppe sprechen die Paare mit 2 Ausnahmen ausführlich über den Eingriff. Unsere Annahme, daß das Maß an Partnerschaftlichkeit für die Entscheidung für oder gegen eine Sterilisation oder Vasektomie entscheidend ist, muß insofern eingeschränkt werden, als wir nicht davon ausgehen können, daß die von uns untersuchten Paare alle den gleichen Informationsstand hatten. Es ist anzunehmen, daß der z.Z. stattfindende Wandel in der Rollenverteilung einer Partnerschaft auch durch einen besseren Bildungs- und Informationsstand begünstigt wird. Dies ändert zwar nichts an dem Unterschied zwischen Paaren, in denen sich die Frau sterilisieren läßt, und Paaren, in denen der Mann sich vasektomieren läßt, verdeutlicht aber, daß die Unterschiede nicht nur durch die Machtverteilung in der Beziehung und durch die psychische Struktur der einzelnen bedingt sind. Niedergelassene Gynäkolog(inn)en haben große Einflußmöglichkeiten, weil sie den Wandel der Rollenverteilung in einer Partnerschaft durch Hebung des Informationsstandes beschleunigen können.

Literatur

Alder E, Cook A, Gray J, Tyrer G, Warner P, Bancroft J (1981) The effects of sterilization. A comparison of sterilized women with the wives of vasectomised men. Contrazeption 23/1: 45–54

Bean FD, Clar MP, Swicegood G, Williams D (1983) Husband-wife communication, wife's employment, and the decision for male or female sterilization. J Marriage Family 45: 395–403
Beckmann D (1977) Selbst- und Fremdbild der Frau. Familiendynamik 2: 35–49
Carey RD (1976) Presterilization interviewing: An evaluation. J Counsel Psychol 23/5: 492–494
Giger A (1981) Mann und Ehefrau. Huber, Bern Stuttgart
Goebel P, Blattner T, Ortmann K (1985) Probleme in der Beratung von vasektomiewilligen Männern. Berliner Ärztekammer 22: 368–370
Petersen P (1983) Seelische Folgen der Sterilisation. Geburtshilfe Frauenheilk 43: 253–258
Population Reports (1983) Series D, No 4: 61–100
Smith LG, Taylor GP, Smith KF (1985) Comparative risks and costs of male and female sterilization. Am J Public Health 75/4: 370–374

Ganzheitsmedizin in der täglichen Praxis am Beispiel der brustkrebskranken Frau

H. Hornig

Es ist sicher leichter zu sagen, was Ganzheitsmedizin nicht ist, als den Versuch einer Definition zu wagen. Dankbar muß man sehen, daß mit einem gewissen Respekt vor dem hohen Anspruch dieses Wortes meist nur von ganzheitlich gesprochen wird. Meist sind damit bestimmte Therapieprinzipien gemeint, die auch sog. Außenseitermethoden einbeziehen, aber keine einzelne Methode kann per se ganzheitlich sein. Gemeint ist keinesfalls Polypragmasie und schon gar nicht Paramedizin, auch nicht, daß jeder alles selbst machen müsse, denn den omnipotenten Arzt gibt es nicht. Es geht nicht um eine Überpsychologisierung und Therapeutifizierung des Menschen. Es gibt viele teilsynonyme Bezeichnungen, die aber immer wichtige Aspekte auslassen. „Patientenbezogen" ist völlig einseitig gerichtet, „patientenfreundlich" herablassend, wenn nicht sogar arrogant usw. Die „biopsychosoziale Sprechstunde" kommt dem Begriff schon näher. Auch dabei fehlt aber meist die Erkenntnis, daß der Arzt einbezogen ist in die Regulationsabläufe der Selbstheilung, daß es Interaktionen gibt. Der Arzt steht nicht draußen, nicht darüber, er steht mittendrin. Andererseits dürfen wir uns nicht in Visionen verlieren, so sehr die Ziele auch proklamiert werden: Mobilisierung der Selbstverantwortung, Gesundheitserziehung, Deutung eines individuellen Lebensplanes, ökologische Einordnung, Erkennung der nichtmedizinischen Determinanten – das alles kann erst in einem Generationenprozeß ablaufen, es muß schon in der Kindheit beginnen und setzt eine gesellschaftliche Wandlung voraus. Zunächst gilt es einfach, den Menschen in seiner psychosozialen Umwelt wahrzunehmen, ihn nicht zu analysieren, sondern mit ihm zu einer erkennenden und auffassenden Synthese zu kommen.

Der Brustkrebs ist mit 23% zum häufigsten Krebs der Frau geworden, er ist aber auch der weiblichste Krebs, wenn man die besondere Bedeutung der Brust für die Frau begreift: Sie ist unentbehrlich für die Findung der weiblichen Identität, von hoher Symbolträchtigkeit, von der Frau selbst, aber auch vom Partner und vom Kind als Bezugsperson hochbesetzt, und zwar nicht nur im Hinblick auf die Funktion und die Erotik. Die Bedeutung der Brust für die Frau kann nicht hoch genug angesiedelt werden. Mir wurde das mit Erschütterung in der nationalen Gedenkstätte Yad Vashem in Israel klar: Die zur Exekution getriebenen entkleideten Frauen bedeckten mit Händen und Armen nicht das Genitale, sondern die Mammae. Gesichert ist jedenfalls, daß eine verstümmelnde Operation an der Brust für die Frau wesentlich schlechter zu verkraften ist als ein Eingriff an den inneren Geschlechtsorganen. Die sekundäre Beeinträchtigung des Körperbildes kann zum Gefühl sozialen Makels und zum Ekel vor dem eigenen Körper führen. Die Frau verliert ihre geschlechtliche, ihre soziale Identität und die Identität einer Gesunden. Mehr als 33% der Frauen ließ den Partner die Narbe nicht sehen, 12% noch nach 8 Jahren nicht, 50% der Patientinnen hatte nach 6 Monaten noch keine Kohabitation.

Bei intakter Partnerschaft kann hier ein Dreiergespräch viel bringen, wenn auch der Arzt diese Problematik kennt.

Solche Störungen können aber vor allen Dingen durch ein präoperatives Gespräch minimiert werden. Die Familie als das hauptsächlich tragende Umfeld sollte von Anfang an in die Aufklärung einbezogen werden, sie sollte aber nie überinformiert werden, sondern immer den gleichen Informationsstand haben wie die Patientin selbst, sonst sind Natürlichkeit und Echtheit der Begegnung unmöglich. Man muß schon im Vorfeld verhindern, daß sich die Kranke selbst isoliert, um die Familie zu schonen, daß sie aber gleichzeitig mißtrauisch über Gefühle der anderen spekuliert.

Auf keinen Fall sollte man etwa eine Psychotherapie empfehlen. Die Patientinnen fühlen sich dann nicht nur körperlich, sondern auch psychisch als krank bezeichnet. Die betreuende Bezugsperson sollte der Arzt sein, allerdings müssen Gespräche „unbewaffnet" geführt werden, ohne ärztliches Gerät.

Die Notwendigkeit ganzheitsmedizinischer Betrachtungsweise ergibt sich schon aus der Komplexität des Krebsgeschehens. Zahlreiche Einflüsse sind im Sinne gegenseitiger Stimulation und Inhibition beteiligt. Eine genetische Disposition ist wohl sicher, hinsichtlich einer Organdetermination, aber auch hinsichtlich der Reaktionsgeschwindigkeit auf Krebsreize. Für die Mamma gilt ferner, daß das Erkrankungsrisiko mit steigendem Alter zunimmt. Da die Futurologen einen „Seniorenboom" voraussagen mit Ungleichgewicht der Geschlechter (Frauen/Männer etwa 190/100), kommen immer mehr Frauen ins Brustkrebsalter. Dazu verschiebt sich das Altersrisiko erheblich, das Mammakarzinom wird also zu einer erdrückenden Bedrohung werden. Heute schon erkrankt jede 15. Frau irgendwann in ihrem Leben an Brustkrebs.

Die Anschauung über die Karzinogenese hat sich deutlich gewandelt. Unterschied man früher zwischen Anlagen- und Reizkrebsen, so erkennt man heute wohl eher eine multikausale Ursachenkette. Es ist aber sicher noch komplexer: Es gibt klare Anhaltspunkte dafür, daß auch die psychische Grundstruktur eine Rolle spielt, und man muß, wie ich meine, vom reinen Funktionsbegriff wegkommen und das Schicksalhafte begreifen. Ich würde das so sehen: Krebs ist Schicksal aus Disposition, Exposition und Zeit.

Diese Sicht fällt schwer, da in unserer Zeit der Machbarkeit das Schicksalbewußtsein weitgehend abhanden gekommen ist. Ich rede hier nicht einer Resignation das Wort, man kann das Schicksal z.B. mit Sicherheit durch Veränderung der Exposition, durch eine richtig verstandene Prävention beeinflussen.

Diese ist durch die sog. Vorsorgeuntersuchungen aber eher in Mißkredit gekommen, weil die Früherkennungsbemühungen mit falschen Erwartungen besetzt worden sind. Außerdem werden die Untersuchungen oft zu mechanistisch durchgeführt. Das Gespräch, die Motivierung und Anleitung zur Selbstuntersuchung gehören unbedingt dazu, schließlich werden auch heute noch (oder gerade deshalb?) 80% der Tumoren von den Frauen selbst entdeckt. Es lohnt sich also, auf den Abbau von Scheu und Angst hinzuwirken.

Die Früherkennung bleibt so wichtig, weil letztlich alle therapeutischen Bemühungen bisher nicht zu einer Verlängerung der Lebenszeit geführt haben, allerdings zu

einer deutlichen Verlängerung des freien Intervalls und Verbesserung der Lebensqualität.
Bei der Diagnostik müssen alle nichtinvasiven Möglichkeiten genutzt werden, man muß sich hüten vor einer gedankenlosen Verstümmelung der Brust. Es gibt Akteure, die rücksichtslos durch Probeentnahmen das Bild der Weiblichkeit verschandeln, was ein inframammärer Schnitt vermeiden würde. Wir müssen verstehen, daß auch eine Mammographie für viele Frauen eine invasive Maßnahme darstellt und müssen geduldig die Risikofurcht abbauen. Wenn nun die Diagnose Krebs gestellt werden muß, dann muß man sich bewußt sein, daß beim heutigen Informationsstand der Bevölkerung bei der Patientin im Zeitraffertempo etwa dieser Film abläuft: Brust ab – Bestrahlung und Chemotherapie – Haare weg – Totenbett. Der Schock ist schrecklich! Die Patientin fällt in den Abgrund der Angst vor Unheilbarkeit, vor der Theapie, vor qualvollem Sterben. Hier kann schon das erste Gespräch so wichtig sein, man muß die Erfolgsaussichten betonen, Methoden zur Milderung von Nebenwirkungen nennen, ja eventuell jetzt schon auf die Möglichkeit der Mammarekonstruktion eingehen. Das kann man bei der Leistungsfähigkeit der kosmetischen Chirurgie durchaus, allerdings muß man herauszufinden suchen, welche Frau durch eine heute zunehmend diskutierte einzeitige Operation an der Krankheitsverarbeitung und Entwicklung einer neuen Körperidentität gehindert würde, also ob eine solche Operation Bewältigung oder Verdrängung bedeutet.
Es gibt Spekulationen darüber, ob man aus dem Wunsch nach Rekonstruktion wegen der aktiveren Grundeinstellung eine bessere Prognose ableiten kann. Nach meiner Erfahrung wollen die Frauen lieber einen anderen Weg: den der möglichen Minimierung des Eingriffs. Und da darf man heute wohl konstatieren: Da zum Zeitpunkt der Primärtherapie schon 65% der Fälle als Allgemeinerkrankung anzusehen sind, da radikale Eingriffe keine Verbesserung der Ergebnisse gebracht haben, sollte man mit den Patientinnen den Operateur aussuchen, der es am besten kann, der aber nicht nur an den Schnitt, sondern auch an die Narbe denkt. Gesteigertes Selbstwertgefühl bei erhaltener Mamma kann die Prognose eher verbessern als Radikalität. Der Streit ob Chirurg oder Gynäkologe ist dabei müßig, allerdings operieren heute noch 20% der Chirurgen radikal, aber der Schlachtruf „Schnipp schnapp – die Brust ist ab" soll von einem Gynäkologen stammen.
Leider herrscht trotz vieler positiver Ansätze bei der klinischen Primärtherapie noch folgende psychische Situation vor: Wuchtig überragt der Herr Doktor das Fußende des Bettes: „Ich habe Sie doch tadellos operiert, was wollen Sie denn noch?" Ist er nur voller Angst und Hilflosigkeit oder sieht er auf Dauer kein Erfolgserlebnis? Die Patientin verkriecht sich: „Ich sage ihm nichts von meiner Angst, sonst kommt er nicht mehr gerne."
Das haben wir in der Praxis abzufangen. Die Patientin darf bei der Entlassung nicht in einen betreuungslosen Raum geraten, nicht zwischen die Stühle von Hausarzt, verschiedenen Fachärzten und Klinik. Auf den Nachsorgepaß reagieren die Frauen sehr verschieden, manche verwalten ihn geradezu buchhälterisch, andere akzeptieren ihn, viele sind der Meinung, er solle beim Arzt geführt werden und nicht zu Hause ständig an die Krankheit erinnern.
Was sagt man zur Prognose? Mit der „barmherzigen Lüge" mißachtet man das Selbstbestimmungsrecht der Patienten ebenso wie ihre Menschenwürde. Die rücksichtslose absolute Offenbarung wäre für den Arzt genauso leicht, aber für den

Patienten nicht tragbar. Man muß Fragen beantworten, erspüren, was die Patientinnen wirklich wissen wollen, und immer Hoffnung lassen, auch kleinste positive Befunde betonen.

Die Fülle besonderer Belastungen bei Bestrahlung und Chemotherapie zu diskutieren würde den Rahmen sprengen. Der tiefste Sturz aber erfolgt zum Zeitpunkt eines Rezidivs oder der Manifestierung von Metastasen. Die Grundeinstellung ändert sich, die Zweifel werden größer, die Therapie wird schlechter toleriert, eine Restlebensqualität wird schwer erreicht.

Eine Patientin schrie nach Hilfe und Halt mit den Worten: „Ich fühle mich wie ein schalenloses Ei!" Ein Arzt hatte ihr bei der Kontrolle gesagt, die Befunde seien z.Z. zwar nicht schlecht, aber die Zeitbombe ticke. Sie mußte die Therapie abbrechen, weil sie „das taktlose Gerede der Ärzte nicht mehr aushalten konnte". Sie wünschte, jeder Onkologe müsse einmal einen Krebs durchmachen, er könne ruhig geheilt werden, um dann mit den Patienten menschenwürdiger umzugehen. Wir sollten uns nicht von Patienten sagen lassen müssen, daß wir keine Krebse behandeln, sondern krebskranke Menschen.

Die Assoziation Krebs = Schmerz — Leid — Tod tritt jetzt immer stärker in den Vordergrund; man tut gut daran zu betonen, daß es nicht zu Schmerzen kommen muß. Nur etwa 40% der Krebskranken werden mit dem somatischen Schmerz konfrontiert, diesen sollte man natürlich lindern, aber auch dabei kann die berührende Hand die beste „Behandlung" sein. Der psychische Schmerz, ein geradezu typisches menschliches Reifemerkmal, eines der größten menschlichen Gefühlserlebnisse überhaupt, bedarf auch der Therapie durch intensive Zuwendung.

Selbsthilfegruppen können eine große Entlastung der Betroffenen bedeuten. Viele ziehen aber die tragfähige Familie vor, um einem vermeindlichen Ghetto zu entgehen. Bei Bedarf sollte der Gruppenkontakt schon in der Klinik hergestellt werden. Wichtige Hinweise aus der Gruppenerfahrung können hinsichtlich richtiger Prothese, Ernährung, Lebensführung usw. gegeben werden.

Ziel der Nachsorge ist es, neben der regelmäßigen Kontrolle des Gesundheitszustands körperliche, geistige und seelische Defekte auszugleichen und die Eingliederung in das gewohnte soziale Umfeld anzustreben, allerdings in diesem Umfeld liegende Risikofaktoren auszuschalten. Hier kann sich die Aufgabe einer intensiven Familientherapie stellen.

Die entscheidende Problematik der Nachsorge liegt aber in der Unsicherheit der Prognosestellung. Die Tumorkranke lebt zwischen Angst und Hoffnung, wie mit einem Mörder in einer dunklen Zelle, wobei man nicht weiß, ob, wann und wo ein Angriff erfolgt. Die Kranke muß lernen, diese Ungewißheit zu ertragen. Der Betreuende braucht die Fähigkeit, den anderen in seiner ohnmächtigen Lebenskrise zu respektieren, auch wenn er aggressiv wird und hadert. Schweigende Anteilnahme ist oft besser als sendungsbewußtes Reden.

Die hohen Anforderungen der terminalen Phase zu diskutieren übersteigt meine Kompetenz. Man sollte aber wohl ein erkennbares Fünkchen Hoffnung glimmen lassen, allerdings bereit sein, über das Sterben zu sprechen.

Ich habe hoffentlich darstellen können, daß sich die Notwendigkeit ganzheitsmedizinischer Betrachtungsweise schon aus der Multikausalität und Komplexität des Krebsgeschehens ergibt, daß uns der hohe Stellenwert der Mamma für die Frau klar sein muß, daß die ganzheitsmedizinische Aufgabe im Bereich der Vorsorge Motivierung zur Teilnahme und Überwindung der Furcht vor einer eventuellen Entdeckung einer Veränderung bedeutet, daß der ganzheitsmedizinische Einsatz bei invasiven Maßnahmen zur Diagnostik Kritik bei Auswahl und Anwendung der verschiedenen Methoden und Rücksichtnahme auf die Kosmetik verlangt, daß bei der Diagnosestellung „Krebs" die Patientin in ihrer großen Angst begriffen und gestützt werden muß, daß das ganze psychosoziale Umfeld dabei berücksichtigt werden muß, daß bei der Primärtherapie die Technik nicht die Humanität verdrängen darf, daß bei der Nachsorge ständige Begleitung und Betreuungsbereitschaft neben den banalen Verrichtungen die Hauptrolle spielen, daß schließlich bei schicksalhaftem Verlauf eigene Ängste nicht zum Entzug der Zuwendung führen dürfen.

Eine Fülle von Aktionen, Reaktionen und Interaktionen läuft ab. Erforderlich ist eine individuelle biopsychosoziale Patientenbetreuung durch interaktionsbewußte Ärzte. Einen Schritt zur Ganzheitsmedizin tat schon der hippokratische Arzt, der den ganzen Körper und nicht nur ein Organ zu behandeln trachtete. Er wertete die Selbstheilungskräfte hoch und sah sich als Helfer. Die naturwissenschaftliche und später immer technischere Medizin entfernte sich trotz aller Erfolge wieder von dieser Sicht und wurde zunehmend organbezogen bis zum Vorwurf der Inhumanität. Bei der Schicksalhaftigkeit der Krebserkrankung steht Humanität aber an erster Stelle. So dürfte das Streben nach der Ganzheitsmedizin heute wahrscheinlich der wichtigste evolutionäre Schritt sein, wenn diese Erkenntnis auch bei den vielen spektakulären Techniken schwer fällt.

Zur Psychosomatik gynäkologischer Karzinome

Krankheitsverarbeitung und Krankheitsverlauf beim Mammakarzinom

M. Wirsching

Vorbemerkungen – Auf dem Wege zu einem systemischen Krankheitsverständnis

Eine schwere, lebensbedrohende, möglicherweise chronisch verlaufende Krankheit stellt die Bewältigungs- und Entwicklungsmöglichkeiten des einzelnen Patienten und seiner Familie auf eine Probe. So wie im Einzelfall alle Kräfte zunächst auf eine Rettung des Lebens gerichtet werden, so galten auch in der historischen Entwicklung der gynäkologischen Onkologie über Jahre die Hauptanstrengungen der Entwicklung adäquater medizinischer Behandlungsmöglichkeiten. In dem Maße, in dem hierbei eine gesicherte Basis erreicht wurde, rücken im Einzelfall, wie auch in der Entwicklung des Faches, Fragen der Qualität des Überlebens in den Vordergrund. Durch die Rehabilitation sollten in der Krankheit und der Behandlung beeinträchtigte Funktionen so weit als möglich wieder hergestellt werden. Inzwischen hat sich das Rehabilitationskonzept ausgeweitet, über die Wiederherstellung körperlicher Funktionen oder der Erwerbsfähigkeit hinaus auf eine weitergehende soziale und seelische „Wiederherstellung". Dies läßt das erweiterte Spektrum der Maßnahmen in Rehabilitationseinrichtungen erkennen. Eine noch neuere Entwicklung überschreitet den zuletzt genannten Aspekt der psychosozialen Rehabilitation und stellt nunmehr den Prozeß der Krankheitsverarbeitung (Coping) in den Mittelpunkt. Ganz in den Anfängen stehen hingegen Ansätze, eine gelungene oder mißlungene Krankheitsverarbeitung nicht nur im Hinblick auf eine mehr oder weniger starke Beeinträchtigung der Lebensqualität zu betrachten, sondern zu schauen, wie weit verschiedene Formen der Krankheitsbewältigung auch begünstigende oder beeinträchtigende Wirkungen auf den Krankheitsverlauf selbst haben, oder wie weit gar im Sinne einer präventorischen Betrachtung gelungene oder mißlungene Bewältigungen von Krankheit kreative oder destruktive Wirkungen für das Leben des einzelnen und der Familie als Ganzes haben. Bei solcher Betrachtungsweise treffen wir uns mit einer sehr starken Ausweitung des ursprünglichen psychosomatischen Ansatzes: In einem komplexen System finden Wechselwirkungen auf und zwischen den verschiedenen Ebenen statt, die mit biologischen, individuellen, psychologischen, familiären und sozialen Systemen nur andeutungsweise skizziert sind. Krankheit, auch Krebskrankheit, ist dann gleichzeitig Folge und Ursache von Störungen des Gleichgewichts (der Homöostase) oder besser der Selbstorganisation (Autopoese). Solch eine ganzheitliche Betrachtungsweise bricht mit der Forschungskonvention, streng zwischen primären pathogenetischen und sekundären Folgeerscheinungen zu trennen und bringt statt dessen Wechselwirkungen und Gleichzeitigkeiten ins Blickfeld (vgl. v. Uexküll 1986).

Dem onkologisch erfahrenen Gynäkologen dürften solche Überlegungen, so theoretisch sie klingen mögen, kaum fremd sein. Bei jedem einzelnen Patienten erlebt er aufs neue, wie der biologische Befund, das individuelle Erleben, die familiären Beziehungen und die soziale Situation in einem unauflösbaren Zusammenhang stehen. Eine Hauptaufgabe der täglichen Behandlungsarbeit besteht ja gerade darin, für jeden Patienten immer wieder neu zu entscheiden, welche der vielfältigen Gesichtspunkte sinnvollerweise berücksichtigt werden sollen (und können!). Dabei zeigt sich, daß die Prioritäten in verschiedenen Krankheitsphasen immer wieder neu bestimmt werden müssen. Mit anderen Worten: die so weit skizzierte Entwicklung der Forschung hinkt weit hinter den alltäglichen klinischen Erfahrungen her.
Nach solch anfänglicher Komplexitätsentfaltung und ausreichend warnenden Vorbemerkungen werden wir uns im folgenden auf 3 engere Fragen beschränken:

1. Was wissen wir über die Bewältigung einer Brustkrebskrankheit?
2. Gibt es Hinweise auf eine den Krankheitsverlauf beeinflussende Wirkung psychologischer Faktoren?
3. Lassen sich Konsequenzen für die ärztliche Betreuung brustkrebskranker Frauen erkennen?

Krankheitsverarbeitungsprozesse beim Brustkrebs

Eine in psychoonkologischen Forscherkreisen dringend angezeigte Warnung vor allzu naiven Verallgemeinerungen erübrigt sich in einer klinisch erfahrenen Fortbildungsrunde: Sie alle wissen, es gibt nicht „die“ Brustkrebspatientin. Die Vielfalt überwiegt angesicht von Einflüssen des Alters, der Persönlichkeit, der Familien- und Lebenssituation, des Tumorstadiums bzw. -verlaufs, der Behandlungsphase und der jeweiligen Gesprächssituation. Als Kompromiß zwischen einer forschungsmethodischen Literaturübersicht und einer singulären Kasuistik will ich zeigen, wie sich eine Gruppe von Frauen selbst darstellte, die am Tage vor einer Brustbiopsie „routinemäßig“ (in der Art eines psychosozialen Screenings) von einem psychosomatischen Konsiliararzt gesehen wurde.[1]

Der psychosoziale Konflikt

In dieser extrem belastenden Situation unmittelbar vor dem diagnoseentscheidenden Eingriff stehen 3 Konflikte im Vordergrund:

1. Hilflosigkeit (das Gefühl, der Krankheit ausgeliefert zu sein),
2. Hoffnungslosigkeit (das Gefühl, die Krankheit nicht zu überleben),
3. Angst.

---

[1] Die Untersuchungen wurden 1978/79 in der Chirurgischen Universitätsklinik Heidelberg durchgeführt. Für eine vollständige Übersicht s. Wirsching et al. 1981, 1983.

Tabelle 1. Übersicht: Konflikteinschätzung im ersten Beratungsgespräch (Interviewerbeurteilung)

	Inoperables kleinzelliges Bronchialkarzinom[a]	Operables, großzelliges Bronchialkarzinom[b]	Brustkrebs[c]	Mastopathie (gutartiger Knoten in der Brust)[d]
Hilflosigkeit	keine offene Hilflosigkeit überwiegend (80%) *„autonome"* Haltung	vereinzelt offene Hilflosigkeit überwiegend (75%) *„autonome"* Haltung	vereinzelt offene Hilflosigkeit überwiegend (66%) *„autonome"* Haltung	annähernde Normalverteilung häufigster Modus (40%) *Gleichgewicht* von Hilfsbedürftigkeit
Hoffnungslosigkeit	vereinzelt offene Hoffnungslosigkeit überwiegend (50%) *„Optimismus"* nur 15% „realistisch"	vereinzelt offene Hoffnungslosigkeit häufigster Modus (45%) *„Optimismus"* 25% „realistisch"	selten offene Hoffnungslosigkeit überwiegend (66%) *„Optimismus"* keine realistischen Einstellungen	annähernd Normalverteilung, häufigster Modus (50%) *„Optimismus"* 30% „realistisch"
Angst	vereinzelt „starke Angst", häufigste Modi *„ängstlich"* (40%) oder „angstfrei" (35%)	selten „starke Angst" häufigste Modi *„ängstlich"* (45%) oder „angstfrei" (35%)	selten „starke Angst" überwiegend (60%) *„angstfrei"*	überwiegend (50%) *„ängstlich"* 30% „angstfrei"

[a] Gespräch nach der Diagnosestellung unmittelbar vor Beginn einer palliativen Chemotherapie (82% männliche Patienten; n = 34).
[b] Gespräch nach der Diagnosestellung, vor dem primären operativen Eingriff (überwiegend männliche Patienten; n = 73).
[c] Gespräch im Verdachtsstadium, vor der Probeexzision (n = 20).
[d] Gespräch im Verdachtsstadium, vor der Probeexzision (n = 38).

Den ihnen bis dahin unbekannten („psychologischen") Ärzten gegenüber machten die Patientinnen, bei denen die Probeentnahme einen malignen Befund zutage förderte, folgende Angaben[2] (s. Tabelle 1).

In 66% der Fälle betonten sie ihre *„Autonomie"*, meinten, sie brauchten keine Hilfe, würden mit den Belastungen gut allein fertig. Offen geäußerte Hilflosigkeit („Ich weiß nicht mehr ein noch aus") kam nur vereinzelt vor.

Ebenso zeigten 66% der Befragten *„Optimismus"* bezüglich des Biopsieergebnisses und der weiteren Gesundheitsentwicklung. Offene Hoffnungslosigkeit („Ich habe keine Chance, die Krankheit zu überstehen") war selten. Niemals gewannen die Interviewer den Eindruck einer realistischen Abschätzung des Krankheitsrisikos.

Danach überrascht es kaum, daß ein etwa gleich großer Teil der Befragten angab, überhaupt *keine Angst* vor dem Eingriff und seinen Folgen zu haben. Dabei ist zu bedenken, daß im Fall eines malignen Schnellschnittbefundes in der gleichen Sitzung die Mastektomie durchgeführt wurde.

---

[2] Die Interviewereinschätzungen hielten sich an die manifesten Angaben der Patientinnen. Eine 2. Blindeinschätzung der Tonbandaufnahmen durch einen unabhängigen Beurteiler kam zu dem gleichen Ergebnis.

Vergleichen wir dagegen die Antworten derjenigen Frauen, bei denen die Probeentnahme einen „gutartigen“ Befund erbrachte, so zeigt sich ein deutlich anderes Bild: Viel häufiger waren Hilfsbedürfnis und Autonomie im Gleichgewicht, bei einer eher realistischen Abschätzung des Risikos, und viel häufiger zeigten diese Frauen, die ja eigentlich weniger zu befürchten hatten, offen ihre Angst.
Die Vermutung liegt demnach nahe, daß bereits in diesem frühesten Stadium der mehr oder weniger gesicherte Krebsverdacht seine Wirkungen zeigt. Um zu prüfen, wie weit sich nach der Diagnosestellung der Befund ändert und wie sich die Verhältnisse bei prognostisch ungünstigen Tumoren sowie bei anderer Alters- und Geschlechtsverteilung darstellen, betrachten wir im Vergleich eine Gruppe überwiegend männlicher Patienten mit primärem Bronchialkarzinom, die kurz nach der Diagnosestellung zu einem ersten Betreuungsgespräch gesehen wurden, noch vor einer mit kurativer Zielsetzung unternommenen Lob- oder Pneunomektomie bzw. unmittelbar vor Beginn einer palliativen Chemotherapie (Tabelle 1).
Wir erkennen in den 3 zentralen Konfliktbereichen ein qualitativ nahezu gleiches Bild. Nur quantitativ macht sich eine noch mehr autonomiebetonte Haltung deutlich („ich brauche nichts und niemanden“), eine überwiegend wieder optimistische Einstellung, aber auch deutlich mehr Angst vor der Behandlung und ihre Folgen.
Wir haben dieses Befragungsergebnis so verstanden, daß die Patientinnen in der besonderen Untersuchungssituation etwas sehr Nachvollziehbares taten: In einem sehr begrenzten (ca. 30 bis 40 min dauernden), ungewohnten und nicht von ihnen herbeigeführten Gespräch gaben sie sich betont unabhängig, optimistisch und angstfrei. Sie verbargen ihre Belastung, die wohl bereits in diesem Stadium weit größer war als die Belastung der nachträglich als „gutartig“ entlassenen Vergleichsgruppe.
Um dieser Vermutung einer Konfliktabwehrleistung (z.B. Verkehrung ins Gegenteil) nachzugehen, erfragten wir im gleichen Gespräch die Art der bevorzugten Abwehrmechanismen (Tabelle 2).

Formen psychosozialer Konfliktabwehr

Etwas abweichend von den in der Literatur vorherrschenden Angaben (vgl. z.B. Bahnson 1986) „verleugneten“ die Patientinnen viel weniger ihre Konflikte, als daß sie versuchten, sie bewußt zu unterdrücken („Daran will ich nicht denken“). Sie stellten sich weiterhin durchweg als „vernunftorientiert“ dar. Aggressiven Auseinandersetzungen weichen sie aus (ehe es Streit gibt, gehe ich lieber) und sie zeigten eine extreme Ausprägung einer ohnehin bei Frauen dieser Altersgruppe häufigen Aufopferungshaltung.
Das Bild in der Vergleichsgruppe der Mastopathiepatientinnen ist deutlich anders und wird viel weniger von Abwehr bestimmt (s. Tabelle 2). Sehr ähnlich sind den Brustkrebspatientinnen in den erfragten Abwehrbereichen jedoch die beiden Gruppen operabler und inoperabler Bronchialkrebspatienten (s. Tabelle 2).
Mit anderen Worten, bei aller individuellen Vielfalt zeigt sich bereits in den frühesten Krankheitsstadien ein weit verbreitetes Kommunikationsverhalten, das unschwer als Versuch, eine extrem belastende Lebenssituation erträglich zu machen, verstehbar ist. Man könnte fast fragen: Was sollten sie anderes in dieser Gesprächssituation tun, als versuchen, Haltung und Vernunft zu bewahren, zusätzlichen Kon-

Tabelle 2. Abwehrmechanismen im ersten Beratungsgespräch (Interviewereinschätzung)

	Inoperables kleinzelliges Bronchialkarzinom[a]	Operables, großzelliges Bronchialkarzinom[b]	Brustkrebs[c]	Mastopathie (gutartiger Knoten in der Brust)[d]
Verleugnung	keine „Verleugnung" überwiegend (50%) *bewußte Unterdrückung"* oder (50%) „*Durchbrüche"* nie ausgewogen"	25% Verleugnung häufigster Modus „*bewußte Unterdrückung"* selten „ausgewogen"	20% Verleugnung häufigster Modus „*bewußte Unterdrückung"* nie „ausgewogen"	am häufigsten (48%) „ausgewogen" „*Gefühlsausdruck"*
Rationalisierung	überwiegend (55%) „*vernunftorientiert"*	überwiegend (50%) „*vernunftorientiert"*	überwiegend (80%) „*vernunftorientiert"*	am häufigsten (40%) „*vernunftbetont"*
Harmonisierung	überwiegend (85%) „*harmonisierend"* nie „aggressiv"	überwiegend (80%) „*harmonisierend"* nie „aggressiv"	überwiegend (70%) „*harmonisierend"* vereinzelt „aggressiv"	Normalverteilung am häufigsten, „*gelegentliches Zeigen von Ärger"*
Altruismus	ausschließlich (100%) „*altruistisch"*	fast ausschließlich (90%) „*altruistisch"*	fast ausschließlich (95%) „*altruistisch"*	Normalverteilung am häufigsten (30%) „*Gleichgewicht von geben und fordern"*

[a] Gespräch nach der Diagnosestellung unmittelbar vor Beginn einer palliativen Chemotherapie (82% männliche Patienten; n = 34)
[b] Gespräch nach der Diagnosestellung, vor dem primären operativen Eingriff (überwiegend männliche Patienten; n = 73)
[c] Gespräch im Verdachtsstadium, vor der Probeexzision (n = 20)
[d] Gespräch im Verdachtsstadium, vor der Probeexzision (n = 38)

flikten auszuweichen, sich die Hoffnung zu erhalten, ihre Angst zu unterdrücken und sich eher unabhängig oder gar für andere aufopfernd darzustellen, als ihre eigenen Hilflosigkeit zuzulassen.

Bei solch markantem, auch sonst in der Literatur beschriebenem Bewältigungsverhalten (vgl. Beck et al. 1975) überrascht es nicht, daß es dem Interviewer und einem unabhängigen Beurteiler gelang, fast alle Brustkrebsbefunde aufgrund des ersten orientierenden Gesprächs korrekt vorherzusagen (s. Tabelle 3). Zugleich zeigt sich

Tabelle 3. Brustkrebsvorhersagestudie – Einschätzung der Diagnose am Tag vor der Probebiopsie

Histologische Diagnose	Interviewerdiagnose richtig	falsch	unklar	Unabhängiger Beurteiler richtig	falsch
Karzinom (n = 18)	15 (83%)	2 (11%)	1 (6%)	17 (94%)	1 (6%)
Benigne (n = 38)	27 (71%)	9 (24%)	2 (5%)	26 (68%)	12 (32%)
Signifikanz		$p < 0.001$		$p < 0.001$	

aber auch in der Gruppe der Mastopathiepatientinnen, daß etwa 33% der Befragten als psychologisch nahezu identisch mit den Brustkrebspatientinnen sind. Dieser Befund spricht gegen die Annahme, daß hier krebsspezifische Abwehr- oder gar Persönlichkeitsmerkmale beschrieben wurden. Vielmehr handelt es sich um weit verbreitete, vermutlich auch bei anderen schweren Krankheiten vorkommende Bewältigungsformen, und ein ganz entsprechendes Bewältigungsverhalten fördert auch die Untersuchung der zugehörigen Familien zutage. Nicht nur die betroffenen Krebspatienten, sondern die Familien als Ganzes bemühten sich, durch die Unterdrückung belastender Gefühle, durch das Vermeiden zusätzlicher Konfliktbelastungen und durch starke wechselseitige Sorge der initialen Krankheitskrise Herr zu werden.
Aber wohlgemerkt: Psychopathologisch „auffällig" sind weder diese Patientinnen, noch ihre Familien. In psychologischen Testverfahren, die zur Erfassung abweichenden Verhaltens entwickelt wurden, zeigen sich deshalb regelmäßig „Normalbefunde". Primär sind für den einzelnen, wie für die Familie, die Unterdrückung belastender Gefühle, die Vermeidung zusätzlicher Konfliktbelastungen, das Aufschieben von Veränderungen und das engere Zusammenrücken mehr als verständliche, vielleicht sogar die einzig möglichen Verhaltensweisen in einer bereits maximal gespannten Situation. Wer kurz vor einer lebensentscheidenden Biopsie steht oder unmittelbar nach einer verhängnisvollen Diagnosemitteilung untersucht wird, kann sich bei aller Vielfalt der persönlichen Stile kaum anders verhalten als hier skizziert wurde.
Wegen der begrenzt zur Verfügung stehenden Zeit will ich hier nicht auf die Veränderung des initialen Copingverhaltens eingehen, wie sie die wiederholte Nachbefragung der erwähnten Bronchialkrebspatienten zeigte. Wie sich aber unschwer erraten läßt, schwächen sich die erwähnten Merkmale im Falle eines günstigen Verlaufs deutlich ab. Allerdings handelt es sich überwiegend um quantitative Schwankungen, wogegen die qualitative Struktur des erwähnten Musters auch nach 2 Jahren noch weitgehend erhalten bleibt, sowohl beim einzelnen, als auch bei der Familie. Dies spricht m.E. eher für langfristig angelegte stabile Abwehrstrukturen (Traits), als für akzidentelle kurzfristig aufgetretene Reaktionsweisen (States).

Einflüsse psychologischer Faktoren auf den Verlauf der Brustkrebskrankheit

Diese Frage ist äußerst kontrovers. Es gibt außer vorläufigen Hypothesen nur vereinzelte Befunde, die für eine verlaufsbeeinflussende Wirkung psychologischer Faktoren sprechen (vgl. z.B. Greer et al. 1979). Derogatis et al. (1979) zeigten, daß Patienten, die besonders wenig Krankheitsbelastungen angaben, den ungünstigsten Krankheitsverlauf hatten. Ein Befund, der wiederum von Cassileth et al. (1985) nicht bestätigt wurde.
Bei den 60 von uns präbioptisch untersuchten Patientinnen hatten wir Gelegenheit, die weitere Gesundheitsentwicklung über einen 5-Jahres-Zeitraum zu verfolgen. Dabei zeigte sich in einem deskriptiven Screening (multiple Regression), daß sowohl bei den brustkrebskranken Patientinnen, als auch beim Carcinoma in situ und sogar bei der Mastopathie fibrocystica eine Reihe von psychologischen Faktoren den Gesundheitsverlauf vorhersagen ließ (s. Tabelle 4).

Tabelle 4. Vorhersage der Gesundheitsentwicklung aufgrund psychologischer Merkmale (multiple Regression).
Verlaufskriterien: gesund – krank – verstorben
Vorhersagekriterien: Dignose (Mastopathie, Carcinoma in situ,
Tx Nx Mo
Alter
Fragenbogentest (PSK 1–16)
Interviewerrating (Skala I–X)

Variable	Varianzaufklärung	β-Gewicht
Diagnose	0,20	0,37
Alter	0,21	0,19
Familienrückhalt	0,28	−0,41
Streß	0,37	−0,25
Selbstbewußtsein	0,43	−0,35
Arbeitseinstellung	0,49	−0,25
Gesundheitsverhalten	0,51	0,17

Diagnose und Alter erklären zusammen 21% der gesamten Verlaufsvarianz. Werden diese beiden Variablen konstant gehalten und werden schrittweise (nach ihrem Erklärungsbeitrag) weitere psychologische Merkmale in die Regressionsgleichung aufgenommen, so ergibt sich mit 5 weiteren Merkmalen die hohe Rate von 51% aufgeklärter Varianz.

Mit *günstiger Gesundheitsentwicklung* gingen einher: Starker familiärer Rückhalt, geringer psychosozialer Streß im Jahr vor der Probeentnahme, gutes Selbstbewußtsein, lässige Arbeitseinstellung und gesundheitsbewußtes Verhalten. Dabei ist zu berücksichtigen, daß die psychologischen Befunde *vor* der Probeentnahme im Fragebogen und im Interview erhoben wurden, und die Vorhersage erstreckt sich auch auf alle Diagnosegruppen! Mithin spricht auch dieses Ergebnis gegen die Annahme krebs- oder gar brustkrebsspezifischer psychologischer Mechanismen, sondern läßt vielmehr allgemeine, die Krankheitsanfälligkeit beeinflussende psychologische Faktoren vermuten. „Beweiskräftig" ist diese Studie natürlich auch wiederum nicht (schon angesichts der begrenzten Fallzahlen). Aber sie gibt Anlaß, weiterführende Untersuchungen zu empfehlen. Die Auswertung einer auf dieser Pilotstudie aufbauenden Hauptstudie an 170 Bronchialkrebspatienten wird evtl. weiteren Aufschluß geben.

Die wachsende Zahl kontroverser Arbeiten über psychologische Faktoren beim Krebsverlauf (oder gar der Krebsentstehung) gab bereits Anlaß, hier vor unbedachten Äußerungen zu warnen. Ein Editorial im *New England Journal for Medicine* (Angell 1985), das in der Folge auch in vielen Magazinen zitiert wurde, wies auf die mögliche Verunsicherung von bereits maximal belasteten Patienten hin. Die Problematik ist hier wohl noch ausgeprägter als ohnehin bei psychosomatischen Studien, wo der Versuch, die lebensgeschichtliche Verankerung eines Leidens zu verstehen, häufig als Schuldzuweisung mißverstanden wird. Hier kann wohl v.a. der langfristig betreuende Arzt auf behutsame Weise aufklärend wirken.

Zur psychosozialen Betreuung brustkrebskranker Frauen

Die häufigste, fast immer auch einzige naheliegende Betreuungsmaßnahme ist die Betreuung und Unterstützung der Patientin durch ihren behandelnden Arzt im Rahmen einer möglichst kontinuierlichen, vertrauensvollen Beziehung. Bewirkt wird so zunächst wohl eine Verbesserung des Krankheitsverhaltens (Therapieadhärenz, Compliance) und eine Minderung der negativen Behandlungsfolgen (Nebenwirkungen). Wichtig ist auch, daß einer der Ärzte in einem zunehmend komplizierten Behandlungsfeld den Überblick behält, mit der Patientin weitere geplante Maßnahmen bespricht, Befunde interpretiert etc.
Besonders günstig und vielerorts schon üblich ist auch die Einbeziehung des familiären Umfelds, z.B. nach Abschluß der initialen Diagnostik, wenn der Behandlungsplan besprochen wird, bei Nachsorgebesuchen, v.a. aber auch, wenn Rezidive auftreten oder in einem progredienten, u.U. zum Tode führenden Stadium. Im gemeinsamen Gespräch mit der Patientin und ihren Angehörigen (v.a. dem Partner) kann der Arzt die Lebenssituation, die etwaigen Konflikte, aber auch die jeweiligen Ressourcen besser erkennen und zugleich sicherstellen, daß seine Mitteilungen alle Beteiligten gleichermaßen erreichen. Der Leitgedanke sollte sein, die Verantwortung für die Bewältigung der Krankheit soweit als möglich bei denen zu belassen, die auf existentielle Weise miteinander verbunden sind, anstatt zu stark in das Leben der Patienten einzugreifen. Die Intervention des Arztes ist also stärker darauf gerichtet, einem langfristig bestehenden Familiensystem Anregungen von außen zu geben, als selbst zu einem besonders guten Mitglied der Familie werden zu wollen. Diese Position ist meist wirkungsvoller und auch kräftesparender für den Arzt, der ja eine Vielzahl von Behandlungsfällen zu betreuen hat. Anderenfalls kommt es leicht zu einer selektiven Beschränkung auf einige wenige, besonders zugänglich erscheinende Patientinnen, bei denen der Arzt auch persönlich sehr stark engagiert ist, während andere, sich unauffällig isolierende, nicht so „attraktive" Fälle mehr oder weniger unbeachtet bleiben.
Treten komplexere Probleme im psychosozialen Feld auf, wird der behandelnde Arzt schnell an die Grenzen seiner Einwirkungsmöglichkeiten geraten. Dennoch behält er weiter eine zentrale Bedeutung bei der Motivierung der Patientin für zusätzliche beratende oder psychotherapeutische Maßnahmen und v.a. bei der Integration des nun verstärkt zum Tragen kommenden psychotherapeutischen Ansatzes in den Gesamtbehandlungsablauf. Dies wird am ehesten gelingen, wenn bereits eine kontinuierliche Kooperation besteht, und wenn auch von psychosomatischer Seite die Bereitschaft besteht, „vor Ort" zu gehen. Im Sinne eines Konsiliar- oder besser Liaisonkonzeptes werden die Patientinnen v.a. in der Anfangsphase im medizinischen Umfeld auf den jeweiligen Stationen oder in den Ambulanzen gesehen. Die Überweisung einer Problempatientin an eine psychotherapeutische Praxis oder Poliklinik bleibt meist wirkungslos und wird von den Betroffenen als kränkendes Abschieben erlebt. Dieser Weg führt fast immer zum allseitig enttäuschten Abbruch. Dies verwundert nicht, wenn wir das oben skizzierte Abwehrverhalten von Konfliktvermeidung, Gefühlsunterdrückung und Rationalisierung bedenken. Einem psychologischen Gesprächsangebot wird dann als zusätzliche Belastung in einer ohnehin maximal gespannten Situation ausgewichen.

Tabelle 5. Gesprächsbeteiligung im ersten Beratungskontakt (Interviewereinschätzung)

Inoperables, kleinzelliges Bronchialkarzinom[a]	Operables, großzelliges Bronchialkarzinom[b]	Brustkrebs[c]	Mastopathie (gutartiger Knoten in der Brust)[d]
überwiegend (60%) *„engagiert und beteiligt“* nie „unzugänglich“	am häufigsten (40%) *„engagiert und beteiligt“* vereinzelt „unzugänglich“	überwiegend (55%) *„zurückhaltend oder unzugänglich“* vereinzelt „beteiligt“	am häufigsten (40%) *„engagiert und beteiligt* vereinzelt „unzugänglich“

[a] Gespräch nach der Diagnosestellung unmittelbar vor Beginn einer palliativen Chemotherapie (82% männliche Patienten; n = 34)
[b] Gespräch nach der Diagnosestellung, vor dem primären operativen Eingriff (überwiegend männliche Patienten; n = 73)
[c] Gespräch im Verdachtsstadium, vor der Probeexzision (n = 20)
[d] Gespräch im Verdachtsstadium, vor der Probeexzision (n = 38)

Dies zeigte sich deutlich in unserer bereits mehrfach erwähnten Studie (s. Tabelle 5), wo die brustkrebskranken Frauen, denen ja unsere Bemühungen in erster Linie galten, viel unzugänglicher als die Mastopathiepatientinnen erlebt wurden.
Die Wirkung einer guten institutionellen Kooperation zeigte sich später bei der Betreuung der Bronchialkrebskranken, die bei gleicher Abwehrlage kaum noch im Erstkontakt unzugänglich eingestuft wurden (s. Tabelle 5). Hier wurde aber unser Hinzutreten von seiten der Klinik nachdrücklich gewünscht und unterstützt, und wir hatten natürlich weit mehr Erfahrungen im Akzeptieren des „Widerstands“.
Um eine weiterführende Betreuung zustande zu bringen, ist gerade in der Anfangsphase ein etwas verstärktes Zugehen auf die Patienten sinnvoll (z.B. während des stationären Aufenthalts oder in der Nachsorgeambulanz). Dies belegen sehr eindrucksvoll die Erfahrungen in unserem Bronchialkrebsprojekt, welche sich ohne weiteres auch auf andere Bereiche übertragen lassen (s. Tabelle 6): Einem Teil der Kranken wurde lediglich angeboten, sie könnten sich bei Bedarf wieder an uns wenden, mit den anderen wurde sogleich ein fester Termin vereinbart.
Bereits der quantitative Mittelwertsvergleich fällt eindeutig aus: Mehr als 10mal so viele Gespräche kommen zustande, wenn eine etwas festere Einbindung in den Gesamtbehandlungsablauf erfolgt, wobei nur am Rande vermerkt sei, daß so auch ganz überwiegend das Umfeld (Partner und Familie) einbezogen werden konnte.

Tabelle 6. Zahl der weiterführenden Gespräche (und Erstinterview) beim Bronchial-CA

	Offenes Gesprächsangebot (n = 49)	Feste Terminvereinbarung (n = 58)
Summe	22	252
Mittelwert	0,4	4,3
Setting		
Einzelgespräche	16	99
Paargespräche	5	110
Familiengespräche	1	43

Bezüglich der Wirkung dieser Betreuung müssen wir auf die derzeit noch laufenden Auswertungen unserer Behandlungskatamnesen verweisen.
Über differenzierte Indikationskriterien und behandlungsprognostische Angaben verfügen wir z.Z. kaum.
Der Blick auf die Praxis unseres Gießener psychosomatischen Konsiliardienstes zeigt, daß bei etwa 700 von den Mitarbeitern auf verschiedenen Stationen unseres Klinikums gesehenen Patienten Krebspatienten die weitaus größte Diagnosegruppe stellten. Sie wurden viel häufiger dem psychosomatischen Konsiliar vorgestellt als z.B. die klassischen psychosomatischen Leiden. Dennoch hatten wir den Eindruck, daß kaum jemals das psychische Problem eines Patienten allein der Anlaß zur Konsulation war, sondern fast immer eine kompliziert gewordene Arzt-Patient-Beziehung zu Konflikten geführt hatte. Offene Krisen von Krebspatienten sind ohnehin selten, vielmehr läuft die Entwicklung, wie gezeigt wurde, auf eine gerade beängstigend unauffällige Weise ab.
Dies alles spricht dafür, sich nicht zu viel von einer bloßen Ausweitung psychotherapeutischer Angebote in der Onkologie zu erwarten. Vielmehr sollten die Anstrengungen darauf gerichtet werden, die Kompetenz zur Erkennung und sinnvollen Bewältigung psychologischer Konflikte bei den in der Onkologie Tätigen selbst zu stärken. Es ist dies nicht nur ein Zeitproblem. Vieles läßt sich bei gleichem oder gar geringerem Aufwand bewältigen, wenn wir anders zu sehen und zu hören verstanden haben. Fortbildungsveranstaltungen, Balint-Gruppen, v.a. aber auch die kontinuierliche Kooperation (Liaisonkontakte) vor Ort sind sehr angezeigt. Zu solch weiterführendem Engagement zu ermutigen war das Hauptziel der vorliegenden Ausführungen.

Literatur

Angell M (1985) Disease as a reflection of the psyche. N Engl J Med 312: 1570–1572

Bahnson CB (1986) Das Krebsproblem in psychosomatischer Dimension. In: Uexküll T von (Hrsg) Psychosomatische Medizin, 3. Aufl. Urban & Schwarzenberg, München Wien Baltimore, S 889–909

Beck D, König U, Blaser P, Meyer R, Styk J, Ryhiner O (1975) Psychosomatische Aspekte des Mamma-Carzinoms. Psychosom Med Psychoanal 5: 216–220

Cassileth BR, Lusk EJ, Miller DS, Brown LL, Miller C (1985) Psychosocial correlates of survival in advanced malignant disease? N Engl J Med 312: 1551–1555

Derogatis LR, Abeloff MD, Melisaratos N (1979) Psychological coping mechanisms and survival time in metastativ breast cancer. JAMA 242: 1504–1508

Greer S, Morris T, Pettingale KW (1979) Psychological response to breast cancer: Effect on outcome. Lancet II: 785–787

Uexküll T von (Hrsg) (1986) Psychosomatische Medizin, 3. Aufl. Urban & Schwarzenberg, München Wien Baltimore

Wirsching M (1986) Familiendynamik und Familientherapie in der Psychosomatik. In: Uexküll T von (Hrsg) Psychosomatische Medizin, 3. Aufl. Urban & Schwarzenberg, München Wien Baltimore, S 305–315

Wirsching M, Stierlin H, Weber G, Wirsching B, Hoffmann F (1981) Brustkrebs im Kontext – Ergebnisse einer Vorhersagestudie und Konsequenzen für die Therapie. Psychosom Med Psychoanal 27: 239–252

Wirsching M, Hoffmann F, Stierlin H, Stummeyer D, Weber G, Wirsching B (1983) Vorhersage der Brustkrebsdiagnose aufgrund psychologischer Merkmale. In: Studt HH (Hrsg) Psychosomatik in Forschung und Praxis. Urban & Schwarzenberg, München Wien Baltimore, S 443–464

Die krebskranke Frau – Außenseiterin oder Mittelpunkt in der Familie?

C. Buddeberg

Krebserkrankungen haben in den westlichen Ländern in den letzten Jahrzehnten an Häufigkeit zugenommen. Jeder dritte bis vierte unter uns erkrankt ein- oder mehrmals in seinem Leben an einer bösartigen Tumorkrankheit. Das vermehrte Auftreten von Krebsleiden wird vor allem auf 2 Gründe zurückgeführt: auf die *Zunahme unserer durchschnittlichen Lebenserwartung* und auf *Verhaltensweisen* in unserer Lebensführung, die das Krankheitsrisiko erhöhen (Senn 1979). Die durchschnittliche Lebenserwartung für Frauen liegt gegenwärtig in Mitteleuropa bei etwa 80 Jahren. Dies bedeutet, daß es wohl kaum jemanden unter uns gibt, der die Krebserkrankung einer Ehefrau, Mutter, Großmutter oder nahen Verwandten nicht miterlebt hat bzw. miterleben wird. Ein Teil der folgenden Ausführungen hat auch für die familiäre Situation eines krebskranken Mannes Gültigkeit. Von meiner Tätigkeit als psychosomatischer Konsiliararzt an der Universitätsfrauenklinik in Zürich habe ich jedoch vor allem Erfahrungen in der Beratung und Behandlung krebskranker Frauen und ihrer Familien. Diese Erfahrungen bilden den Hintergrund für folgende Überlegungen zur Krankheitsverarbeitung eines Krebsleidens in der Familie.

Zwischen Schock und Hoffnung

„Das sieht ja furchtbar aus, aber das wächst sicher wieder nach!“ Mit diesen Worten reagierte die 9jährige Tochter einer 38jährigen Brustkrebspatientin, als sie nach der Rückkehr ihrer Mutter aus dem Krankenhaus zum ersten Mal die Operationsnarbe sah. Dieser Satz bringt die Gefühle zum Ausdruck, die nach einer Brustamputation in einer Familie üblicherweise auftreten: Das Entsetzen über die Verstümmelung, die Hoffnung, der Verlust könne überwunden werden und die Angst vor einem Weiterschreiten der Krankheit. Besonders die Worte „das wächst sicher wieder nach“ zeigen die Dialektik zwischen „gutem und bösem Wachstum“, in welcher die Frau und ihre Familienangehörigen stehen. Die Tochter meinte wohl zunächst mit diesem Satz, die amputierte Brust könne in Wirklichkeit wieder nachwachsen. Symbolisch kommt darin jedoch zum Ausdruck, daß in der Familie etwas wachsen, d.h. etwas Neues entstehen muß, wenn der Verlust überwunden werden soll. Gleichzeitig deutet der Satz jedoch auch indirekt darauf hin, daß das Böse, d.h. die Krebszellen weiterwachsen können. Die Patientin ist nach einem 8jährigen rezidivfreien Intervall vor einiger Zeit an ihrem Mammakarzinom gestorben. Als freiwillige Helferin hatte sie in unserer Klinik mehrere Jahre lang frisch operierte Brustkrebspatientinnen besucht und ihnen bei der Überwindung des ersten Schocks geholfen. Als ich 3 Monate nach dem Tod der Frau ihren Mann und seine inzwischen 18jährige Tochter besuchte, kamen wir auf die Zeit unmittelbar nach dem Auftreten der Krankheit zu sprechen. Die Tochter erinnerte sich noch gut an den Empfang der Mutter nach der Klinikentlassung und an den oben zitierten Ausspruch.

Nicht jede Krebserkrankung führt zu einer so massiven Veränderung des eigenen Körperbildes und der weiblichen Identität wie ein Mammakarzinom. Ängste, die wie ein lähmender Schock wirken, und Hoffnungen, welche gemeinsame Bewältigungsbemühungen in Gang setzen, sind jedoch Erfahrungen, welche jede Familie im Prozeß der Verarbeitung einer Krebserkrankung eines ihrer Mitglieder macht.

Familiäre Auswirkungen einer Krebserkrankung

In welcher Weise verändert die Krebserkrankung einer Frau ihr Persönlichkeitsbild und das ihres Mannes? Verändern die Krankheit und ihre Folgen die Struktur und Qualität von Paarbeziehungen krebskranker Frauen? Leben Krebspatientinnen mehrheitlich in gestörten Familienverhältnissen? Welchen Einfluß haben Behandlungsmaßnahmen auf die krebskranke Frau und ihre Ehebeziehung? Diese Fragen waren Ausgangspunkt für ein *Forschungsprojekt,* welches wir in Zürich in den vergangenen Jahren *an 20 neuerkrankten Brustkrebspatientinnen und ihren Männern* durchgeführt haben (Buddeberg 1985). Als Vergleichsgruppen dienten je 20 Frauen mit einem benignen Adenom der Brust bzw. gynäkologisch gesunde Frauen und ihre Männer. Auf Einzelheiten der Methodik der Untersuchung soll an dieser Stelle nicht näher eingegangen werden. Die folgende kurze *Übersicht über die wichtigsten Ergebnisse* soll jedoch deutlich machen, welche gemeinsamen und welche unterschiedlichen Erfahrungen Ehepaare machen können, wenn eine Frau und ihr Mann plötzlich mit der Tatsache einer Brustkrebserkrankung konfrontiert werden.

Die Ergebnisse zur Frage der *Auswirkungen der Krebserkrankung auf die Persönlichkeit beider Ehepartner* zeigten, daß sich spätere Brustkrebspatientinnen und ihre Männer vor der Diagnosestellung, d.h. zum Zeitpunkt des Krebsverdachtes, in ihren Persönlichkeitsbildern und in ihrer körperlichen Befindlichkeit nur unwesentlich von den Frauen und Männern der beiden anderen Gruppen unterschieden. Die Auswirkungen der Krankheit auf die betroffenen Frauen wurden von ihnen selbst und ihren Männern unterschiedlich beurteilt. In den Selbsteinschätzungen der Krebspatientinnen fanden sich keine deutlichen Veränderungen im Persönlichkeitsbild. Nach dem Eindruck ihrer Männer wurden sie jedoch im Untersuchungszeitraum in ihrem Verhalten unkontrollierter und emotional wechselhafter. Es fand sich somit eine Diskrepanz zwischen den Selbst- und den Fremdeinschätzungen der krebskranken Frauen, welche in den beiden anderen Untersuchungsgruppen nicht im selben Maß vorhanden war. Insgesamt waren jedoch in allen 3 Untersuchungsgruppen die Unterschiede zwischen den einzelnen Personen – Frauen und Männern – von größerer Bedeutung als die Ähnlichkeiten zwischen ihnen.

In der Frage der *Auswirkungen der Krebserkrankung auf die Struktur und Qualität der Paarbeziehung* ergab sich, daß sich die Paare der Karzinomgruppe in ihrer Beziehungsstruktur von den anderen Paaren nicht unterschieden. In ihrer *Beziehungsdynamik* waren sie jedoch bei der Erstuntersuchung im Durchschnitt konflikthafter und problembelasteter. Auch hatten sie im Vergleich zu den anderen Paaren eine geringere Konfliktbewältigungsfähigkeit. Nach dem Auftreten der Krankheit zogen sich in den meisten Ehen die Partner emotional voneinander zurück. Das Thema Krankheit war weitgehend tabuisiert und Ängste, die auf beiden Seiten vorhanden waren, konnten zwischen den Ehepartnern kaum besprochen werden. Vor allem von seiten der Frauen nahm das Vertrauen in ihre Männer und ihre Zufriedenheit in der Ehe ab. Die Auswirkungen der Krankheit auf die Paarbeziehung waren jedoch in den einzelnen Ehen sehr unterschiedlich. Schwierigkeiten und Veränderungen in der Paardynamik zeigten sich nicht nur bei den Paaren der Karzinomgruppe. Auch bei einzelnen Paaren der beiden anderen Gruppen fanden sich problembelastete Beziehungskonstellationen, welche sich im Untersuchungszeitraum in unterschiedlicher Weise entwickelten. Auf der interpersonellen Ebene der Paarbeziehung zeigte sich somit ebenso wie auf der individuellen Ebene der Persönlichkeit, daß die Unterschiede zwischen den einzelnen Paaren in allen 3 Untersuchungsgruppen größer waren als die Ähnlichkeiten zwischen ihnen.

Leben Brustkrebspatientinnen mehrheitlich in gestörten Paarbeziehungen?

Diese Frage kann nicht verallgemeinernd bejaht oder verneint werden. Übereinstimmend zeigte sich in den paardiagnostischen Befunden und den persönlichen Gesprächen mit den Ehepaaren, daß die krebskranken Frauen ungefähr gleich häufig in unharmonischen wie in harmonischen Ehebeziehungen lebten. Eindeutig war der Befund, daß es keine einheitliche krankheitstypische Beziehungsstörung in den Ehen der krebskranken Frauen gibt. Die Brustkrebspatientinnen lebten zwar häufiger als die anderen Frauen in problembelasteten Paarbeziehungen. Deutliche Merkmale einer Beziehungsstörung fanden sich aber nur in einer Untergruppe der Paare der Karzinomgruppe. Bei diesen bestanden schon zu Beginn der Untersuchung deutliche Konflikte, die entweder offen zutage traten oder von beiden Partnern verleugnet wurden. Daneben gab es aber eine ungefähr gleich große Untergruppe von Paaren, die als nicht gestört zu bezeichnen waren. Diesen Paaren gelang die Krankheitsbewältigung recht gut. *Paarbeziehungen von Brustkrebspatientinnen können somit nach den Ergebnissen unserer Untersuchung nicht generell als konflikthaft und auffällig bezeichnet werden. Sie haben kein einheitliches krankheitstypisches Beziehungsmuster und kein einheitliches krankheitstypisches Reaktionsmuster auf die Krebserkrankung.* Vielmehr sind die Beziehungsmuster und Reaktionen der Partner unterschiedlich und vielschichtig.

Die Frage, wie sich die *zur Behandlung der Krebserkrankung angewandten Therapiemaßnahmen* auf die psychische Befindlichkeit der Patienten und ihre familiären Beziehungen auswirken, wurde bisher in der psychosomatischen Forschung kaum systematisch untersucht. Die Ergebnisse unserer Studie zeigten, daß sowohl die Art der Primärbehandlung – Brustamputation oder brusterhaltende Operation – als auch die Art der Sekundärbehandlung – Radio- bzw. Chemotherapie oder keine Nachbehandlung – deutliche Auswirkungen auf die Frauen und ihre Paarbeziehungen haben. Je verstümmelnder die Operation und je einschneidender die Nachbehandlung waren, desto deutlicher waren die psychischen und somatischen Reaktionen bei den Frauen und ihren Männern. Die Beeinträchtigung war jedoch deutlich altersabhängig. Ältere Frauen und ihre Männer reagierten auf die therapeutischen Maßnahmen i.allg. weit weniger stark als jüngere Ehepaare.

Soll eine Krebserkrankung zum Mittelpunkt einer Familie werden?

Das wohl wichtigste Ergebnis unserer Untersuchung läßt sich dahingehend zusammenfassen, daß die Krebserkrankung einer Frau von ihr selbst und ihren Familienangehörigen ganz unterschiedlich erlebt und verarbeitet werden kann. Wir sollten deshalb mit verallgemeinernden Feststellungen sehr vorsichtig sein, wenn wir von der Psychologie Krebskranker und ihrer Familienangehörigen sprechen. Etikettierungen wie *„Krebspersönlichkeit"* (Übersicht s. Hürny u. Adler 1981) oder *„Krebsfamilie"* (Wirsching et al. 1981), die im *psychoonkologischen Boom* der vergangenen Jahre z.T. in unkritischer Weise verwendet wurden, verzerren eher die psychosozialen Aspekte von Krebserkrankungen, als daß sie diese zutreffend erfassen. Sie sind für die Beratung und Behandlung von Krebskranken und ihrer Familien eher hinderlich als hilfreich. Die vorschnelle psychische Stigmatisierung von Krebskranken und ihren Familien ist nach meinen Erfahrungen das sicherste Mittel, therapeutische Gespräche mit ihnen zu einem raschen Abbruch zu bringen (Buddeberg et al. 1986).
Läßt sich die im Titel dieses Beitrags gestellte Frage überhaupt beantworten? Kann man verallgemeinernd sagen, welche Haltung eine krebskranke Frau und ihre Familienangehörigen einem Krebsleiden gegenüber einnehmen sollen? Sicherlich nicht, würden die meisten unter uns sagen, wenn sie diese Frage direkt beantworten müßten. Mir scheint jedoch, daß in unseren Gedanken und Vorstellungen *Idealbilder* über die Verarbeitung einer Krebserkrankung eine wichtige Rolle spielen. Besonders als Ärzte laufen wir immer wieder Gefahr zu glauben, wir wüßten, was für die Psyche und das Verhalten unserer Patienten richtig und gut sei. Je intensiver ich mich in den letzten Jahren mit den psychischen Schwierigkeiten von Krebskranken und ihren Familien befaßt habe, desto deutlicher wurde mir, daß Idealvorstellungen mehr der Abwehr unserer eigenen Ängste nützen als dem psychischen Wohlbefinden von Krebskranken. Was für den einen Patienten und seine Angehörigen hilfreich ist, kann beim anderen eher belastend wirken. *Allgemein gültige „Rezepte" für die psychosoziale Betreuung von Krebskranken und ihren Familien gibt es leider nicht.*
Ich möchte dennoch versuchen, meine Erfahrungen aus der therapeutischen Arbeit mit Familien von Krebskranken in einigen Feststellungen zusammenzufassen. Immer wieder habe ich gesehen, daß eine krebskranke Frau dann in ihrer Familie in eine Außenseiterrolle geriet, wenn ihre Krankheit zum Mittelpunkt des Familienlebens wurde. Ständiges Sprechen über die Krankheit oder vollkommenes Schweigen über sie können das gleiche bewirken: daß eine Krebserkrankung eine Familie in ihrer weiteren Entwicklung lähmt und blockiert. Ängste können nicht dadurch bewältigt werden, daß man ständig über sie spricht oder daß man sie negiert.
„Das wichtigste bei so einer Krankheit ist, daß man überzeugt ist, selbst etwas dagegen machen zu können." Dieser Ausspruch eines 72jährigen Mannes über die Krebserkrankung seiner Frau trifft einen zentralen Punkt, auf den es bei der Bewältigung von Ängsten in einer Familie ankommt: Nicht passiv auf Hilfe und Unterstützung von außen zu warten, sondern gemeinsam zu versuchen, etwas gegen Angst und Hoffnungslosigkeit zu tun. Wie das gemeinsame Handeln im Einzelfall aussieht, ist

von sekundärer Bedeutung. Die völlige *Tabuisierung einer Krebserkrankung* innerhalb einer Familie zeigt sich auf der Handlungsebene oft in einer Geschäftigkeit der einzelnen Mitglieder. Jeder jagt krampfhaft irgendwelchen Verpflichtungen nach. Die Flucht vor der bösen Krankheit ist hier der gemeinsame Nenner, der die einzelnen Familienmitglieder miteinander verbindet. Auch hier gerät die krebskranke Frau in eine Außenseiterrolle, weil die Flucht vor der Krankheit die Familienmitglieder immer weiter auseinandertreibt und zu gegenseitiger Entfremdung führt.

Gibt es ein verläßliches Kriterium dafür, daß einer Familie die Verarbeitung einer Krebserkrankung gelungen ist?

Nach meiner Erfahrung kann man dann von einer guten Krankheitsbewältigung ausgehen, wenn die Familie über Ängste sowohl sprechen als auch schweigen kann. Oder anders formuliert: wenn die Krankheit und ihre Folgen in ihrem Stellenwert innerhalb der Familie sich wandeln und weiterentwickeln können. Bei Gesprächen mit Krebskranken kommt mir immer wieder ein Ehepaar in den Sinn, mit dem ich seit der Brustkrebserkrankung der Frau vor 5 Jahren von Zeit zu Zeit Kontakt habe. Bei unserem 1. Gespräch 3 Monate nach der Mastektomie äußerte die Frau: „Vor dem Spiegel kann ich mich nicht anschauen, beim Geschlechtsverkehr lasse ich das Nachthemd an. Mein Mann hat zwar viel Verständnis für mich, aber wir können über die ganze Sache noch nicht miteinander sprechen." Ihr Mann nickte mit dem Kopf und meinte, er lasse seine Frau einfach spüren, daß er sie nach wie vor gern habe. Das helfe ihnen beiden über den Graben hinweg, den die Krankheit zwischen ihnen aufgerissen habe.
Vor kurzem rief mich diese Frau an und teilte mir mit, ihr Mann und sie seien gerne bereit, sich zu Gesprächen mit Ehepaaren zur Verfügung zu stellen, die in der Verarbeitung einer Krebserkrankung der Frau Schwierigkeiten hätten. Ich war ziemlich sprachlos und fragte, was sie bewogen hätte, dieses Angebot zu machen. Sie meinte daraufhin: „Weil wir lange gemeinsam über meine Krankheit schweigen konnten, können wir jetzt auch gut darüber sprechen. Diese Erfahrung möchten wir an andere Ehepaare weitergeben."
Vieles, was mir heute in Gesprächen mit Familien von Krebskranken hilfreich ist, habe ich aus Gesprächen mit Patientenfamilien gelernt. Einiges davon, so könnte ich mir vorstellen, wird mir vielleicht eine Orientierungshilfe sein, wenn ich in meiner eigenen Familie mit der Tatsache einer Krebserkrankung konfrontiert werden sollte.

Literatur

Buddeberg C (1985) Ehen krebskranker Frauen. Urban & Schwarzenberg, München Wien Baltimore

Buddeberg C, Merz J, Frei R, Limacher B (1986) Ehen krebskranker Frauen – Realitäten und Wunschvorstellungen in der psychosomatischen Krebsforschung. Psychother Med Psychol 36: 110–113

Hürny C, Adler R (1981) Psychoonkologische Forschung. In: Meerwein F (Hrsg) Einführung in die Psychoonkologie. Huber, Bern Stuttgart Wien, S 13–63

Senn HJ (1979) Der Mensch und die Krebskrankheiten. Schweiz Ärztez 60: 1929–1935
Wirsching M, Stierlin H, Haas B, Weber G, Wirsching B (1981) Familientherapie bei Krebsleiden. Familiendynamik 6: 2–23

Grenzen der Aufklärung bei Krebskranken

B. Fervers-Schorre

Die ärztliche Aufklärung und Aufklärungspflicht gewinnt in den letzten Jahren im öffentlichen Bewußtsein zunehmend an Bedeutung. Es besteht darüber eine lebhafte Diskussion und Meinungsverschiedenheit sowohl innerhalb der Ärzteschaft als auch insbesondere zwischen der Ärzteschaft und der Rechtsprechung der Zivil- und Strafgerichte.

Eine besondere Stellung nimmt dabei die Diagnosemitteilung und Aufklärung des Krebskranken ein. Auch der Krebs tritt zunehmend ins öffentliche Bewußtsein. Da er in seiner Genese weitgehend unbekannt und je nach Stadium und Manifestationsorgan in den allermeisten Fällen immer noch unheilbar ist, hat er einen bedrohenden und angstauslösenden Charakter. Diese nicht genau definierbare Bedrohung macht es möglich, daß der Krebs zu einer Metapher wird, an der sich irrationale kollektive Ängste festmachen, die eigentlich anderen, z.B. sozialen Ursprungs sind. In einer Gesellschaft, in der der Tod weitgehend tabuisiert ist, bedeutet Träger einer todbringenden Krankheit zu sein eine Stigmatisierung.

Stigmatisierung des Krebskranken

„Die Griechen, die offenbar viel für Anschauungshilfen übrig hatten, schufen den Begriff ‚Stigma‘ als Verweis auf körperliche Zeichen, die dazu bestimmt waren, etwas Ungewöhnliches oder Schlechtes über den moralischen Zustand des Zeichenträgers zu offenbaren. Die Zeichen wurden in den Körper geschnitten oder gebrannt und taten öffentlich kund, daß der Träger ein Sklave, ein Verbrecher oder ein Verräter war – eine gebrandmarkte, rituell für unrein erklärte Person, die gemieden werden sollte, v.a. auf öffentlichen Plätzen (Goffmann 1980).“

Der Krebskranke wird mit der Diagnosestellung gleichermaßen über Nacht vom „Normalen“ zum „Stigmatisierten“, vom Diskreditierbaren zum Diskreditierten. Dabei ist Stigmatisierung zwar ein sozialpsychologischer Prozeß; der Arzt, der die Diagnose stellt und/oder mitteilt, wird jedoch für diesen Moment in gewissem Sinne zum Vollstrecker des Urteils wider Willen. So wird verständlich, daß die zentrale Frage immer noch bleibt: Eröffnen oder Nichteröffnen; Sagen oder Nichtsagen; Lügen oder Nichtlügen.

So rigoros gestellt scheint die Frage jedoch der Realität nicht angemessen. Die Realität des Patienten ist die Krebserkrankung mit allen Implikationen, und vielen Untersuchungen zufolge bringen mindestens 90% aller Krebskranken ihre Diagnose auch ohne ärztliche Aufklärung sehr kurzfristig in Erfahrung (Kelly u. Friesen 1950).

Kommunikation über die Diagnose

Die Aufgabe lautet also nicht: Aufklärung oder nicht, sondern Kommunikation über die Diagnose mit dem von ihr Betroffenen. Dabei scheint es sinnvoll, den phasenhaften Verlauf sowohl der Krankheit als auch der Reaktion auf sie zu beachten.
Die 1. dieser Phasen ist die antizipatorische Phase, in der der Patient die möglichen Konsequenzen der Diagnose antizipiert. Diese Phase beginnt schon mit der Wahrnehmung der ersten Symptome. Die Feststellung, daß etwas „nicht stimmt", löst Angst aus. Da Angst schwer zu ertragen ist, wird der Patient auf irgendeine Weise versuchen, sie zu reduzieren. Es gibt verschiedene psychische Mechanismen der Angstreduktion, die der Patient, je nach seine Persönlichkeitsstruktur und dem sozialen Beziehungsgefüge, in dem er sich bewegt, anwenden wird. Das realitätsangemessene Verhalten der Angstreduktion in diesem Falle wäre das möglichst baldige Aufsuchen ärztlicher Hilfe. Die andere, leider wesentlich verbreitetere Reaktionsform auf Angst ist die Verdrängung, d.h. der Patient wird die wahrgenommenen Symptome möglichst lange ignorieren oder bagatellisieren oder, wenn ihm die Bedeutung der Symptome klar ist, gerade deswegen keinen Arzt aufsuchen.
Während dieser Zeit bildet sich beim Patienten eine Ahnung über das Bevorstehende aus, die die Amerikaner treffend als „middle knowledge" bezeichnen, das Resultat von Informationswünschen und -möglichkeiten einerseits und Abwehrvorgängen gegen die Bewußtwerdung der Bedrohung andererseits.
In diese Abwehrvorgänge, die zur Verschleppung der Diagnose führen, kann in einigen Fällen der Arzt miteinbezogen werden. Auch er kann aus unbewußten persönlichen Gründen die Diagnose bei bestimmten Patienten nicht wahrhaben wollen, z.B. wenn es sich um sehr junge Patienten handelt oder um gleichgeschlechtliche gleichaltrige, die an die eigene Verletzbarkeit gemahnen, oder um Patienten, die ihn an geliebte Menschen und deren möglichen Verlust erinnern. Es ist beeindruckend, wie über die gemeinsame Verleugnung selbst erfahrene onkologisch tätige Ärzte sich manchmal vorübergehend auf die „weiter zu beobachtende" Harmlosigkeit eines Symptoms zunächst mit dem Patienten einigen.
Die 2. Phase ist die Initial- bzw. operative Phase, die Zeit also, in der der Patient mit mehr oder weniger Verspätung mit der Diagnose konfrontiert wird und in der die erste, oft operative Behandlung beginnt, d.h. in der der antizipierte Verlust Wirklichkeit wird. Die unmittelbare Reaktion auf die Diagnose ist zumeist Lähmung und Schock, gefolgt von Wut und Resignation, Depression und Angst.
Die Art, wie der Patient seine Diagnose erlebt, hängt aber nicht nur von seiner persönlichen Konstellation ab, sondern sie wird wesentlich mit beeinflußt durch die Arzt-Patient-Beziehung und durch die Art, wie der Arzt ihn mit der Diagnose konfrontiert, und inwieweit dieser selbst in der Lage ist, die Gefühle, denen er begegnet, auszuhalten und nicht abzuwehren. Verzweiflung und Trauer des Patienten sind normale Reaktionen auf eine solche Diagnose, und es ist wichtig, daß er die Möglichkeit hat, diese zu äußern und sich damit akzeptiert und verstanden zu fühlen.
Aufklärung kann also nur solange hilfreich sein, wie sie dem Patienten gleichzeitig die Möglichkeit gibt, über seine Gefühle zu sprechen und die Situation realistisch einzuschätzen. Dazu gehört auch, daß der Patient nicht in einer passiven Patientenrolle verharrt, sondern der Arzt ihm insbesondere in dieser Phase hilft, seine Energie zum Kampf gegen die Krankheit zu mobilisieren. Rennecker, ein amerikanischer

Psychoanalytiker, gibt dafür einen schönen Vergleich: Wenn auf einen Menschen, der sich auf einem hohen Felsen befindet, plötzlich ein brüllender Löwe zuspringt, so könnte man sich vorstellen, daß dieser Mensch sich als Ausweg aus einer hoffnungslosen und in hohem Maße beängstigenden Situationen freiwillig den Felsen hinunterstürzt. Man könnte sich aber auch vorstellen, daß er sich oder jemand ihn daran erinnert, daß er ein Gewehr in der Hand hat und damit doch zumindest eine gewisse Chance, sich erfolgreich zur Wehr zu setzen.

Bei der bestehenden Informationspflicht geraten Ärzte, die Angst vor den Reaktionen der Patienten haben, nicht selten in Gefahr, diesen gleichermaßen mit umgekehrtem Vorzeichen statt durch Verschweigen der Diagnose durch Übereinformation und abweisendes Verhalten an weiteren Fragen und an Gefühlsäußerungen zu hindern. Dabei liegt es nahe, zur Rationalisierung der eigenen Angst die Vorstellung zu hegen, daß durch die häufige Thematisierung des Themas Krebs in den Medien die Patienten „aufgeklärt und mündig" seien und ihnen also alles zuzumuten und die Verantwortung allein aufzubürden sei.

Aber auch verantwortungsbewußte Ärzte werden durch die z.T. extreme Informationspflicht über Komplikationsraten und die zunehmende Neigung zu Schadenersatzprozessen oft zum vernünftigen eigenen Schutz gezwungen, Patienten über das für sie gut verkraftbare Maß hinaus zu informieren und zu beängstigen. Damit soll in keiner Weise dem Verschweigen das Wort geredet werden, wohl aber soll aufgezeigt werden, wie problematisch die Informationspflicht werden kann.

Auf die Mündigkeit des oft als unmündig Behandelten dann zu rekurrieren, wenn er in höchster Gefahr und schwach ist, kann zum Gegenteil dessen werden, was intendiert war: anstatt den Austritt aus der Unmündigkeit zu bewirken, kann Aufklärung in fratzenhafter Überdeutlichkeit dem Schwachen seine Unmündigkeit erst vorhalten.

Konfliktsituation durch die Diagnose

Durch Aufklärung über alle Komplikationsmöglichkeiten, mit der die Therapie behaftet ist, die zur Lebensrettung beitragen soll, wird der Patient in eine für ihn nicht lösbare Konfliktsituation gestürzt. Es wird ihm dabei unter Umständen eine Freiheit zur Entscheidung vorgeblich anheim gegeben, die ihn in Wahrheit nur zur Lähmung und Angst führen kann, weil sie die Wahl zwischen zwei Bedrohungen bedeutet, die der Patient im Grunde beide nicht abzuschätzen vermag.

Es sei noch einmal wiederholt: Nicht dem Verschweigen soll das Wort geredet werden, lediglich die Verpflichtung zur Überinformation soll als so problematisch dargestellt werden, wie sie sein kann.

Wissen über Wirkung und Nebenwirkung der Therapie ist im Gegenteil in den meisten Fällen entängstigend. Ein antizipierter und in der Phantasie – möglichst in Begleitung eines schützenden Partners, z.B. des Arztes – schon einmal durchlebter Verlust (z.B. der Haare bei Chemotherapie) wird in der Realität erträglicher.

Herrschten in der Initial- und operativen Phase in der Regel noch Optimismus und Hoffnung auf Heilung vor, so bedeutet die Phase der Progredienz (Meerwein 1981) eine erneute Konfrontation mit der Bedrohung, die die bisherige Therapie und die Möglichkeit der Heilung in Frage stellt. Der Patient verliert das Vertrauen in seinen eigenen Körper und nicht selten auch, zumindest vorübergehend, in den behandelnden Arzt. Auch für den Arzt kann ein Rezidiv des Patienten u.U. eine Kränkung seines eigenen und des von der Gesellschaft und vom Patienten oktroyierten Bildes des omnipotenten Heilers bedeuten. Je stärker diese Kränkung ist, desto eher wird der Arzt dazu neigen, der Verleugnungstendenz des Patienten in dieser Phase entgegenzukommen und selbst zur selektiven Verleugnung, d.h. zur Mitteilung von Teilwahrheiten zu neigen (z.B. dem Patienten zu sagen: Es war zwar wieder Tumorgewebe da, aber wir konnten alles entfernen. Jetzt müssen wir den Organismus mit Medikamenten abdecken).

Machtlosigkeit des Arztes

Der Patient kann in solchen Situationen das Gefühl der Machtlosigkeit und Kränkung des Arztes oft sehr wohl spüren; seine eigenen Ängste verstärken sich dadurch noch, und er wagt nicht mehr, den Arzt durch Fragen zusätzlich zu beunruhigen, weil diese zusätzliche Beunruhigung auf ihn zurückwirken würde. Er schont den Arzt in einer extremen Anpassungsleistung, um sich selbst vor zusätzlicher Enttäuschung des Nichtverstanden- und Nichtangenommenseins zu schützen.

Double-bind-Situation

Wenn auch eine verbale Kommunikation über die reale Situation nicht mehr stattfindet, entwickelt der Patient eine ausgezeichnete Fähigkeit, die Ebene der averbalen Kommunikation zu verstehen, beispielsweise in Gesten, Gesichtsausdruck und Intonation zu hören, was ihm wörtlich nicht mitgeteilt wird. Dadurch gerät ihm die vermeintliche Schonung, die oft nicht ihm, sondern dem sich schonend Verhaltenden selbst gilt, zum Gegenteil. Er ahnt oder weiß, wie es um ihn steht, muß aber seine Ängste verschweigen. Diese Situation der verschiedenen Botschaften auf den verschiedenen Kommunikationsebenen wird in der neueren Schizophrenieforschung als Double-bind-Situation bezeichnet, die geeignet ist, die Identitätsbildung des Individuums zu beeinträchtigen. Auch Krebskranke haben durch die zuvor beschriebene Stigmatisierung eine beschädigte Identität, und es ist verständlich, daß eine nichtkongruente, gespaltene Kommunikation ihre Ängste nur verstärkt. Je angstfreier der Arzt selbst ist, desto eher wird er befähigt sein, die zunehmenden Abhängigkeitsgefühle und Regressionsneigungen des Patienten in dieser Phase zu akzeptieren, ohne ihn einerseits abzuweisen oder andererseits die für die weitere Therapie und Begleitung notwendige Distanz zu verlieren.

Die nicht selten anzutreffende Angst, daß die „Stunde der Wahrheit" käme, in der der Arzt dem Patienten endgültig die Prognose eröffnen muß, entspringt eher Phantasien über die „Wahr"-Sagung des Schamanen und Heilers als der Realität. Krebskranke kennen in aller Regel nicht nur ihre Diagnose, sonder auch den Zustand der Progredienz; nur können sie dies durch die entstehende Angst in ihrem Bewußtsein nicht oder nur teilweise zulassen. So entwickeln sie häufig eine sehr ambivalente Einstellung zu ihrem Zustand, der zwischen Verleugnung und Offenheit pendelt. Diese scheinbare Inkonsequenz kann für die begleitenden Personen sehr irritierend und verunsichernd sein, weil sie nicht wissen, welche Äußerung die wahre ist. Tatsächlich aber liegt die Wahrheit des Patienten nicht etwa in der Mitte, sondern es bestehen für ihn beide Wahrheiten nebeneinander: das Wissen und die Verleugnung. Einziges Maß im Umgang sollte deshalb das Bedürfnis des Patienten nach Offenheit im Hier und Jetzt sein, das ihm eben auch die Verleugnung gestattet, solange er ihrer bedarf. Wichtig ist dabei allerdings, daß der Arzt nicht sein eigenes Bedürfnis nach Verleugnung auf den Patienten projiziert, ebensowenig wie sein Bedürfnis nach Offenheit.

Ambivalenz im Umgang mit der Diagnose

Diese dialektische Bewegung zwischen Bejahen und Verneinen, die sich in der Wahrheit des Patienten aufhebt, kann zu einer der größten Anforderungen an die Flexibilität des Arztes werden und oft alle seine bisherigen Erfahrungen und Normen von Aufrichtigkeit und Geradlinigkeit in Frage stellen. Sie erscheint jedoch als die adäquate, am Bedürfnis des Patienten orientierte Art des Umgangs. Der Prozeß des Sterbens bedeutet Lösung vieler alter Bindungen und mögliche Errichtung weniger neuer Beziehungen mit den das Sterben begleitenden Personen und Umgebungen. Die Chance zur Errichtung eines tragfähigen Bündnisses zwischen Arzt und Patient wird um so größer sein, je mehr der Arzt bereit und fähig ist, Offenheit zu signalisieren und zu ermöglichen, jedoch nicht zu erzwingen, und Verleugnung, wenn nötig, zu akzeptieren.

Regressionsneigung

Die letzte Phase für die Begleitung des Krebskranken ist die terminale Phase. In dieser Phase kommt es häufig zu einer Regression auf die Stufe der averbalen Kommunikation im positiven Sinne. Wenn der Patient zur verbalen Kommunikation nicht mehr fähig ist, wird es für sein Gefühl des „Gehaltenseins" wichtig, ihm die Regression auf vorverbale Kommunikationsstufen zu gestatten, die auch körperliche Zärtlichkeit und Nähe bedeuten. Diese Regression auf sog. mütterliche Qualitäten der Wärme, Nähe und Zärtlichkeit und der gleichzeitige Verzicht auf sog. Aktivität fällt vielen Ärzten, besonders männlichen schwer und bedeutet nicht selten eine erhebliche Kränkung des Selbstbildes. Nicht hegende, pflegende, wärmespendende Mutter hat er gelernt zu sein und möchte er sein, sondern aktiv verändernder, therapierender Vater. Die Folge ist die oft zu beobachtende Tatsache, daß sich die Betreuung von Krebspatienten in der Endphase in der Hierarchie des Personals immer mehr nach „unten" verlagert: Zunächst geht der Chef bei Visiten nicht mehr in die Zimmer, dann der Oberarzt, schließlich meidet auch der Stationsarzt das Zimmer, so daß in dieser Phase häufig den Schwestern die Versorgung des Patienten alleine überlassen wird.
Nachdem in letzter Zeit die psychische Problematik Krebskranker zunehmend Beachtung findet, werden vielerorts Initiativen ergriffen, diesen Patienten psychotherapeutische Hilfe anzubieten. Nicht selten ist dabei die Beobachtung zu machen, daß die angebotenen Hilfen von den Patienten nicht in Anspruch genommen oder sogar ausdrücklich abgelehnt werden.

Diese zunächst erstaunliche Tatsache erscheint besser verständlich, wenn man die Bedürfnisse der Patienten mit den angebotenen Settings vergleicht. Auch hier perpetuiert sich die unselige Trennung zwischen Soma und Psyche. Für die oft sehr eingreifende, sowohl schmerzverursachende wie schmerzstillende Therapie der körperlichen Symptomatik und der Aufklärung über die Diagnose ist der Arzt zuständig, zur Behandlung „seelischer Probleme" werden die Patienten dann oft an andere Stellen, zumeist an Psychotherapeuten, weitergeleitet. Bedenkt man aber die zuvor dargestellte Stigmatisierung, der Krebskranke durch ihre Krankheit ohnehin ausgesetzt sind, so wird leichter verständlich, daß sie nicht zusätzlich das Stigma des Psychotherapiebedürftigen auf sich nehmen wollen und können; und in der Tat sind Krebskranke in der Regel auch nicht primär psychisch krank, sondern körperlich, sie sind also primär auch nicht psychotherapiebedürftig.

Die seelischen Probleme Krebskranker entstehen zumeist durch die Krankheit, an der sie leiden. Für diese Krankheit in ihrem vollen Umfang, also unter Einbeziehung der seelischen Probleme, erleben die Patienten zunächst mit Recht ihren Arzt als zuständig.

Ich bin weit davon entfernt, hier die m.E. unsinnige und unfruchtbare Konkurrenz zwischen Arzt und Psychotherapeut aufwerfen zu wollen. Es erscheint mir aber im Interesse der Betroffenen wesentlich, daß wir im Umgang mit Krebskranken mitbedenken, wie viele von ihnen sich nicht als psychotherapiebedürftig begreifen können und (oder) wollen, seelische Hilfe aber nichtsdestoweniger brauchen. Jeder onkologisch tätige Arzt sollte sich diese seelische Unterstützung seiner Patienten deshalb zutrauen und auch zumuten.

Es geht dabei nicht darum, Neurosen, zu deren Therapie sicher eine fundierte Ausbildung notwendig ist, dilettantisch zu behandeln, sondern Menschen, die in einer akuten oder auch chronischen körperlichen und seelischen Notsituation sind, zu unterstützen. Selbstverständlich ist auch das um so besser möglich, je besser man mit Gefühlen – und eben auch mit den eigenen Gefühlen – umgehen kann. Die Teilnahme an Balint-Gruppen kann z.B. dazu eine sehr hilfreiche Unterstützung sein.

Wesentliche Voraussetzung für eine Verbesserung der Situation der Betroffenen wäre aber auch ein gesellschaftlicher Umdenkungsprozeß, bei dem nicht einerseits Verdrängung, Stigmatisierung und Aussonderung der Betroffenen aus der Gesellschaft, andererseits aggressive und z.T. dem Kriegsvokabular entnommene Metaphern der Vereinigung der Nichtbetroffenen, wie „gegen den Krebs kämpfen an vorderster Front", „den Teufel mit dem Beelzebub austreiben", „einer aggressiven Krankheit aggressiv begegnen", die teils verdrängende, teils ihrerseits angstauslösende Anwort auf eine reale Bedrohung wären, sondern Integration des Kranken in die Welt der Gesunden und Aufklärung nicht unter der angstauslösenden Betonung der Gefahr, sondern unter Betonung der Heilungschancen bei Früherkennung (Perez-Gay 1980).

In seinem Buch *Der Tod des Iwan Iljitsch* beschreibt Leo Tolstoi mit der Sensibilität und Weisheit eines Dichters *das Problem des Arztes, der den Patienten zum Schweigen bringt:*

> Um Iwan Iljitsch aber stünde es jedenfalls schlecht. Diese Schlußfolgerung erregte Iwan Iljitsch krankhaft und rief in ihm ein Gefühl großen Mitleids mit sich selbst hervor, doch auch heftigen Zorn gegen den Arzt, der sich dieser wichtigen Frage gegenüber so gleichgültig verhielt. Allein er erwiderte nichts, erhob sich, legte das Geld auf den Tisch und sagte seufzend:

„Wir Kranke pflegen Ihnen gewiß häufig unangebrachte Fragen zu stellen. Unter uns, ist die Krankheit gefährlich oder nicht? ..." Streng blickte ihn der Arzt mit einem Auge durch die Brille an, als wolte er sagen: „Angeklagter, wenn Sie sich nicht in den Grenzen der an Sie gerichteten Fragen halten wollen, so sehe ich mich gezwungen anzuordnen, daß Sie aus dem Sitzungssaal entfernt werden." „Das, was ich für notwendig und angezeigt hielt, habe ich Ihnen bereits mitgeteilt", entgegnete der Arzt. „Weiteres wird die Untersuchung ergeben." Und der Arzt verneigte sich.

Das Bedürfnis nach Regression

Außer der Lüge gab es noch etwas, das für Iwan Iljitsch quälender war als alles, nämlich, daß niemand ihn so bemitleidete, wie er bemitleidet zu werde wünschte: denn in manchen Minuten, die auf seine langen Leiden folgten, wünschte Iwan Iljitsch sich vor allem (wie sehr es ihm auch wider die Natur ging, sich das eingestehen zu müssen), daß jemand mit ihm wie mit einem kranken Kinde Mitleid habe. Er wollte ja so gern, daß man zärtlich zu ihm sei, ihn küsse und über ihn weine, ganz so, wie man Kinder zu trösten und zu liebkosen pflegt. Er wußte zwar, daß er ein wichtiges Mitglied des Gerichtshofes sei und daß er einen Bart habe, der schon zu ergrauen begonnen hatte und daß es schon deswegen unmöglich sei; allein er wollte es trotzdem ...

Die Ambivalenz zwischen Akzeptieren und Nichtwahrhabenwollen

Von dem Beginn der Krankheit an, seit dem Augenblick, da Iwan Iljitsch zum ersten Male den Arzt aufgesucht, wurde sein Leben von zwei einander völlig entgegengesetzten Stimmungen zerrissen, die einander abwechselten: bald waren es Verzweiflung und Erwartung eines unbegreiflichen und entsetzlichen Todes, dann tauchte Hoffnung auf, verbunden mit der sehr interessierten Beobachtung der Tätigkeit des eigenen Körpers, ... dann wieder sah er nur noch den unbegreiflichen, entsetzlichen Tod, dem man durch nichts entgehen konnte. Diese beiden Stimmungen lösten einander seit dem Beginn der Krankheit unablässig ab; jedoch je weiter seine Krankheit fortschritt, desto zweifelhafter und phantastischer wurden die Erwägungen über die Niere und desto sicherer das Bewußtsein des herannahenden Todes.

Literatur

Goffmann E (1980) Stigma. Über Techniken der Bewältigung beschädigter Identität. Suhrkamp, Frankfurt, S 1

Kelly WD, Friesen SR (1950) Do cancer patients want to be told? Surgery 27: S 822

Meerwein F (Hrsg) (1981) Einführung in die Psycho-Onkologie. Huber, Bern

Perez-Gay B (jetzt Fervers-Schorre) (1980) Nachsorge bei Mamma-Karzinom aus psychotherapeutischer Sicht. 1. Fortbildungskongreß Krebsnachsorge 1980. (Schriftenreihe des Hartmannbundes, S 68)

Ergebnisse aus der Sexualmedizin

Sexualmedizin in der gynäkologischen Praxis: Welche Richtlinien ergeben sich aus 10 Jahren Heidelberger Fortbildungstage für Sexualmedizin?

W. Eicher

Vom 13. bis 17. Juni 1986 fanden zum 10. Mal die Heidelberger Fortbildungstage für praktische Sexualmedizin statt. Themen waren: die Sexualberatung für den praktischen Arzt, die sexualmedizinische Nachbetreuung Krebskranker, Probleme der Kontrazeption, Schwangerschaft als Konflikt, Schwangerschaftsabbruch, Ehe als Familienmatrix, der Seitensprung, Treue, Liebe, Angst und Sexualität, AIDS und Sex.
Die Ergebnisse der Fortbildungstage – Vorträge und Diskussionen – wurden regelmäßig publiziert. Bisher liegen 9 Bände unter dem Titel *Praktische Sexualmedizin* vor, erschienen im Verlag Medical Tribune, Wiesbaden, mit insgesamt etwa 2500 Seiten. Darunter befinden sich 60 speziell gynäkologisch relevante Beiträge. In dem hier vorgegebenen Rahmen können nur einige wichtige Punkte herausgegriffen werden, die dem Gynäkologen in der Praxis als Richtlinie dienen können.

Die Physiologie der sexuellen Reaktion

Durch die Erkenntnis des Ablaufes gesetzmäßiger sexueller Reaktionen ist es zum Verständnis der sexuellen Funktion und damit auch sexueller Dysfunktionen gekommen. Sexuelle Störungen können so erkannt und definiert werden.
Die 3 wesentlichen Reaktionen, die in dem von Masters u. Johnson (1966) beschriebenen sexuellen Reaktionszyklus ablaufen, sind:

Physiologische Parameter der sexuellen Reaktion

1. Vasokongestion mit Anschwellung verschiedener Körperteile durch Blutfüllung und Wiederauflösung,
2. Befeuchtung durch Transsudation (Lubrikation) und Produktion von Drüsensekreten,
3. muskuläre Kontraktionen oder Myotonie, die gesamte Muskulatur betreffend mit speziellen Veränderungen an den Genitalorganen (Zeltphänome, Kontraktionen der orgastischen Manschette).

Lubrikation

Die Lubrikation der Scheide ist das 1. Zeichen einer physischen Reaktion auf sexuelle Stimulierung. Sie garantiert die definitive Gleitfähigkeit der Scheide. Bei der

Vasokongestion der perivaginalen Plexus entsteht die Transsudation einer glasklaren Flüssigkeit durch die Scheidenhaut (Sweatingphänomen). Drüsen konnten hierfür nicht nachgewiesen werden. Ein Ausbleiben oder Abbruch der Lubrikation (lubricatio deficiens) verursacht Kohabitationsschmerzen oder kann die Einführung des Penis in die Scheide behindern.

Gräfenberg-Spot (G-Spot) und weibliche Ejakulation

Gräfenberg beschrieb die weibliche Ejakulation als Sekretion der intraurethralen Drüsen. Tatsache ist, daß etliche Frauen über eine starke Befeuchtung beim Orgasmus berichten und meinen, Urin zu verlieren. In diesen Fällen handelt es sich um eine überdurchschnittlich ausgeprägte Sekretion (Ejakulation) der peri- und paraurethralen Drüsen, die entwicklungsgeschichtlich ein Analogon der Prostata darstellen und wie sie sexuell funktionieren.

Suburethral befindet sich eine sensible erogene Zone, die von Gräfenberg als solche beschrieben wurde. Das anatomische Korrelat besteht in 2 mehr oder weniger stark ausgeprägten paraurethralen Wülsten, die vermehrt durchblutet sind, mit relativ muskelstarken Gefäßwänden (Schwellkörpercharakter). Daneben finden sich die peri- und paraurethralen Drüsen. Klinisch schwillt die suburethrale Zone, insbesondere die paraurethralen Wülste, bei sexueller Reaktion an. Durch diese Erkenntnisse ändert sich nichts an unserem Wissen über den Ablauf des Orgasmus, wie er von Masters u. Johnson beschrieben wurde und an der Aussage von Gräfenberg: „Die wichtigste erotische Zone umkreist die Klitoris, normalerweise unterstützt durch andere erogene Spots in der Vagina."

Orgasmus

Ohne Zweifel stellt die Klitoris das zentrale Lustorgan der Frau dar. Die sexuelle Reaktion bis hin zum Orgasmus kann jedoch auch ohne deren Stimulierung ablaufen. Wie die sexuelle Erregbarkeit hat der Orgasmus einerseits psychologische und andererseits physiologische Komponenten. Im Extremfall ist der Orgasmus entweder psychisch oder mechanisch auslösbar. Ein Mensch kann alleine durch die Phantasie oder Erwartung zum Orgasmus kommen oder durch Masturbation einer erogenen Zone, z.B. der Klitoris. Das entscheidende Organ für den Orgasmus ist das Großhirn, also weder die Vagina noch die Klitoris, noch der G-Spot oder eine andere erogene Zone.

Am Ende der Plateauphase bildet sich die sog. orgastische Manschette um das äußere Drittel der Vagina, welche beim Orgasmus regelmäßig wiederkehrende Kontraktionen aufweist, die elektronisch meßbar sind, aber weder von jeder Frau noch viel weniger vom Mann verspürt werden. Dabei ist es gleich, von wo oder wie der Orgasmus ausgelöst wird. Unterschiedlich ist die Art des Erlebens, und das wird im Großhirn modifiziert. Außerdem gibt es konstitutionell unterschiedliche erogene Zonen, die sekundär durch Erfahrung konditioniert werden können. Prinzipiell ist jeder Mensch, Frau und Mann gleichermaßen, potentiell orgasmusfähig.

Sexualstörungen der Frau

Frigidität bedeutet Gefühlkälte der Frau und wurde als Etikett für die verschiedensten sexuellen Störungen verwandt. Der Terminus trifft höchstens für die Alibidimie zu, d.h. für ein völlig fehlendes sexuelles Interesse mit vollständig fehender sexueller Erregbarkeit, was ein sehr seltener Zustand ist. Bei den anderen sexuellen Dysfunktionen liegt keine Gefühlskälte vor. Es ist deshalb ratsam, auf den Begriff überhaupt zu verzichten und eine symptomorientierte Einteilung der sexuellen Dysfunktionen zu wählen, die sich in der Praxis bewährt hat und sich auf die sexualmedizinische Exploration der sexuellen Funktion begründet, die sich wiederum anhand von 3 Parametern beurteilen läßt:

Parameter der sexuellen Funktion:
1. sexuelle Appetenz (Libido),
2. Orgasmusfähigkeit,
3. intravaginale Kohabitationsfähigkeit.

Hiermit werden die heute am häufigsten geklagten direkten *funktionellen Sexualstörungen* erfaßt (Libidostörungen, Orgasmusstörungen, Vaginismus, Algopareunie), die in der Praxis an erster Stelle stehen (vgl. nachstehende Übersicht).

Sexualstörungen der Frau
1. Funktionelle Sexualstörungen
   a) direkte Sexualstörungen:
      - Libidostörungen,
      - Orgasmusstörungen,
      - Vaginismus,
      - Algopareunie,
      - polysymptomatische Dysfunktionen;
   b) indirekte Sexualstörungen:
      - psychogene Unterleibsschmerzen,
      - psychogene Blutungsstörungen,
      - psychogener Juckreiz und Fluor,
      - psychogene Miktionsbeschwerden;
2. Verhaltensabweichungen
   - Nymphomanie,
   - Perversionen;
3. Intersexualität
   - morphologisch,
   - psychisch.
4. Transsexualismus

Hinter den gynäkologischen Symptomen wie Unterleibsschmerzen, Blutungsstörungen, Juckreiz und Fluor sowie Miktionsbeschwerden, für die bei der gynäkologischen Untersuchung kein organisches Korrelat gefunden wird, können sich sexuelle Probleme verbergen, so daß sie als *indirekte Sexualstörungen* aufgefaßt werden können. Mit sexuellen Verhaltensabweichungen wie Nymphomanie und Perversionen wird der Gynäkologe nur selten berührt.

Die morphologische *Intersexualität* erfordert neben der Beherrschung spezieller operativer Erfahrung eine sorgfältige psychologische Führung der Patienten. Am häufigsten sieht der Gynäkologe das Mayer-Rokitanski-Küster-Hauser-Syndrom und die sog. testikuläre Feminisierung. Wenn überhaupt eine Neovagina operativ hergestellt werden muß, hat sich die Methode nach Vecchietti bewährt, mit der in der Regel eine volle intravaginale Kohabitationsfähigkeit mit Orgasmus erreicht wird. Nicht mehr selten ist die transsexuelle Patientin in der gynäkologischen Praxis. *Transsexuelle* haben eine dauerhaft und total transponierte Geschlechtsidentität. Sie wähnen sich in einem anderen Körper und streben mit allen Mitteln eine hormonelle und operative Geschlechtsumwandlung an. Nach sorgfältiger und aufwendiger Begutachtung, in der Regel über ein Jahr, erfolgt die endokrine, gegengeschlechtliche Hormonbehandlung, bei guter Verträglichkeit und Vermännlichung bzw. Verweiblichung die operative Therapie: bei Frau-zu-Mann-Transsexuellen die vaginale Kolpohysterektomie mit Adnexen, Mammatransformation, Klitorispenoid und Hodensurrogat. Von der Rollhautlappenplastik wird wegen schlechter Ergebnisse abgeraten. Bei Mann-zu-Frau-Transsexuellen erfolgt bei fehlender Gynökomastie die Augmentationsplastik, im Genitalbereich Orchiektomie und Neovagina mit Auskleidung invertierter Penishaut sowie plastische Formung einer Vulva mit Pseudoklitoris. Durch die Therapie kommt es zu einer psychischen Stabilisierung, die soziale Eingliederung gelingt besser. In der Regel kann ein befriedigendes Sexualleben mit Orgasmusfähigkeit erreicht werden. Ehen sind nicht selten.

Sexuelle Dysfunktionen:

- Libidostörungen,
- Orgasmusstörungen,
- Vaginismus,
- Algopareunie,
- polysymptomatische Dysfunktionen.

Libidostörungen

Der Geschlechtstrieb, synonym Sexualtrieb, Libido, sexuelles Verlangen, ist dem Menschen angeboren und beinhaltet das Bedürfnis nach Befriedigung. Seine Stärke unterliegt der Formung durch Erfahrungen im Sozialisationsprozeß. Ein primär fehlendes sexuelles Interesse (Alibidimie) ist äußerst selten. Häufiger handelt es sich um Libidoverminderung oder um einen Libidoverlust, welcher sekundär auftritt.

Ursachen des Libidoverlustes

1. psychogen:
   - unbewußte Abwehr und Ängste,
   - sexuelle Abstumpfung,
   - sexuelle Deviation,
   - Depression;
2. organisch:
   - chronische Kohabitationsschmerzen,
   - konsumierende Erkrankungen,
   - Hypophysen- und Hirntumor,
   - nach Schädel-Hirn-Trauma,

 - Hypotonie und Schwächezustände;
3. Arzneimittel:
 - Antihypertensiva,
 - Sedativa,
 - Tranquilizer,
 - hormonale Kontrazeption (überwiegend psychologische Faktoren),
 - Gestagentherapie.

Bei vielen Frauen, die über Libidostörungen klagen, handelt es sich um Abwehr. Diese Abwehr kann gegenüber der Sexualität allgemein, gegenüber jedem männlichen Individuum, gegenüber dem speziellen Partner oder gegenüber der speziellen Lebenssituation bestehen. Eine häufige und wichtige Ursache des Libidoverlustes ist die reaktive und endogene Depression. Die sexuelle Abstumpfung mit einem ausschließlich verfügbaren Partner ist ein biologisch allgemein bekanntes Phänomen. Der sekundäre Libidoverlust kann Symptom organischer Erkrankungen sein wie bei chronischen Kohabitationsschmerzen, konsumierenden Erkrankungen sowie Hypophysen- und Hirntumoren. Hypophysenadenome und Prolaktinome bieten neben der Amenorrhoe häufig als erstes Symptom den Libidoverlust.
Unter den Arzneimitteln haben Antihypertensiva, Sedativa und Tranquilizer sowie Antidepressiva einen negativen Effekt. Bei der hormonalen Kontrazeption scheinen psychologische Faktoren die endokrinologischen und enzymatischen Reaktionen (Tryptophan, Serotonin, Monoaminooxydase) zu überwiegen. Bei der Langzeittherapie mit Gestagenen (Endometriose) wird nicht selten eine Libidodepression beobachtet. Mit Androgenen kann es in ausgewählten Fällen zu einer Libidosteigerung kommen [z.B. mit Testolactan (Fludestrin) 100 mg i.m.], wobei jedoch die Gefahr der Virilisierung und suchtartigen Abhängigkeit besteht.

Orgasmusstörungen

Beim Orgasmus laufen regelmäßig vaginale Kontraktionen ab, die aber durchaus nicht für jede Frau und schon gar nicht für jeden Partner spürbar sind. Sie sind nicht das Korrelat für einen sog. vaginalen Orgasmus und können auch durch rein klitoridale Stimulation ausgelöst werden. Die Freudsche Hypothese vom reifen vaginalen Orgasmus mit dem klitoridal-vaginalen Transfer und der klitoridalen Fixierung hat nur Unheil ausgelöst, indem Frauen und Männer vergebens nach einem vaginalen Orgasmus suchen, der in dieser Form selten so abläuft.
Die Anorgasmie kann primär, sekundär oder situativ bestehen:
Primär bedeutet, daß die Frau noch nie zum Orgasmus gekommen ist,
sekundär, daß eine früher existente Orgasmusfähigkeit verloren gegangen ist,
situativ, daß in bestimmten Situationen oder mit einem bestimmten Partner oder auf eine bestimmte Art und Wiese kein Orgasmus erreicht wird.
Besteht dies beim intravaginalen Koitus, sprechen wir von *koitaler Anorgasmie.* Hierbei ist die Frau durchaus, z.B. durch manuelle oder andere Stimulation oder auch nur durch Ipsation zum Orgasmus fähig.
Als Ursachen für die Anorgasmie können mehr oberflächliche Verhaltensfehler und Hemmungen vorhanden sein. Ein tiefer Konflikt liegt vor bei Angst vor dem Ich-Verlust. Zum Orgasmus ist eine völlige Ich-Regression und Aufgabe an das Es, die

aufwallende Lust, notwendig. Die Regression oder Hingabe gelingt z.B. nicht bei Frauen, die sich in einer Identitätskrise befinden, die sich gegen ihre Rolle auflehnen und offene oder versteckte aggressive Tendenzen und Empfindungen gegenüber dem Mann hegen. Es resultiert eine koitale Anorgasmie mit dem Mann. Die Anorgasmie wird zum unbewußten Mechanismus der Selbstverteidigung. Sie erhält in diesem Falle das bedrohte oder unterdrückte Ich. Orgasmus mit dem Mann wäre weiterer Ich-Verlust, im übertragenen Sinn Vernichtung.
Bei primärer Anorgasmie empfehlen wir der Patientin, den Orgasmus über die klitoridale Stimulation kennenzulernen, wie dies auch von anderen Autoren beschrieben wurde (Wright 1949; Kockott 1984). Hierzu ist meist ein wesentlicher Abbau von Hemmungen in der vorherigen Gesprächstherapie notwendig.
Eine weitere Ursache für eine verminderte Orgasmusfähigkeit sind geburtstraumatische Defekte. Durch eine schlaffe Vagina kann die Orgasmusfähigkeit beeinträchtigt werden. Perivaginale Druckmessungen haben gezeigt, daß Frauen mit gestörter oder schwacher Orgasmusfähigkeit häufig eine schwächere Kontraktionsfähigkeit aufweisen. Im Einzelfall kann ein klaffender Introitus und Descensus, welcher durch Überdehnung der perivaginalen Muskulatur bei der Geburt entstanden ist, bei postpartalen Orgasmusschwierigkeiten besonders im Zusammenhang mit dem Lost-penis-Syndrom operativ korrigiert werden. In der Regel sind jedoch psychologische Faktoren die Ursache der Anorgasmie.

Vaginismus

Beim Vaginismus kommt es durch einen psychogenen Abwehrreflex zum Verschluß des Introitus vaginae, so daß der Penis nicht eingeführt werden kann. Häufig besteht eine Sexualangst, die durch einen sexuell repressiven Erziehungsstil, insbesondere auch durch religiösen Einfluß konditioniert wurde, wobei die Sexualität tabuisiert ist, das Empfinden sexueller Lust mit Schuldgefühlen beladen und als schlecht oder schmutzig gewertet wird. Der primäre Vaginismus beruht auf einer seelischen Störung. Eine chirurgische Therapie ist sinnlos, Dehnungen in Narkose, Hymenektomie und Erweiterungen zwecklos. Die Gesprächstherapie in Verbindung mit übenden Verfahren ist in einem hohen Prozentsatz erfolgreich. Wesentliche Voraussetzung ist das volle Vertrauen. Dann wird die Vagina mit Kinderspekula auf demonstrative Weise entfaltet, wodurch der Patientin die Angst genommen wird. In weiteren Untersuchungen mit größeren Spekula sowie durch eigene Exploration der Vagina mit dem Finger lernt die Patientin, die Dehnungsfähigkeit und Sensibilität ihrer Scheide kennen. Sie erhält ein eigenes Instrument zur Selbstentfaltung der Scheide mit nach Hause. Falls dies erfolgreich gelingt, bringt der suggestive Hinweis auf die Größe der Instrumente in Analogie zum Penis den weiteren Fortschritt.

Algopareunie

Für die Kohabitationsschmerzen, die beim intravaginalen Koitus auftreten, gibt es eine Vielzahl organischer Ursachen (s. Übersicht), die einer sorgfältigen gynäkologischen Untersuchung nicht entgehen dürfen. So können in mehr als der Hälfte der Fälle organische Erkrankungen für die geklagten Beschwerden gefunden werden. Die Endometriose spielt besonders mit ihren Herden im hinteren Scheidengewölbe,

Organische Ursachen von Kohabitationsschmerzen

---

1. Vulva
Vulvitis, Soor, Trichomonaden, Erythrasma, Herpes genitalis
Atrophie der Vulva, Lichen sclerosus (Kraurosis)
Salivary vulvitis

---

2. Introitus
Bartholinitis, Bartholinscher Abszeß, Bartholinsche Zyste
Urethrale und suburethrale Tumoren (z.B. suburethrale Endometriosezyste), Skeneitis, Urethritis, Paraurethralzyste, Divertikel
Hymen septus persistens, rigider Hymen persistens
Vaginalaplasie
Introitus-Stenose nach Operationen

---

3. Vagina
Soor- und Trichomonaden-Kolpitis, Koli- und Enterokokken-Kolpitis, unspezifische Kolpitis (Empfindlickeit gegen lokale Kontrazeption, allergische Reaktionen), Östrogenmangel-Kolpitis
Vaginal-Tumor (z.B. Glosmus-Tumor, spitze Kondylome)
Vaginal-Septum
Iatrogene Stenosen nach Plastik und Scheidenverletzungen unter der Geburt
Vaginalobliteration
Angeborene partielle oder totale Vaginalatresie
Kohabitationsverletzung

---

4. Uterus- und Bandapparat
Retroflexio uteri fixata
Allen-Masters-Syndrom
Parametritis

---

5. Adnexe und Peritonealraum
Varicocele pelvina
Akute Adnexitis, chronische Adnexitis mit Adhäsionen
Adhäsionen nach Entzündungen und Operationen
In den Douglas prolabierende Ovarien (bei Retroflexio)
Ovarialtumoren und andere Douglastumoren

---

6. Blasen- und Darmerkrankungen
Zystitis, Blasensteine, Blasentumoren
Rektumkarzinom, Perisigmoiditis

---

7. Endometriose
Lokalisation 1–6:
Vulva, Introitus, Vagina, im Halteapparat des Uterus, in den Adnexen und in der Peritonealhöhle, insbesondere bei Lokalisation in den Sacrouterinligamenten, im hinteren Scheidengewölbe im Douglasschen Raum, Balse, Rektum

---

Sacrouterinligament und Douglas-Raum eine wichtige Rolle. Ähnliche Schmerzen in der Tiefe verursachen Defekte in der Gebärmutter und deren Halteapparat (Allen-Masters-Syndrom) oder Tumoren an den Genitalorganen. Brennen oder Schmerzen mehr oberflächlicher Art werden geklagt bei Entzündungen der Vulva, des Introitus und der Vagina, am häufigsten durch Candida- und Trichomonadeninfektion. Die sog. „trockene Scheide" kann als Folge einer Atrophie nach langer

Einnahme von Ovulationshemmern, besonders aber auch in den Wechseljahren und im Postklimakterium sowie nach Ovarektomie oder Strahlenkastration auftreten. Die Therapie besteht in der Hormonsubstitution oder/und der Verwendung eines lubrizierenden Gleitgels.
Kohabitationsschmerzen sind häufig auch psychologisch erklärbar: einmal kann es sich um eine Verkrampfung aus Angst handeln, was in seltenen Fällen bis zum sekundären Vaginismus führen kann. Im anderen Fall handelt es sich um eine mangelnde oder fehlende Lubrikation (lubricatio deficiens) aufgrund einer fehlenden oder blokkierten sexuellen Erregung, auch als Folge einer Libidodysfuktion.

Sexualität nach gynäkologischen Operationen

Der Uterus ist für die Frau allgemein zu allen Zeiten zumindest über einen großen Lebensabschnitt ein zentrales Organ, welches seine Funktion durch die Menstruation nach außen manifestiert und insbesondere nach Schwangerschaften in einer hohen Wertigkeit erlebt wird, die von der Frau häufig nicht vergessen wird. Daraus erklären sich psychische Komplikationen nach Hysterektomie und ein Teil der Beschwerden des sog. Posthysterektomiesyndroms. Wenn im präoperativen Gespräch vom Arzt aktiv die Fragen nach den Hormonen, dem Gewicht, der Orgasmusfähigkeit, dem sexuellen Verlangen und dem Scheidenabschluß angesprochen wird, kann dies psychologisch bedingte Komplikationen vermindern. Prädispositionen zum sog. Posthysterektomiesyndrom sind:

1. präexistente Psychopathologie wie:
   - Pelvipathie
   - Libidodysfunktion
   - hysterisches oder schwer neurotisches Verhalten
   - Depressionen
   - andere psychosomatische Störungen
2. soziale Probleme wie Partner und Beruf

In solchen Fällen werden Beschwerden auf den operativen Eingriff projiziert. Trotz bester Vorbereitung, Operationstechnik und Nachbetreuung bleiben mindestens 10% der Frauen, die in ihrer sexuellen Erlebnisfähigkeit beeinträchtigt werden und über Libidoverlust und Depression oder Anorgasmie klagen.
Von den psychischen Ursachen sind organische Beschwerden zu trennen: Beschwerden durch Verkürzung der Scheide können beim vaginalen Vorgehen durch hohe Peritonisierung, beim abdominalen Vorgehen durch Blasen–Sigma- bzw. Blasen-Rektum-Dach, besonders auch nach Scheidenmanschette und Scheidenresektion bei der Wertheim-Radikaloperation verhindert werden.
Bei der Kolporrhaphia anterior wird gelegentlich zu viel reseziert. Die Folge einer Kolpoperineoplastik ist gar nicht so selten ein zu hoher Damm mit Algopareunie. Wenn dies frühzeitig erkannt wird, kann durch eine einfach durchzuführende Erweiterung des Introitus eine Beeinträchtigung des Sexuallebens verhindert werden. Lubrikationsstörungen manifestieren sich in trockener Scheide oder auch Enge. Die Lubrikationsstörung nach der einfachen Hysterektomie ist meist Folge eines Libidoverlustes, welcher wieder psychogen zu erklären ist. Lubrikationsstörungen treten in

der Regel bei gleichzeitiger Ovarektomie auf und sind dann Folge eines Hormonmangels.
Beim behandelten Portiokarzinom sind die psychosomatischen Komplikationen häufiger. Dies erklärt sich aus der Angst vor der Zukunft durch die Krebserkrankung. Die Persönlichkeit der Patientin ist häufig nachhaltig erschüttert. Libido und Orgasmusfähigkeit sind um mehr als 50% reduziert. Insbesondere durch die Nachbestrahlung kommt es zu einer Verödung der perivaginalen Plexus und Atrophie der Scheide mit Lubrikationsstörungen.
Die weibliche Brust ist in ihrer Bedeutung primär als Sexualorgan und sekundär als Stillorgan tief integriert im Körperbild der Frau. Sie stellt selbst ein Symbol von Weiblichkeit dar. Der Verlust wegen eines Mammakarzinoms stellt für die meisten eine Verminderung der eigenen Existenz dar, eine Reduzierung ihres Soseins und Daseins. Kaum ein anderer Eingriff kann den gesamten Erlebnisbereich so tiefgreifend und nachhaltig beeinträchtigen. Die Hälfte der mastektomierten Patientinnen hatte zum Zeitpunkt der Nachuntersuchung etwa nach einem halben Jahr Kohabitationen nicht wieder aufgenommen. Nur noch 26% gaben nach dem Eingriff im Vergleich zu 68% davor ein normales sexuelles Interesse an. Die Wiederaufbauplastik erleichtert die Wiederaufnahme sexueller Beziehungen mit dem Partner, auch wenn die neue Brust, und im speziellen Fall die neue Mamille, keine sexuelle Reaktion hat. Nachuntersuchungen zeigen, daß die Orgasmusfähigkeit der mastektomierten Frauen ohne Wiederaufbauplastik ganz erheblich reduziert, die der wiederaufgebauten Frauen einem normalen Kollektiv vergleichbar ist.

Kontrazeptive Beratung

Durch die Anwendung sicherer kontrazeptiver Methoden wird Sexualität anders erlebt: auf der einen Seite wird die Furcht vor einer Schwangerschaft und der Druck der individuellen und sozialen Folgen genommen, auf der anderen Seite fällt der Faktor des Zeugens bei der Kohabitation weg. Ein freieres Sexualverhalten kann die sexuelle Erlebnisfähigkeit für beide Partner verbessern. Manchen Menschen gelingt aber die Trennung von Sexual- und Reproduktionsverhalten nicht oder nur passager, so daß zum Nachteil ein Libidoverlust, häufiger erst nach längerer Zeit, auftritt. Es gibt Frauen, die sich nur mit einem Teil ihrer Weiblichkeit, nämlich der Mütterlichkeit, identifiziert haben (Angermann 1985). Wenn sie auf bewußter Ebene für sich entschieden haben, im Moment keine Schwangerschaft auszutragen und die Pille einnehmen, ist auf unbewußter Ebene durchaus das sexuelle Erleben nicht mehr lustvoll, wenn dieser ihnen so wichtige Aspekt wegfällt. Auch andere psychosoziale Umstände oder Beziehungsstörungen in der Partnershaft spielen eine Rolle. Ein Libidoverlust kann man nicht nur unter der Pille, sondern auch bei Intrauterinpessar und der Sterilisation beobachten, beim IUP und der Sterilisation jedoch deutlich seltener als bei der Pille. Dies könnte ein Hinweis sein, daß auch hormonelle Faktoren (Progestagenanteil, Monoaminoaxidaseaktivität) kausal eine Rolle spielen. Diese hormonellen Faktoren werden aber in der Regel von psychosozialen Faktoren überlagert.
Ein Grund für die sogenannte Pillenmüdigkeit (das Phänomen wird überschätzt) liegt auch in der Verunsicherung der Frauen, besonders durch öffentliche Medien,

durch Katastrophenmeldungen über die Pille. Bei der kontrazeptiven Beratung muß man im Gespräch zusammen mit der Patientin herausfinden, was für sie die richtige Methode ist. Dabei sollte man emotionale Gründe, die keine rationale Grundlage haben, ansprechen und eventuell daraus resultierende Unsicherheiten zerstreuen. Man sollte sich dabei immer wieder vor Augen halten, daß jede Methode so gut vertragen wird, wie sie innerlich akzeptiert wird (Conrad 1985).

Sexualität in der Schwangerschaft

Kohabitationen sind in der Regel über die gesamte Schwangerschaft möglich. Der Schwangeren sollten diesbezüglich keine Restriktionen auferlegt werden. Ausnahmen sind habituelle Fehlgeburt- und Frühgeburtsbestrebungen. Bei der Zervixinsuffizienz vor der Cerclage und bei vorzeitiger Wehentätigkeit sollten sexuelle Aktivitäten jeglicher Art vermieden werden, denn bei jedem Orgasmus (auch ohne Kohabitation ausgelöst) laufen Wehen ab. Geburtswehen können durch Kohabitationen induziert werden.

Ektopieblutungen, die durch den Koitus ausgelöst werden, sind in der Regel harmlos und können durch Kohabitationen in der Knie-Ellbogen-Lage, in der der Uterus und die Portio cranialwärts verlagert werden, vermieden werden. Differentialdiagnostisch ist eine Placenta praevia auszuschließen, bei der dann ebenfalls Kohabitationen zu vermeiden wären.

In der Regel ist eine Abnahme des sexuellen Interesses, besonders zum Ende der Schwangerschaft hin, aber auch während des Schwangerschaftserbrechens, zu beobachten. In seltenen Fällen kommt es jedoch auch zur Steigerung des sexuellen Verlangens. Für die Wiederaufnahme des Koitus nach der Entbindung gibt es keine feste Grenze. Hier gilt es: wenn die Episiotomie verheilt ist, wenn es nicht mehr weh tut.

Sexualität im Alter

Durch das Einstellen der Funktion der Ovarien kommt es in der Regel zur Involution an den Genitalorganen. Neben den weithin bekannten Symptomen der Hitzewallungen, Schweißausbrüche, Nervosität und Schlaflosigkeit kommt es zum Trockenwerden der Haut und der Schleimhäute (Konjunktiven, Reizblase), besonders aber auch zur trockenen Vagina und zur Verzögerung der Lubrikationszeit. Dazu treten Stimmungsschwankungen mit Gereiztheit bis zur Depression gehäuft auf. Sexuelle Funktionsstörungen wie Kohabilitationsschmerzen, Anorgasmie und Libidoverlust sind nicht selten. Das Bilanzziehen kann zur Verunsicherung, Labilität und Depressivität führen.

Eine vorbehaltlose hormonelle Substitution über die nächsten 10 Jahre verhindert die wesentlichen Beschwerden dieser Zeit, im besonderen auch sexuelle Störungen, soweit diese nicht Ausdruck einer Beziehungsstörung mit dem Partner sind. Die Möglichkeit der Aussprache beim Gynäkologen, im weiteren Sinne Gesprächstherapie, kann wertvolle Hilfe sein.

Die Sexualanamnese

Die Erhebung der Sexualanamnese bietet den Einstieg in die konfliktzentrierte Gesprächstherapie. Sie kann auch als erweiterte gynäkologische Anamnese aufgefaßt werden, bei der die einzelnen Parameter wie Menstruation, Schwangerschaft und sexuelle Funktionsstörungen vom Erlebnisbereich her besprochen und im Sinne einer biographischen Anamnese ergänzt werden.

Der Kern der Sexualanamnese enthält den Menstruationszyklus, Kohabitationen, sexuelle Wünsche, Ipsation, Kontrazeption, Schwangerschaften und Partnerschaften. Das Gerüst, in welchem die Kernpunkte verwoben sind, besteht aus Eltern, Familie, Erziehung, Sexualerziehung, Kindheit und Schule, Kontaktfähigkeit, Persönlichkeitsbild, psychosomatischen Störungen, Neurosen und Depressionen. Hierbei lassen sich organische und seelische Bereiche nicht trennen, weshalb die Sexualanamnese Psychosomatik im eigentlichen Sinn des Wortes darstellt. Bei der Besprechung der einzelnen Parameter der Sexualanamnese werden Konflikte sichtbar, die vom Therapeuten aufgezeigt und vom Patienten gemeinsam mit dem Therapeuten bearbeitet werden können.

Zur Sexualanamnese braucht man Zeit. Häufig läßt sie sich nicht in einem einzigen Gespräch vollziehen. Dies ist auch nicht notwendig. Aufscheinende Konflikte können zugleich bearbeitet werden im Sinne einer Fokaltherapie. Voraussetzung hierfür ist Empathie, d.h. Einfühlungsvermögen. Dem Arzt muß es gelingen, ein Vertrauensverhältnis herzustellen, in dem die Frau sich öffnet und über ihre intimen Fragen sprechen kann. Ist sie verlegen und gehemmt, geht es darum, der Patientin Brücken zu bauen. Hierzu muß der Arzt auf sexuellem Gebiet Bescheid wissen. Er darf selbst nicht unsicher und verlegen wirken. Die beste Erziehung dazu ist einmal die Fortbildung über das Wisen der Physiologie und Pathologie der sexuellen Reaktion und zum zweiten, darüber in Seminar- und Balint-Gruppen sprechen zu lernen.

Literatur

Angermann I (1985) Zit. aus dem Rundtischgespräch „Sexualmedizinische Fragen aus der Praxis". In: Eicher W, Herms V, Vogt HJ (Hrsg) Praktische Sexualmedizin 85. Medical Tribune, Wiesbaden, S 145

Conrad F (1985) Zit. aus dem Rundtischgespräch „Sexualmedizinische Fragen aus der Praxis". In: Eicher W, Herms V, Vogt H (Hrsg) Praktische Sexualmedizin 85, Medical Tribune, Wiesbaden, S 146

Eicher W (1977) Die sexuelle Erlebnisfähigkeit und Sexualstörungen der Frau. Leitfaden für die ärztliche Praxis, 2. Aufl. Fischer, Stuttgart New York

Eicher W (1980) Sexualmedizin in der Praxis. Ein kurzes Handbuch. Fischer, Stuttgart New York

Eicher W (1984) Transsexualismus, Möglichkeiten und Grenzen der Geschlechtsumwandlung. Fischer, Stuttgart

Eicher W (1977) Sexualanamnese der Frau. Sexualmedizin 6: 393–396

Eicher W (1979) Der Vaginismus – Seine Behandlung in der gynäkologischen Praxis. Sexualmedizin 8: 105–109

Eicher W (1981) Sexuelle Dysfunktion nach gynäkologischen Operationen und Möglichkeiten der Vermeidung. Arch Gynecol 232: 551–558

Eicher W (1983) Sexuelle Probleme nach Operationen im Genitalbereich nicht zwangsläufig. Monatskurse Ärztl Fortbild 33: 12–2

Eicher W (1984a) Chancen der Mammachirurgie. Sexualmedizin 13: 141–144, 196–206
Eicher W (1984b) Die sexuelle Reaktion der Frau. Sexualmedizin 13: 444–449, 531–537
Eicher W (1984c) Geminderte Erlebnisfähigkeit. Anamnese und Diagnostik von Sexualstörungen der Frau. Sexualmedizin 13: 692–698
Eicher W (1985) Sexualmedizinische Fragen im Zusammenhang mit der Hysterektomie. Geburtshilfe Frauenheilkd 45: 752–753
Gräfenberg E (1950) The role of urethra in female orgasm. Int J Sexol 3: 145–148
Kockott G (1984) Selbstbefriedigung als Therapieverfahren. In: Herms V, Vogt HJ, Eicher W (Hrsg) Praktische Sexualmedizin, Bd 81. Medical Tribune, Wiesbaden
Masters WH, Johnson UE (1966) Human sexual response. Little Brown, Boston
Praktische Sexualmedizin (1976–1985) Kongreßbände der Referate und Diskussionen der Fortbildungstage für praktische Sexualmedizin in Heidelberg. Medical Tribune, Wiesbaden
Wright H (1949) A contribution to the orgasm problem in women. Int J Sexol (N.S.) 3: 8–12

Zur Psychodynamik weiblicher Sexualstörungen*

V. Frick-Bruder

Für das Verständnis der Vielfalt gesunden und gestörten sexuellen Erlebens und Verhaltens sind 2 Grundannahmen hilfreich, die Freud bereits um die Jahrhundertwende gemacht hat: Von Geburt an ist die Sexualität als fundamentale Kraft vorhanden. Von Geburt an wird sexuelles Verhalten aber auch vermittelt, d.h. in der Beziehung zu den wichtigen Personen der Kindheit wird gelernt, auf welche Bezugspersonen sich das spätere sexuelle Interesse richten wird und unter welchen Bedingungen Lust erlebt und befriedigt werden kann. Unter günstigen Bedingungen wirken innere und äußere Kräfte zusammen und bilden ein Fundament für die spätere Liebes- und Erlebnisfähigkeit. Eine als reif und in diesem Sinne auch als ungestört zu bezeichnende Sexualität würde dann auf der Fähigkeit beruhen, vitale, körperlich-seelische Bedürfnisse im Dialog mit dem Partner in einer für beide adäquaten Weise möglichst befriedigend zu erfüllen. Dabei wäre primär nicht wichtig, ob es sich um sog. „normale" Wünsche handelt, sondern vielmehr, ob die Partner sich hierüber verständigen können, ohne einander körperlich oder seelisch Gewalt anzutun.
Unter ungünstigen Bedingungen müssen Verlangen, Erregung und Lust jedoch abgewehrt werden, weil angstvolle Erfahrungen diesen Kompromiß verlangen. Solche Ängste, die bis in die frühe Kindheit hineinreichen, müssen oder können keineswegs immer aufgedeckt und bearbeitet werden. Für ein besseres Verständnis im Umgang mit sexuellen Probleme ist es aber hilfreich, von der möglichen Existenz dieser Ängste zu wissen. Deshalb ist ein Exkurs in die frühen Entwicklungsbedingungen späteren Sexualverhaltens notwendig.
Freud entwickelte seine Theorien zur sexuellen Entwicklung, die wie keine andere unsere Verständnis von Sexualität beeinflußt haben, zunächst für den Jungen (Freud 1905). Est sehr viel später formulierte er im Vergleich hierzu als eine Art Negativbild seine Theorie von der weiblichen Sexualentwicklung (Freud 1931). Er fand diese widersprüchlich und sprach wiederholt vom Geheimnis des Weiblichen. Seine theoretischen Annahmen zur weiblichen Sexualität beruhen auf den naturwissenschaftlichen Erkenntnissen – und damit auch den Irrtümmern – des ausgehenden 19. Jahrhunderts. Sie sind von den patriarchalischen Strukturen des viktorianischen Wiens der Jahrhundertwende geprägt. Obwohl manche seiner wissenschaftlichen Annahmen schon seit längerem als widerlegt gelten (z.B. seine Theorie vom klitoridalen

* Nach einer Erstveröffentlichung in: *Der Gynäkologe,* Heft 1, 1986, Springer-Verlag, unter dem Thema: „Die weibliche Sexualität aus psychoanalytischer Sicht"

und vaginalen Orgasmus), hielten seine Nachfolger in einer schwer verständlichen Weise an diesen Irrtümern fest. Erst in den 60er Jahren kam es – angeregt durch die Frauenbewegung – in der Psychoanalyse zu einer erneuten Diskussion über die weibliche Sexualität, die bis heute anhält. Es ist die schwierige Aufgabe solcher oft emotional geführten Diskussion über der Aufdeckung der Irrtümer Freuds fundamentale Erkenntnisse nicht zu vernachlässigen, so z.B. die Bedeutung der Beziehung zu den Personen der frühen Kindheit und die Bedeutung unbewußter Prozesse für das Seelenleben. Ohne diese Erkenntnisse wäre auch ein revidiertes Verständnis weiblicher Sexualität nicht denkbar.

Die Theorie Freuds von der weiblichen Sexualentwicklung

Beide Geschlechter durchlaufen in ihrer Sexualentwicklung bestimmte Phasen, in denen sich der angeborene Sexualtrieb (Libido) an bestimmte, sog. erogene Körperzonen anlehnt. Diese These einer phasenspezifischen Entwicklung hat bis heute Gültigkeit. Sie ist durch vielfältige Kinderbeobachtungen belegt.

Orale Phase

In der oralen Phase (etwa dem 1. Lebensjahr) lehnt sich die Lust an den Eßtrieb an. Saugen, In-den-Mund-Nehmen und Beißen sind die wichtigsten Lustquellen. In der Symbiose mit der Mutter, von der sich das Kind getragen und gehalten fühlt, erfährt es zunächst eine optimale Befriedigung seiner Bedürfnisse, die nur gelingt, wenn die Mutter ihre eigenen Bedürfnisse für eine begrenzte Zeit zurückstellen kann. Die Erfahrung optimaler Befriedigung schafft im Kind Vertrauen in seine Umwelt und legt die Basis für ein stabiles Selbstgefühl. Durch die eingefühlte, primäre Mütterlichkeit (Winnicott 1976) erwirbt das Kind im stetigen wechselseitigen Austausch von Gefühlen mit der Mutter aber auch eine Dialog-, d.h. Beziehungsfähigkeit, die es ihm nach und nach ermöglicht, die Mutter als ein von ihm getrenntes Wesen wahrzunehmen, das auch eigene Bedürfnisse hat. Dies geht einher mit der wachsenden Fähigkeit, Bedürfnisse aufzuschieben und ein zumutbares Maß an Frustration auszuhalten.

Eine gesunde Entwicklung in dieser Phase schafft das Fundament für eine spätere Liebesfähigkeit, die den Partner in seiner Andersartigkeit erkennt und akzeptiert und Liebe und sexuelle Hingabe möglich macht, weil ein grundsätzliches Vertrauen darin besteht, um seiner selbst geliebt zu werden (Riemann 1961).

Fehlt in dieser Zeit die Erfahrung eingefühlter Mütterlichkeit oder geht es im Grunde mehr um die Person der Mutter, hat das Kind also eher Funktion eines Substituts für ihr Eigenleben, kann sich nur ein schwaches Selbstgefühl entwickeln. Unsicherheit, Minderwertigkeitsgefühle, Angst vor Gefühlen überhaupt, besonders aber vor Abhängigkeit und Hingabe, sind die Folge. Im Erwachsenenalter sind solche Menschen in ihrer sexuellen Genußfähigkeit eingeschränkt. Sie haben Angst vor Nähe, obwohl sie sich eigentlich nichts sehnlicher wünschen. Die Sehnsucht nach Lieben und Geliebtwerden, nach Zuneigung und Zärtlichkeit, nicht aber nach sexueller Lust, steht dann ganz im Vordergrund. Frauen mit dieser früh verankerten Problematik schmusen gern, fühlen sich aber gehemmt, sowie sie erotisch-sexuelle Berührungen spüren. Die starke Sehnsucht nach Nähe kann wegen der ständig drohenden Angst, den Partner zu verlieren (weil es keine zuverlässige Erfahrung einer präsenten Mutter gab), aber auch ganz abgewehrt sein. Dann führt die Angst vor der Abhängigkeit dazu, Nähe – und damit auch die Verschmelzung in der sexuellen Vereinigung – zu vermeiden. Die Abwehr dieser Angst drückt sich dann in einer (primären) sexuellen Erregungshemmung aus, von der Frauen vermutlich sprechen, wenn sie sich selbst als frigide bezeichnen.

Anale Phase

Während des 2. Lebensjahrs lernt das Kind, die Kontrolle über seine Körperfunktionen auszuüben. Es lernt – eine gesunde Entwicklung auch in der 1. Phase vorausgesetzt – seine Bedürfnisse durchzusetzen, aber auch die seiner Umgebung zu berücksichtigen. Dies ist die Basis für Autonomie, auch für spätere Autonomie in der Liebe. Spontaneität der Gefühle, sexuelle Hingabe und Orgasmuserleben sind ja nur möglich, wenn nicht zuviel Angst vorhanden ist, hierbei die Kontrolle zu verlieren und vom anderen überwältigt, mißbraucht oder ausgenutzt zu werden. Werden dem Kind in dieser Phase zu früh oder zu streng Anpassungsleistungen abverlangt, kann dies zu einer Charakterhaltung führen, die später den Erwachsenen zu einer überstarken Kontrolle seiner Gefühle zwingt. Sexualität ist dann nur unter bestimmten Bedingungen und innerhalb eines festgelegten Rahmens gestattet. Das sexuelle Zusammenleben ist leicht störbar. Die äußeren Bedingungen müssen genau den inneren Vorstellungen entsprechen, damit die Harmonie nicht beeinträchtigt ist. Frauen sind in dieser Weise leichter störbar als Männer. Dies könnte die Folge einer unterschiedlichen Erziehung sein, die dem kleinen Mädchen früher und konsequenter Anpassungsleistungen abverlangt als dem kleinen Jungen (Belotti 1975).

Phallische Phase und der Ödipuskomplex

Etwa bis zum 3. Lebensjahr verläuft die Sexualentwicklung nach dieser Theorie für beide Geschlechter also in etwa gleich. Neuere Untersuchungen, auf die noch näher eingegangen werden soll, haben allerdings gezeigt, daß auch schon in dieser Zeit in der Beziehung zwischen Eltern und Kind, besonders aber in der zwischen Mutter und Kind Einflüsse wirksam werden, die die Sexualität beider Geschlechter in einer ganz spezifischen Weise prägen. Im Unterschied zum Jungen sprach Freud dem Mädchen auch für die nun folgende phallische Phase (etwa 3.–5. Lebensjahr) eine spezifisch weibliche Sexualentwicklung ab. Für beide Geschlechter ist nach seiner Auffassung im psychischen Erleben zunächst nur ein Sexualorgan vorhanden, der Penis. Das kleine Mädchen hat also bis zur Pubertät keine Kenntnis von seiner Vagina. Die Entdeckung des Geschlechtsunterschiedes – von beiden Geschlechtern als Penislosigkeit des Mädchens gewertet – führt beim Jungen zur Angst vor einer möglichen Kastration, beim Mädchen zum Erleben, es sei bereits kastriert und damit weniger wert als er. Im Gefühl dieser Minderwertigkeit entwickelt es einen Kastrationskomplex und als Folge Penisneid. Es gibt nun die bis dahin selbstverständliche

Masturbation auf, weil das Erleben seiner Klitoris als verstümmelter kleiner Penis, der doch nicht mehr wachsen wird, eine zu große narzißtische Kränkung bedeutet (Freud vertrat die – biologisch falsche – Auffassung, die Klitoris sei ein rudimentärer Penis). Für diese bittere Erfahrung macht das Mädchen seine Mutter verantwortlich. Es wendet sich von ihr, seinem ersten Liebesobjekt ab und dem Vater als neuen Liebesobjekt zu. Damit ist jedoch auch die wichtige Erfahrung verbunden, daß seine Gefühle für ihn mit den Gefühlen, die die Mutter für ihn hat, konkurrieren. In Anlehnung an die griechische Sage wird diese Erfahrung Ödipuskomplex genannt (beim Jungen: er begehrt die Mutter als erstes andersgeschlechtliches Liebesobjekt und gerät dadurch in die Rivalität zum Vater). Das Mädchen ist nun Rivalin der Mutter. Es macht einen wichtigen ersten Versuch, diese Rivalität zu bewältigen, indem es sich in die Rolle der Muter und damit in die der Frau hineinversetzt und den Wunsch, vom Vater mit dem Penis ausgestattet zu werden in den Wunsch umwandelt, statt dessen von ihm ein Kind zu bekommen. Doch auch mit diesem Wunsch gerät es mit der Mutter in Konkurrenz um den Vater, der als Liebesobjekt wegen des Inzestverbotes ja auch tabu ist. So wendet sich das Mädchen erneut der Mutter zu. Es wendet sich gleichzeitig vom Vater als Liebesobjekt ab und überträgt die Wünsche, die ihm galten, auf den späteren Sexualpartner. Dieser Prozeß, die Überwindung von Kastrationskomplex und Penisneid, kann nach Freuds Auffassung nur gelingen, wenn das Mädchen seine Minderwertigkeit akzeptiert (wir würden heute sagen: seine Minderwertigkeits*gefühle* bewältigt), seine Libido von der Klitoris auf die Vagina überträgt und damit von der phallischen Aktivität zur aufnehmenden, femininen Passivität findet.

Die spätere sexuelle Reaktionsfähigkeit der Frau hängt nach dieser Auffassung davon ab, ob sich der Vater für die kleine Tochter als Liebesobjekt eignet, d.h. ob er grundsätzlich von ihr gemacht werden kann, für sie erreichbar ist und ihr beständig dabei hilft, sich im Vergleich mit der Mutter als vollwertig zu erleben. Sie hängt auch davon ab, ob sie es lernt, auf ihn als Liebesobjekt zu verzichten und den späteren Sexualpartner statt seiner anzuerkennen. Dies kann nur gelingen, wenn ihr der Vater ausreichend zugewandt ist, ohne sie gleichzeitig eifersüchtig an sich zu binden. Dabei ist ebenso wichtig, daß die Mutter ihrer Tochter eine positive Identifikation als Frau ermöglicht, indem sie ihr dies selbst vorlebt. Und nicht zuletzt muß die kleine Tochter die Erfahrung machen können, daß der Platz an der Seite des Vaters bereits von der Mutter besetzt ist, indem sie die Eltern als einander zugewandt und sexuell aneinander interessiert erlebt.

Fehlen diese Voraussetzungen, kann die Bindung an den Vater übermäßig stark sein und bestehen bleiben, sei dies als Sehnsucht oder Enttäuschung. Eine echte, erotisch-liebevolle Hinwendung zum späteren Sexualpartner kann dann nicht – oder nur sehr erschwert – stattfinden. Die vom Vater enttäuschte Tochter entwickelt hysterische Persönlichkeitszüge (Riemann 1961). Ihn und damit alle Männer hassend, übt sie selbstzerstörerisch Rache, indem sie sich scheinbar wahllos wegwirft: Wenn du (Vater) mich nicht liebst, bist du (bin ich) nichts wert. Oder sie idealisiert ihn, so daß alle anderen Männer an ihm gemessen minderwertig scheinen. Das Verhalten solcher Frauen kann ausdruckstark und leidenschaftlich sein, erotisch kokett und verführerisch. Sexualität wird oft aber nicht wirklich gewünscht und genossen, sondern ist vielmehr Mittel zum Zweck, insofern sie der Steigerung des eigenen Selbstwertgefühls und der Macht über den Partner dient. Gestörte Erregungsfähigkeit und Orgasmusschwierigkeiten sind dann Ausdruck einer oft großen inneren Not.

Latenzphase

Freud nahm an, daß es im Anschluß an die frühe Kindheit zu einem Stillstand des Sexuallebens kommt, der bis zur Pubertät andauert. Er nannte diese Zeit, die etwa vom 5.–11. Lebensjahr reicht, deshalb die Latenzphase. Nach seiner Auffassung nehmen in dieser Zeit sexuelle Wünsche, Phantasien und Aktivitäten zugunsten zärtlicher Empfindungen für die wichtigen Bezugspersonen ab. Mit einer zunehmenden Identifizierung mit den Eltern werden moralische Wertvorstellungen übernommen, so daß diese Entwickungsphase vor allem der Ausformung sozialen Verhaltens dient. Dies schließt nicht aus, daß auch in dieser Zeit eine vorsichtige Annäherung an das andere Geschlecht stattfindet, die vor allem die Bedeutung haben dürfte, sich der eigenen Gefühle sicherer zu werden und Verhaltensweisen im Umgang mit dem anderen Geschlecht zu erproben.

Pubertät

Mit dem Ende der Latenzzeit, etwa um das 11. Lebensjahr, kommt es noch einmal zu tiefgreifenden seelischen Veränderungen: Früheste Bedürfnisse nach Zuwendung und Umsorgtsein werden mobilisiert, aber auch Trotz und Auflehnung gegen etwaige Einschränkungen wachsender Autonomiebedürfnisse. So sind extreme Stimmungsschwankungen alltäglich. Gegen diese Wiederbelebung früher Wünsche setzen sich schließlich jedoch die Regungen der späten phallischen Phase durch: Kastrations- und Ödipuskomplex werden noch einmal neu belebt, in ausgedehnten Tagträumen in Szene gesetzt und auf diese Weise auch bearbeitet. In dieser Phase muß das Mädchen endgültig seine phallische Rivalität bewältigen, der Junge seine Kastrationsangst. Beide Geschlechter müssen ihre sexuellen Wünsche von den Bezugspersonen ihrer Kindheit lösen, um sie auf den andersgeschlechtlichen, nicht inzestuösen Sexualpartner richten zu können.
Ein glücklicher Ausgang der psychosexuellen Entwicklung ist nach Freuds Auffassung für die Frau erreicht, wenn sie ihre Männlichkeitswünsche aufgeben und sich dem Mann passiv-lustvoll unterwerfen kann.

Kritische Überlegungen zu Freuds Theorie von der weiblichen Sexualentwicklung

Wichtige Grundannahmen Freuds waren der phallische Monismus (für beide Geschlechter existiert bis zu Pubertät nur der Penis) und der Penisneid, den er in der klitoridalen Minderwertigkeit der Frau biologisch begründet sah. Vor diesem theoretischen Hintergrund zeichnet sich die weibliche Sexualität v.a. durch Mängel aus, ein Bild, das Frauen über lange Zeit verinnerlicht hatten, gegen das sie sich nun zunehmend wehren.

Die Annahme eines phallischen Monismus gilt als widerlegt (Masters u. Johnson 1967; Sherfey 1967). Die Klitoris ist kein rudimentärer Penis, sondern ein spezifisch weibliches, hochsensibles Sexualorgan. In ihrer Funktion als Rezeptor und Transformator sexueller Reize ist sie an *jeder* sexuellen Reaktion zentral beteiligt, sei dies primär körperlich (durch unmittelbare Berührung) oder primär seelisch (durch Vorstellungen und Gefühle ausgelöst. Es gibt also auch nicht 2 voneinander unabhängige oder unterschiedlich wertvolle Arten von Orgasmus, einen „reifen" vaginalen und einen „unreifen" klitoridalen. Dies schließt allerdings nicht aus, daß Frauen die physiologischen Reaktionen des Orgasmuserlebens interindividuell unterschiedlich lokalisiert wahrnehmen (z.B. eher im Bereich der Klitoris, der Vagina oder des kleinen Beckens) und unterschiedlich bewerten.

Frauen kommen erfahrungsgemäß schneller und leichter durch die unmittelbare Stimulierung der Klitoris zum Höhepunkt, weniger leicht durch ausschließliches Eindringen in die Vagina. Diese ist im Vergleich zur Klitoris physiologisch reizunempfindlich, dafür psychologisch hoch bedeutsam. In noch ganz anderer Bedeutung als die Klitoris dies zu sein vermag, ist die Vagina ein „Beziehungs"-Organ, da sie dem Partner das Eindringen ermöglicht und damit auch mehr Erleben von Nähe mit allen damit verbundenen Wünschen und Ängsten mobilisiert. Diese physiologischen und psychologischen Bedingungen erklären auch, warum Frauen durch die direkte körperliche Stimulation der Klitoris bei der Masturbation leicht und zuverlässig zum Orgasmus kommen (Kinsey 1963), diesen aber sehr viel weniger selbstverständlich erleben, wenn sie den Partner in sich eindringen lassen. So gilt als unbestritten, daß ein Drittel aller Frauen auf diese Weise nicht zum Orgasmus kommt (Fisher 1976; Kinsey 1963).

Ohne Zweifel ist es für eine Frau ohne das Erleben eines Partners also leichter, sexuelle Sensationen durch die Berührung der Klitoris zu erleben. Dies dürfte ganz besonders für das kleine Mädchen gelten, das ja noch nicht über das Repertoire partnerbezogener Sexualität verfügt. Freud bestritt jedoch, daß es überhaupt schon eine Wahrnehmung seiner Vagina habe, eine Annahme, die aufgrund von Kinderbeobachtungen als widerlegt gilt. Aber selbst wenn man annehmen darf, daß das neugierige kleine Mädchen seine Scheide entdeckt und hierfür – auch ohne das deutliche sexuelle Reize davon ausgehen – ein selbstbewußtes Selbstverständnis entwickelt, wenn es sich grundsätzlich hierin genauso bestätigt fühlt wie der Junge

(Die 4jährige Tochter einer Patientin sagte zu ihrer Mutter, ein gleichaltriger Junge habe sie gefragt, ob er einmal ihre Scheidung sehen dürfe. Auf die Frage der Mutter, was sie geantwortet habe, meinte sie: Er soll es erst einmal richtig aussprechen),

bewahrt sie dies nicht zwingend vor Neidgefühlen, wenn sie sich mit ihm vergleicht. Schließlich ist der Phallus – anders als die Vagina – ein leicht sicht- und anfaßbares Organ, ein unbestrittenes Symbol von Potenz und Macht. Er gibt dem Jungen ein Gefühl von Andersartigkeit und damit auch wenigstens teilweiser Unanhängigkeit von der Mutter, die als primäre Versorgerin von beiden Geschlechtern als mächtig, vorübergehend als omnipotent erlebt wird.

In diesem Sinn haben Analytikerinnen, die sich an der jüngeren Diskussion um die weibliche Sexualität beteiligen (Chasseguet-Smirgel 1974), Freuds Interpretation des Penisneides als (s)eine männliche Abwehr gegen die eigentlich empfundene Stärke der Frau gedeutet. Das von Freud gezeichnete Bild der Frau als schwächere,

passivere Ausgabe des Mannes sei genau das Gegenteil des ursprünglichen, mächtigen Mutterabbildes beider Geschlechter. Der Penisneid sei also nicht die Folge weiblicher Minderwertigkeit, sondern Ausdruck des verständlichen weiblichen Wunsches, im ersten Trennungs- und Ablösungsprozeß von der Mutter (2.–4. Lebensjahr) etwas ähnliches zu haben wie der Junge, eine Waffe, mit der man sich gegen sie wehren, aber auch von ihr abgrenzen könne.
Frauen sind also neidisch auf Männer und schlagen sich oft ein Leben lang mit diesem Neid herum, nicht weil sie weniger stark sind als sie, sondern weil sie sich weniger stark fühlen. Dies ist möglicherweise die (erträglichere) Reaktion auf die Angst der Frauen vor ihrer eigenen Stärke. Insgeheim, also vielleicht nicht einmal ganz unbewußt, haben sie eine Ahnung von der Phantasie beider Geschlechter, sie könnten nicht nur stark, sondern ebenso mächtig und damit auch angstmachend sein wie die einst als omnipotent erlebte Mutter. Der Interpretation, daß Männer auf der anderen Seite Frauen gerne schwach sehen, nicht weil sie glauben, daß sie es tatsächlich sind, sondern weil sie sie für ebenso mächtig halten wie sie einst die Mutter erlebt haben, würde Freud heute vermutlich nichts entgegensetzen.

Neuere Konzepte zur sexuellen Identität der Frau

Eine geschlossene Theorie der weiblichen Sexualentwicklung gibt es bis heute nicht. Während Freud in der ödipalen Dreierkonstellation und ihrer unterschiedlichen Bewältigung den eigentlichen Kern der späteren sexuellen Identität und sexuellen Reaktionsfähigkeit sah, verlagern neuere Untersuchungsansätze ihr Interesse auf die noch frühere (präödipale) Zeit, insbesondere die Dyade von Mutter und Kind. Vom Augenblick der Geburt an bestimmt das Geschlecht den ganz spezifischen Umgang der Mutter mit ihrem Kind als Mädchen oder Junge. Moderne Methoden der pränatalen Schwangerschaftsüberwachung und Diagnostik, wie Ultraschall und Amniozentese, dürften diesen Zeitpunkt in einer noch schwer abzuschätzenden Weise vorverlagert haben. Ist das Kind ein Junge, wird die Mutter auf seine Andersartigkeit hingewiesen (Gambaroff 1984), ist es ein Mädchen, wird sie intensiv an sich selbst erinnert. Dieses unterschiedliche Erleben mobilisiert in ihr ganz spezifische, mit ihrer eigenen Lebensgeschichte verbundene Phantasien, die den frühesten Austausch mit ihrem Kind beeinflussen. Man kann annehmen, daß die Andersartigkeit des kleinen Sohnes die Ich-Grenzen der Mutter weniger leicht berührt und in Frage stellt, als das kleine Mädchen dies in seiner Gleichgeschlechtlichkeit zu tun vermag. Dies könnte neben anderem erklären, warum Mütter von der Tendenz her in ihrem Pflegeverhalten mit der kleinen Tochter anders umgehen als mit dem kleinen Sohn, wie Untersuchungen an einem größeren Kollektiv italienischer Mütter bestätigt haben (Belotti 1975). Mädchen werden demnach weniger häufig gestillt, rascher entwöhnt und früher zu selbständiger Versorgung wie Anziehen und Essen erzogen als Jungen. Sie werden außerdem eher durch Gefühle verstärkt und weniger zu aktivem Spiel ermutigt. Man könnte also sagen, daß sich die herkömmliche Sozialisation von Jungen und Mädchen v.a. darin unterscheidet, daß beim kleinen Mädchen mehr Anpassungsbereitschaft gefördert wird, aber weniger autonome Aktivität. Ohne diese Fähigkeit zur Anpassung, die Freud wohl meinte, wäre es Frauen vermutlich nicht möglich, sich biologischen und seelischen Prozessen wie Schwangerschaft, primärer Mütterlichkeit, Klimakterium u.a. zu überlassen. Die elementar notwendige Anpassungsbereitschaft, die vielleicht auch einer der Gründe dafür ist, daß Frauen – noch – die höhere Lebenserwartung haben, macht es andererseits schwer, autonome Bedürfnisse zu entwickeln, die jenseits der Prozesse liegen, die mit der weiblichen Biologie verknüpft sind; ein Widerspruch, den Frauen schmerzlich spüren, wenn sie mit ihrer möglichen Rollenvielfalt konfrontiert sind. So ist auch das herkömmliche weibliche Sexualverhalten eher anpassungsbereit, reaktiv. Der Wunsch, neben einem passiven In-sich-eindringen-Lassen und Mit-sich-geschehen-Lassen auch phantasievoll aktiv zu sein, wird deshalb zögernd, dennoch deutlich erkennbar in ein allmählich wachsendes Selbstbewußtsein weiblicher Sexualität integriert. Damit verändert sich nicht nur das sexuelle Selbstverständnis der Frau, sondern möglicherweise auch das des Mannes: Wenn beide Geschlechter bejahen, daß Frauen sexuell passiv *und* aktiv sind, ohne das eine oder andere Verhalten idealisieren oder entwerten zu müssen, können Männer mehr eigene Passivitätswünsche zulassen. Frauen und Männer können sich dann angstfreier stark, aber auch schwach fühlen, ohne die gefürchteten oder begehrten Anteile an das andere Geschlecht delegieren zu müssen.

Identität und Individuation

Wie schon erwähnt, stellt sich durch den intensiven, hochdifferenzierten Austausch kleinster Signale zwischen der Mutter und ihrem Kind während des 1. Lebensjahres eine Einheit der Gefühle her, die es dem Kind ermöglicht, sich primär mit seiner Mutter zu identifizieren. Beide Geschlechter müssen in der folgenden Zeit lernen, sich aus dieser primären Identifikation abzugrenzen und neben der Mutter eine eigene Individualität zu finden. Anders als der Junge behält das Mädchen die Mutter als geschlechtliches Identifikationsobjekt auch weiterhin. Dies erleichtert die Entwicklung seiner Identität, erschwert aber die seiner autonomen Individuierung (Chasseguet-Smirgel 1974; Kestenberg 1968). Bei der wechselseitigen Identifizierung von Mutter und Tochter spielen Gefühle als bindendes (besonders inniges Verstehen) und trennendes Element (Angst vor Liebesverlust) eine große Rolle. So verbinden Frauen Sexualität sehr viel mehr mit Beziehung, d.h. intensiven Gefühlen von Zuneigung, auch „romantischer Liebe" (Fisher 1976), während Männer oft aus einem Abgrenzungsbedürfnis auch gegen ihre eigenen Bindungs- und Beziehungswünsche geradezu ankämpfen müssen. Das stärkere Sich-den-Gefühlen-verhaftet-Fühlen der Frauen zeigt sich auch an ihren sexuellen Phantasien. Sie gestehen sich diese weniger zu, sprechen weniger frei darüber und verbinden sie mehr mit realen Bezugspersonen, während die Phantasien der Männer eher um „nicht romantische Sexualität" kreisen (Kinsey 1963; Fisher 1976).
Der Weg, der von der notwendigen Loslösung von der Mutter zur autonomen Individualität führt (Mahler 1978) kann nur mit der Hilfe einer Mutter und eines Vaters gelingen, die in diesem Trennungsprozeß ausreichend zugewandt und unterstützend sind, ohne gleichzeitig anklammernd festzuhalten. Das Kind schwankt dabei ständig zwischen der Angst vor dem totalen Verlust der Mutter (die Angst ist besonders groß, wenn sie häufig mit Liebesentzug droht) und der Sehnsucht, wieder mit ihr zu verschmelzen. Extreme Trauer über den Verlust der guten, symbiotischen Mutter

und extreme Wut über die böse Mutter, von der sich das Kind verlassen fühlt, werden dabei mobilisiert. Vorübergehend wird in der Phantasie eines jeden Kindes die Mutter zur Hexe (Hirsch 1984), die wie die Mutter in dem Individuationsmärchen „Hänsel und Gretel" ihre Kinder voller Grausamkeit aus dem Haus treibt und mit dem Vater allein zurückbleibt. Das Märchen stellte den Vater etwas weniger grausam als die Mutter dar. Es gibt den Kindern auch das Gefühl seiner Zuneigung und ist damit für sie eine innere Hilfe auf dem schweren Weg der Trennung und Selbstbehauptung. Nach einer erneuten, diesmal allein bewältigten Begegnung mit der Hexe, führt der Weg – auch im Märchen – zum Vater und zur Mutter zurück, die nun auch nicht mehr so böse erlebt wird wie früher. Wie im Märchen dargestellt, ist der Vater also auch schon vor dem eigentlichen ödipalen Konflikt für die Individuation des Kindes wichtig (Mahler 1978; Rotmann 1978). Er stellt den Weg nach außen dar, ist aber auch eine Brücke zur Mutter. An ihm lernt das Kind, von der Mutter getrennt und doch mit ihr zusammen zu sein. Auf diese Weise erfährt es schon vor der ödipalen Dreierkonstellation eine Erweiterung seiner Zweierbeziehung mit der Mutter. Im späteren Erwachsenenleben gibt es Schwellensituationen, in denen diese frühen Erfahrungen als erfolgreiche Bewältigung von Rivalität und Gefühlen des Ausgeschlossenseins oder im Falle des Scheiterns als Angst vor dem Dritten (dem Eindringling) wiederbelebt werden (z.B. als Libidoverlust nach der Geburt, wenn die Erweiterung der Zweier- zur Dreierbeziehung psychisch nicht vollzogen werden kann).

Die Beziehung, die das kleine Mädchen in dieser Zeit der Loslösung zu seinem Vater hat, hat allerdings noch nichts mit Erotik oder Sexualität zu tun. Er ist für sie wichtig, weil er ihr neben der als mächtig erlebten Mutter das Gefühl eigenen kindlichen und auch fraulichen Wertes vermittelt. Er ist auch wichtig, weil er ihr in seiner Art, liebevoll und zärtlich zu sein, die Erfahrung von Andersartigkeit vermittelt, die für die spätere Hinwendung zum anderen Geschlecht wichtig ist. Erlebt sie, daß er als Liebesobjekt ungeeignet und unzuverlässig und an ihrer Persönlichkeit nicht wirklich interessiert ist, kann sie ihn nicht als Hilfe bei der notwendigen Abgrenzung von der Mutter erfahren. Als erwachsene Frau leidet sie dann möglicherweise unter stärkerer Trennungs- und Verlustangst. Sie wird Liebesobjekte, vor allem männliche, für unzuverlässig halten. Hingabe im Orgasmus, der mit Kontrollverlust, Loslassen und Sichfallenlassen verbunden ist, wird ihr deshalb nur schwer möglich sein. Die beschriebenen Individuationsbedingungen könnten erklären, warum Frauen sehr viel häufiger unter einer Anorgasmie leiden als Männer.

Bedeutung des Körpergefühls für die Entwicklung sexueller Identität

Das Gefühl, ein Junge oder Mädchen zu sein, d.h. eine sexuelle Identität zu haben, ist bereits mit 18 Monaten ausgebildet (Money u. Erhardt 1975). Körperliche Sensationen, die die Neugier wecken, den Körper weiter zu erforschen, treten auch beim Mädchen schon sehr früh, d.h. mit 1½ Jahren auf. Im Vergleich zum Jungen hat das kleine Mädchen es aber schwerer, seine Genitale anzuschauen und zu bewundern oder auch einfach nur zu benennen (Mütter finden leichter Kosenamen für den kleinen Phallus). Hinzu kommt, daß die weibliche Genitalien durch ihre unübersichtliche, verstreute Lage geradezu prädestiniert sind, sich zunächst nur unvollständig in der Psyche des Mädchens abzubilden (Grambaroff 1984). Neben den äußeren, leichter zugänglichen Anteilen wie Vulva und Klitoris – bei der erwachsenen Frau auch die Brüste – gehören Vagina, Zervix, Uterus und Ovarien als innere Anteile zum Gesamten des weiblichen Genitales. Bei der zunehmenden Entdeckung der inneren Anteile durch Menstruation und Menstruationsbeschwerden, Sensationen um die Ovulation u.a. ist die Frau ganz auf ihre Tiefensensibilität angewiesen. Wird diese Wahrnehmungsfähigkeit nicht gefördert oder durch zuviel Angst blockiert, kann es dazu kommen, daß die Existenz des inneren Genitales verleugnet oder bekämpft und zerstört werden muß. Derart angstvolle Hemmungen oder destruktive Impulse gegenüber dem inneren Genitale sind in der Gynäkologie keineswegs seltene Phänomene (z.B. bei Frauen mit neurotischem Sterilisations- oder Hysterektomiewunsch, wiederholtem Schwangerschaftsabbruch, Unverträglichkeit von IUD oder funktioneller Sterilität).

Mit der Lust, die die sexuelle Neugier hervorruft, werden Spiele aller Art wichtig, die in die Masturbation übergehen, auch beim Mädchen. Auf diese Weise entwickelt sich zunächst spielerisch und dann auch gezielt herbeigeführt ein Gefühl für den eigenen Körper, das Voraussetzung einer gesunden Sexualentwicklung ist. Der Körper wird in dem Maße, wie das Mädchen ihn kennt, besitzt und liebt, zum Kern ihrer Persönlichkeit (Hirsch 1984). Deshalb ist es wichtig, daß die Mutter die Masturbation ihrer kleinen Tochter nicht kontrolliert und behindert. Die Masturbation bedeutet eine wichtige Erfahrung, sich selbst Lust zu bereiten. Frauen, die über diese Erfahrung nicht verfügen, haben bei später auftretenden Sexualstörungen die schlechtere Prognose. Immerhin gaben noch in den 50er Jahren laut der Erhebungen von Kinsey (1963) nur 20% der Frauen bis zum 15. Lebensjahr eigene Masturbationserfahrungen an, dagegen für das gleiche Alter 82% der Männer. Mit der sexuellen Liberalisierung der vergangenen 3 Jahrzehnte dürfte sich dies zum Vorteil der Frauen verändert haben.

Mütter und Väter sollten in der Lage sein, die sinnliche Ausstrahlung ihrer Tochter schon als Kind wahrzunehmen, sich ohne allzugroße Rivalität daran zu freuen und sie der kleinen Tochter in einer angemessenen Weise widerzuspiegeln (Gambaroff 1984). Ein gesundes sexuelles Selbstgefühl von Frauen ist ohne Vertrautheit mit dem eigenen Körper und ohne ein gewisses Maß von Lust an ihm schwer denkbar. Zu einer befriedigenden Erfahrung sexueller Identität wird diese Lust wohl erst dann, wenn sie auch am Partner erfahren wird und mit ihm erlebt werden kann.

Literatur

Belotti EJ (1975) Was geschieht mit kleinen Mädchen? Frauenoffensive, München

Chasseguet-Smirgel J (1974) Psychoanalyse der weiblichen Sexualität. Suhrkamp, Frankfurt am Main

Fisher S (1976) Orgasmus, Hippokrates, Stuttgart

Freud S (1905, [5]1972) Drei Abhandlungen zur Sexualtheorie. Fischer, Frankfurt am Main (Gesammelte Werke, Bd 5)

Freud S (1931, [6]1977) Über die weibliche Sexualität. Fischer, Frankfurt am Main (Gesammelte Werke, Bd 14)

Frick-Bruder V (1983) Female sexuality. In: Dennerstein L, Burrows GD (eds) Handbook of psychosomatic obstetrics and gynaecology. Elsevier Biomedical Press, Amsterdam New York Oxford, S 100–130

Gambaroff M (1984) Utopie der Treue. Rowohlt, Reinbek
Hirsch D (1984) Die psychosexuelle Entwicklung der Frau aus psychoanalytischer Sicht. In: Frick-Bruder V, Platz P (Hrsg) Psychosomatische Probleme in der Gynäkologie und Geburtshilfe. Springer, Berlin Heidelberg New York Tokyo, S 41–57
Kestenberg J (1968) Outside and inside, male and female. J Am Psychoanal Assoc 16: 457
Kinsey A (1963) Das sexuelle Verhalten der Frau. Fischer, Frankfurt am Main
Mahler M (1978) Die psychische Geburt des Menschen. Symbiose und Individuation. Fischer, Frankfurt am Main
Masters WH, Johnson V (1967) Die sexuelle Reaktion. Akademische Verlagsgesellschaft, Frankfurt am Main
Money J, Erhardt A (1975) Männlich-Weiblich. Rowohlt, Reinbek
Riemann F (1961) Grundformen der Angst. Reinhardt, München
Rotmann M (1978) Über die Bedeutung des Vaters in der Wiederannäherungsphase. Psyche (Stuttg) 2: 1107–1144
Sherfey MJ (1974) Die Potenz der Frau. Kiepenheuer, Köln
Winnicott DW (1976) Von der Kinderheilkunde zur Psychoanalyse. Kindler, München

Neuere Entwicklungen in der Therapie weiblicher Sexualstörungen

M. Springer-Kremser

Die praxisrelevanten neuen Entwicklungen für die Behandlung sexueller Störungen werden in ihrer Beziehung zur Entstehung dieser Störungen dargestellt.
Drei miteinander in Wechselwirkung stehende Problembereiche sind an der Entstehung von Sexualstörungen beteiligt:

1. soziokulturelle Faktoren,
2. der Interaktionsstil (die Kommunikation in der Partnerbeziehung),
3. die persönliche Lebenslerngeschichte (Psychodynamik der Frau).

Je nach der quantitativen Beteiligung der 3 Problemkreise an den Funktionsstörungen bilden die ursächlichen Faktoren ein Kontinuum, das von oberflächlicher Erwartungs- und Versagensangst bis zu tiefgehender psychopathologischer Dynamik reicht, welche bewirkt, daß die sexuelle Reaktion eine bedrohliche symbolische Bedeutung auf einer unbewußten Ebene gewinnt (Springer-Kremser 1983). Dementsprechend kann auch effektive therapeutische Intervention als auf einem Kontinuum liegend beschrieben werden: von Sexualerziehung und Nachaufklärung über Kurztherapie bis zu ausgedehnter psychoanalytischer Behandlung. Eine sexuelle Funktionsstörung kann, muß aber nicht, grundsätzlich mit einer Neurose oder anderen psychischen Störungen vergesellschaftet sein.
Durch das diagnostische Prozedere, welches neben einer notwendigen körperlichen Untersuchung ein ausführliches Erstinterview enthält, können 3 Gruppen von Patientinnen mit sexuellen Funktionsstörungen unterschieden werden:
Gruppe 1 ist wie folgt charakterisiert: An dem Zustandekommen der Störung sind vorwiegend soziokulturelle Faktoren beteiligt, die Strukturdiagnose gibt keinen Hinweis auf besonders konflikthafte Persönlichkeitsbereiche.
Die Methode der Wahl bei diesen Patienten ist: Nach Aufklärung nondirektive fokussierte Beratung inklusive Techniken der Krisenintervention, unterstützende Maßnahmen inklusive Beeinflussung der Umgebung und Beruhigung.
Diese Methode wird bei jungen Mädchen angewendet, welche über Orgasmusprobleme klagen, noch in Berufs- oder Schulausbildung sind, bei den Eltern wohnen, kaum eine Möglichkeit für ein ungestörtes sexuelles Beisammensein und unrealistische Erwartungen hinsichtlich des Orgasmus haben. Ebenso spielt bei jungen Burschen, die beim ersten Koitus Errektionsprobleme haben, die Nachaufklärung und das Entängstigen von Phantasien eine große Rolle.
Gruppe 2 ist wie folgt charakterisiert: Die sexuelle Funktion hat eine symbolische Bedeutung, und Störungen der Funktion werden als psychologische Abwehr

benützt. In diese Gruppe von Störungen fallen Probleme der Erregbarkeit bei Frauen, welche im Zusammenhang mit unrealistischen Wünschen betreffend der Steigerung ihres Selbstwertgefühls stehen. Das bedeutet, daß eine Beziehung zwischen dem Symptom der Sexualstörung und einem unbewußten neurotischen Konflikt besteht. Bei diesen Frauen ist sexuelle Erregbarkeit an Steigerung des Selbstwertgefühls durch den Partner gebunden, wobei an den Partner meist unerfüllbare Erwartungen gestellt werden, so z.B. daß er die Funktion einer „besseren Mutter" übernehmen soll. Hier ist die Methode der Wahl: Psychoanalytisch orientierte Kurztherapie, um neue Strategien des Umgangs mit emotionalen Konflikten zu lernen und die Interpretation unbewußter Kräfte. Dem Anteil unterstützender Maßnahmen oder einer Nachaufklärung kommt hier ein wesentlich geringerer Raum zu. Während der Therapie muß oft ad hoc entschieden werden, ob unbewußte Konflikte umgangen werden sollen, indem Provokationen umgangen werden, oder wann durch aktive Deutung auf der Triebebene eine Konfrontation möglich ist.

Gruppe 3: Hierbei handelt es sich um Patienten, welche aktiven kurzpsychotherapeutischen Methoden kaum zugänglich sind. Das kann verschiedene Ursachen haben, z.B. kann die Depression so tief sein, daß ein zu aktives Vorgehen die Hemmungen beeinflussen und Selbstgefährlichkeit auslösen kann. Eine weitere Schwierigkeit entsteht, und schließlich kann das Selbstwertgefühl so labil sein, daß grundsätzlich der Schwerpunkt der Behandlung von einer symptomzentrierten Therapie der sexuellen Funktionsstörung weg zu einer allgemeinen Psychotherapie verlagert werden muß.

Jede psychotherapeutische Methode, Psychoanalyse, psychoanalytische Therapie, Verhaltenstherapie, Partner- und Gruppentherapie und sog. „Sexualtherapie" findet in der Behandlung sexueller Funktionsstörungen Anwendung. Die Konzepte und Techniken, welche diesen Therapieformen zugrunde liegen, sind ausführlich in der Literatur beschrieben.

Die folgenden Überlegungen beziehen sich sowohl auf für die Therapien relevante Inhalte als auch auf neue Therapiebedingungen. Letzteres könnte man auch als Einführung von Parametern bezeichnen.

1. Das sich verändernde gesellschaftliche Bewußtsein

Die Liberalisierung der späten 70er Jahre und der Einfluß der Frauenbewegung haben geholfen, daß viele Frauen ihren Problemen im sexuellen Bereich gegenüber kritischer geworden sind. Das bedeutet, daß bei Beachten der Laienätiologie den Lebensumständen für die Entstehung der Störungen von den Frauen selber eine Bedeutung beigemessen wird, sie sich für *gestört,* aber nicht als psychisch krank etikettieren. Eine Folge davon ist auch das zunehmende Abbauen von Schamschranken für traumatisierende Erlebnisse, die den Frauen zustoßen. Dies geschieht sehr zaghaft, aber es geschieht. Ein Bereich, in dem sich gesellschaftliches Bewußtsein und psychoanalytische Forschung treffen, ist der Arbeitsbereich „Frauen beraten Frauen". Ich möchte das kurz anhand der psychologischen Beratungsstelle für Frauen in Zürich beschreiben. Es ist bekannt, daß aktuelle gesellschaftliche Prozesse und Ereignisse immer direkt oder indirekt in die psychoanalytische Arbeit eingehen. Ein schönes Beispiel dafür ist die Schließung der Sexualberatungsstelle der Wiener

Psychoanalytischen Vereinigung in den 20er Jahren unter dem Druck der gesellschaftlichen Verhältnisse (Wohnungsnot, Arbeitslosigkeit, Antisemitismus etc.). Verschiedene Analytiker gewichten aber reale Fragen für ihre psychoanalytische Arbeit unterschiedlich (Parin 1983). Daher ist es auch immer nur eine Minderheit der Analytiker in der Geschichte der Analyse, welche Zeitprobleme in ihre klinische und theoretische Arbeit zu integrieren versuchen. Im Anschluß an die Frauenbewegung und in einem Versuch, die Konzepte der Frauenbewegung mit Psychotherapie bei Frauen zu verbinden, wurden verschiedenenorts (Zürich, Wien) derartige Beratungsstellen etabliert.
Die Züricher Beratungsstelle hat 3 Funktionen (Buess et al. 1985):

1. Triagestelle. Anlaufstelle für Informationen und Adressen.
2. Abklärungsstelle. In 1–2 Gesprächen können Frauen ihre Probleme formulieren, die eigene Situation verstehen und ein weiteres Vorgehen überdenken (wie z.B. sich einer Psychotherapie zu unterziehen etc.).
3. Ort für Kriseninterventionen und Fokaltherapie.

Die Wiener Beratungsstelle „Frauen beraten Frauen" ist weniger psychoanalytisch orientiert, die Betreuungs- und Therapieangebote sind aber für viele Patientinnen mit sexuellen Funktionsstörungen interessant. Dies gilt besonders für die Patientinnen, welche die psychosomatisch-gynäkologische Ambulanz der 2. Universitätsfrauenklinik in Wien aufsuchen, die ähnlich konzipiert ist wie die Züricher Beratungsstelle, nur die Triagefunktion ist entsprechend der Unterbringung in einer Klinik weniger ausgeprägt. Etwa 33% aller Frauen, welche diese Ambulanz aufsuchen, leiden unter sexuellen Funktionsstörungen. Die Zusammenarbeit mit der von einem privaten Verein getragenen Beratungsstelle „Frauen beraten Frauen" ergibt sich daher zwangsläufig.
Ein wesentlicher Verdienst derartiger Einrichtungen ist es, v.a. jene Frauen aufzufangen, bei welchen die sexuelle Funktionsstörung nicht ausgeprägt mit der Psychodynamik verzahnt ist und somit auch keine symbolische Bedeutung hat, sondern viel eher eine komplexe Reakton auf „life events" darstellt. Es wird also durch derartige Institutionen eine unnötige Morbidisierung verhindert.
Das 3. Beispiel dafür ist die zunehmende Bereitschaft in verschiedenen Ländern, zu akzeptieren, daß das Trauma der Vergewaltigung oder Schändung das gesamte weitere Leben eines Mädchens/einer Frau prägt, ihre psychosexuelle Entwicklung beeinflußt und eine häufige Ursache – zumindest häufiger als angenommen wird, da Vergewaltigungen eine sehr hohe Dunkelziffer haben – sexueller Funktionsstörungen darstellt. Diese Erkenntnis hat zu der Schaffung von „Rape Counselling Centers" nach dem schwedischen Vorbild geführt. Deartige Einrichtungen gehören somit zur Prävention, zumindest zum Versuch einer Prävention von Spätfolgen eines derartigen Traumas. Die Notwendigkeit der Vertiefung der Konzepte von fokussierender Beratung und Kurztherapie ergibt sich zwangsläufig.

2. Der Beziehungsaspekt findet zunehmend Beachtung

Die Bedeutung des Interaktionsstils soll hier der Vollständigkeit halber erwähnt, aber nicht diskutiert werden.

Anhand von Abb. 1 soll die Eskalation der sexuellen Funktionsstörung in der Beziehung gezeigt werden.

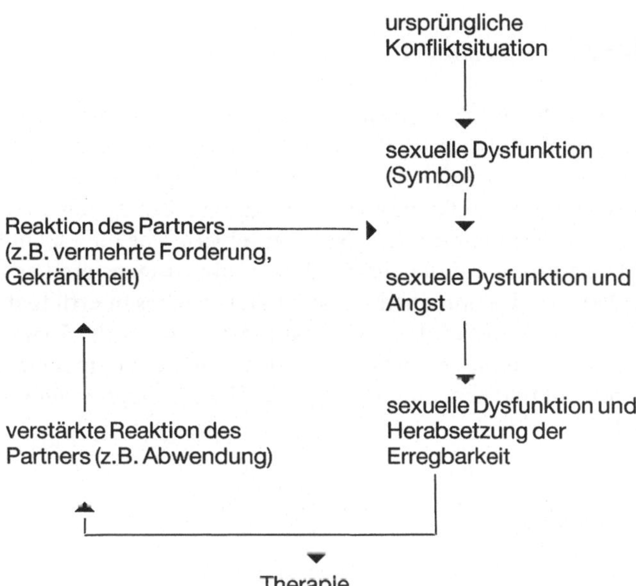

Abb. 1. Positives Feedback und sexuelle Funktionsstörung. (Aus Springer u. Kremser 1974)

3. Psychoanalytische Theorien zur Psychosexualität der Frau

Die Erkenntnis, daß Weiblichkeit mit Höhlung, Gefäß (ähnlich in der Moraltheologie) assoziiert wird und nicht mit Mangel, Defekt, wie Chassguet-Smirgel (1984) es ausdrückt, „not for deficiency, but primordially for receptacle", daß das phallische Primat also nicht mehr gilt, wurde in den letzten Jahren gut untermauert.
Spätestens seit den Untersuchungen von Roiphe u. Galenson (1972) ist die Tatsache vom Vorkommen vaginaler Sensationen bei kleinen Mädchen in der psychoanalytischen Theorie von der Entwicklung der Weiblichkeit verankert. Diese Autoren beobachteten die Triebentwicklung und die Entwicklung von Objektbeziehungen bei zirka 2jährigen Knaben und Mädchen in einem Kindergartensetting. Obwohl bei kleinen Mädchen genitale Sensationen nicht leicht von analen Sensationen zu trennen sind, haben letztere eine genitale Resonanz. Das wurde auch schon von Phyllis Greenacre (1950) betont. Die Verankerung dieser Erkenntnis in der Ausbildung zu psychoanalytisch orientierten Therapeuten finden allmählichen Niederschlag bei der Behandlung von Patientinnen mit angeborenen Mißbildungen wie z.B. dem Rokitansky-Küster-Syndrom. Eine Zusammenarbeit zwischen betreuendem Gynäkologen und psychologischer Beratung im Zusammenhang mit der operativen Korrektur muß also von diesen Erkenntnissen getragen werden.
Die Vorstellung, daß Mädchen erst bei der Menarche und in der Adolszenz ihre Vagina „entdeckten", ist also nicht mehr aufrechtzuerhalten.

Diese Forschungsergebnisse haben auch ein zentrale Bedeutung für ein völlig anderes Thema, nämlich die Frage der Selbststimulation bei Anorgasmie. Darauf kommen wir noch zurück.

Leiden an der Idealität – Penisneid

Frauen neigen eher zu Idealisierungen als Männer. Teils als Reaktionen auf den anatomischen Unterschied, teils als Reaktionen auf die soziale Realität wachsen sehr viele Frauen in einem Klima auf, in dem Männer idealisiert werden; sie werden entweder unrealistisch aufgewertet oder aber auch unrealistisch abgewertet. Die Idealisierung ist immer mit Neid verbunden, Neid auf etwas, was man nicht hat. Außerdem wird die Idealisierung auf die eigene Person übertragen: ein bestimmtes Bild von der eigenen Person, das unrealistisch ist und an welches unerfüllbare Erwartungen und Wünsche geknüpft werden, wird kultiviert. Wenn die Erwartungen und Wünsche mit der Wirklichkeit verglichen werden, so entsteht immer ein Defizit, Enttäuschungen treten auf und sind eine ständige Quelle für Depressivität und Verletzlichkeit (Torok 1974).

Psychotherapieforschung

Sexualtherapie im engeren Sinn

Es ist unerläßlich, daß im Rahmen der Therapie gezielte Anleitungen für Aktivitäten außerhalb der therapeutischen Sitzungen gegeben werden (Masters u. Johnson 1966). Das Ziel dabei ist das Kennenlernen des eigenen Körpers sowie das des Partners. Besonders beachtenswert ist dabei jeweils die emotionale Reaktion bei Patienten auf die Empfehlungen in der Sprechstunde, wobei Sensibilität des Therapeuten vorausgesetzt wird, um abzuschätzen, ob diese bestimmte Patientin diese Empfehlung akzeptieren kann, oder aber ob Angst, Scham und ähnliches ihr dies unmöglich machen.

Gerade bei Frauen mit Anorgasmie und Vaginismus besteht oft ein Berührungstabu für die eigenen Genitalien. Jede Berührung kann mit masturbatorischen Aktivitäten assoziiert werden und muß daher vermieden werden. Die Funktion der Masturbation in der Adoleszenz für die Etablierung des Körperschemas und des Wirklichkeitssinns wurde von Egle Laufer (1982) beschrieben.

Sexuelle Kontakte zwischen Patient und Therapeut

Dieses häufig tabuisierte Thema scheint doch sehr erwähnenswert, weil die betroffenen Frauen als Opfer einer heuchlerisch als „liberal" etikettierten Aktivität dadurch beträchtlichen Schaden erleiden.

In einer Zusammenfassung vom Beth Israel Hospital in Boston werden die Auswirkungen derartiger Grenzüberschreitungen in Therapien beschrieben (Apfel u. Simon 1985). Die Autoren beschreiben folgende Konsequenzen für die Patientinnen (meist handelt es sich um Patientinnen und männliche Therapeuten):

1. Die Patientinnen stellen ihren Wirklichkeitssinn und ihre seelische Gesundheit in Frage. Dies geschieht besonders dann, wenn der Therapeut in elaborierter Form eine therapeutische Rechtfertigung für sein Handeln anbietet, anstatt ehrlich zuzugeben, daß es sich um ein schlichtes menschliches Bedürfnis nach Sex gehandelt hat.
2. Pathogenetische Kindheitssituationen werden wiederholt, z.B. das ödipale Drama.
3. Oft besteht nicht nur eine (extreme) Abhängigkeit der Patientin vom Therapeuten, dieser kann sich ebenso von der Patientin versklavt fühlen. Die einzig mögliche Konsequenz ist dann der abrupte Rückzug einer der beiden, meist des Therapeuten. Die Patientin bleibt verletzt, betrogen und verlassen.
4. Das ursprüngliche Symptom, einschließlich der sexuellen Funktionsstörung, welche die Patientin eine Therapie aufsuchen ließ, bleibt bestehen oder verschlechtert sich. Hier können illusorische Gewinne erzielt werden; die Patientin kann glauben, daß sie jetzt Sexualität genießen kann, aber nur mit dem Therapeuten und nicht mit jemand anderem. Andere Symptome werden dadurch umgangen.
5. Problematische Beziehungen mit Männern sind ein charakteristisches Ergebnis. Problematische Ehen werden noch schwieriger.
6. Wut und Rachebedürfnis Männern gegenüber ist ein häufiges Ergebnis besonders dann, wenn die sexuelle Beziehung zum Therapeuten abgebrochen wird. In diesem Zusammenhang können psychotische Abwehrmechanismen mobilisiert werden, wie z.B. Spaltung, um den Therapeuten zu schonen. Scham und Schuldgefühle stürzen die Patientin in schwere Depression.
7. Exzessive Scham- und Schuldgefühle sind immer bei Patientinnen vorhanden, die an einer derartigen sexuellen Beziehung teilnahmen. Meist hat die Scham auch sehr viel mit infantilen sexuellen Aktivitäten zu tun, da es sich bei den sexuellen Bedürfnissen der Therapeuten meist um prägenitale Bedürfnisse handelte, die die Assoziation ans Doktorspielen erleichtern.
8. Die Realisierung des sexuellen Kontaktes schließt Fantasietätigkeit über mögliche sexuelle Kontakte mit dem Therapeuten weitgehend aus. Der Sinn einer Psychotherapie, nämlich dem Patienten die Entweder-oder-Mentalität ihrer Neurose klarzumachen, geht hierbei verloren.
9. Dramatische und abrupte Abbrüche (durch Überreaktion von außen) lassen die Patientin gestrandet und in einer schweren Krise zurück.

Die beschriebenen Grenzüberschreitungen zeigen deutlich, wie schwierig die Handhabung von Übertragung und Gegenübertragung gerade bei der Behandlung von Patienten mit Sexualstörungen ist.

Das wichtigste Resümé erscheint mir daher die Forderung an den Therapeuten nach kontinuierlicher Beachtung von Übertragung und Gegenübertragung zu sein, die Selbstreflexion und das „Sich-zuhause-fühlen" im eigenen Wertsystem.

Zum Schluß möchte ich anhand eines Szenarios aus der griechischen Mythologie eine vielleicht provokant klingende Frage stellen.

Das Szenario lautet:

> „Eines Tages, als Zeus und Hera darüber in Streit geraten waren, ob der Mann oder die Frau es ist, welcher die größere Lust bei der Liebe verspüre, beschlossen sie, Tiresias zu konsultieren, denn er allein könnte das wissen. Ohne zu zögern antwortete er wie folgt: Wenn die Lust bei der Liebe in 10 Teile geteilt werden könnte, so würden 9 auf die Frau fallen und nur einer

auf den Mann. Als Hera dies hörte, wurde sie so wütend darüber, daß ihr sexuelles Geheimnis verraten wurde, daß sie Tiresias erblinden ließ (Gremal 1963), zitiert nach Montgrain 1983)."

Dieser Mythos läßt sehr wohl darauf schließen, wieviel Mühe im Laufe der Kulturgeschichte darauf verwendet wurde, etwas zu verhüllen oder zu verschleiern, das letztlich einen Kernbaustein der weiblichen Identität darstellt. Der Satz von Freud „Anatomie ist Schicksal" bekommt somit eine zentrale Bedeutung, wenn auch mit einem leicht ironischen Beigeschmack.

Literatur

Apfel RJ, Simon B (1985) Patient-therapists sexual contact, I psychodynamic perspectives on the causes and results. Psychother Psychosom 43: 57–68

Buess M, Freye I, Güntzig-Seebronner M, Gubelmann M, Koch B, Wandeler-Deck E (1985) Psychologische Beratungsstellen für Frauen, Zürich. Eine Auseinandersetzung mit Fragen, die sich momentanen Antworten widersetzen. In: Leuzinger-Bohleber M (Hrsg) Psychoanalytische Kurztherapien. Westdeutscher Verlag, Opladen

Chassguet-Smirgel J (1984) The femininty of the analyst in professional practice. Int J Psychoanal 65: 169

Greenarcre P (1950) Special problems of early female sexual development. Psychoanal Study Child 5: 112–138

Gremal P (1963) Dictionnaire de la mythologie Grecque et Latine. Presses Univ. France, Paris

Laufer EM (1982) Female masturbation in adolescence and the development of the relationship to the body. Int J Psychoanal 63: 295

Masters WH, Johnson VE (1966) Human sexual response. Little & Brown, Boston

Parin P (1983) Der Widerspruch im Subjekt. Syndikat, Frankfurt am Main

Roiphe H, Galenson E (1972) Object loss and early sexual development. Psychoanal Q 42: 73–90

Springer A, Kremser M (1974) Die symptomatische Spiral. Sexualmedizin 7: 353–358

Springer-Kremser M (1983) Psychosexualität und Gynäkologie. Deuticke, Wien

Torok M (1974) Die Bedeutung des Penisneides bei der Frau. In: Chasseguet-Smirgel J (Hrsg) Psychoanalyse der weiblichen Sexualität. Suhrkamp, Frankfurt am Main, S 192–232

Eros und Sprache. Zur Bedeutung zärtlicher Worte in der Therapie

P. Petersen

Die Sprache ist für mich als Psychotherapeut mein einziges Mittel für meine therapeutische Arbeit. Dagegen verfügt der Frauenarzt neben der Sprache noch über 3 weitere Werkzeuge: seine Hände mit ihrem Tasten, sodann über das Messer als chirurgisches Werkzeug und schließlich über die pharmakologische Substanz. Während die chemische Substanz und das Skalpell mittelbare Wirkungen haben – wenn auch äußerst intensive und schwerwiegende Wirkungen –, so schafft dagegen die tastende Hand des Frauenarztes eine unmittelbare Beziehung zwischen ihm und seiner Patientin: die sinnenhaft spürbare Berührung der Haut und der inneren Häute der Frau vermittelt dem Arzt eine direkte Botschaft über ihre leiblich-seelische Befindlichkeit ebenso wie die behutsamen – oder manchmal sorglosen – ärztlichen Hände der Frau eine Botschaft subtiler Empathie oder stumpfer Teilnahmslosigkeit mitzuteilen vermögen.

Es ist aber heute nicht meine Aufgabe, über die Zärtlichkeit des Tastens sondern über die Zärtlichkeit des Wortes zu sprechen. Ich habe jedoch diesen anderen wesentlichen Bereich frauenärztlicher Kunst deshalb gestreift, weil ich damit auf eine Gleichheit hindeuten möchte: das Tasten und das Wort sind beides *unmittelbar wirksame Mittel* in der therapeutischen Beziehung. In einem Fall wird ihre Wirkung durch die einfühlende Hand, im anderen Fall durch die artikulierenden Sprachwerkzeuge vermittelt. In beiden Fällen sind es leiblich-sinnliche Werkzeuge, die der Therapeut benutzt. Ich lege auf diese leiblich-sinnliche Qualität des Tastens ebenso wie des Wortes deshalb so großen Wert, weil ich in diesen Bereichen nicht an eine Trennung von Körper und Geist glaube – so wie das Tasten dem körperlich arbeitenden Handwerker, dagegen das Wort dem redenden Geistesarbeiter zugerechnet wird. Die Wortsprache ist für mich ebenso sinnenhafter und sinnlicher Natur wie das Tasten – allerdings gehören beide verschiedenen Sinnesbereichen an. Die Plastizität des therapeutischen Wortes wie die Schmiegsamkeit der ärztlichen Hand erlaubt es, daß in beiden Bereichen Zärtlichkeit zum Ausdruck kommen kann.[1]

Nach diesen einleitenden Worten werde ich nun unter 3 Aspekten einige Bedeutungen zärtlicher Worte zu schildern versuchen. Dabei betone ich: Ich halte die Bedeutung zärtlicher Worte natürlich nicht für ein Spezifikum des Psychotherapeuten – sie gilt ebenso für jeden anderen Arzt und Therapeuten. Allerdings kann ich lediglich aus der Erfahrung mit meinem Werkzeug, also dem zärtlichen Wort, sprechen.

---

[1] Weitere Ausführungen zum integralen Verständnis verschiedener Therapiebereiche und zum therapeutischen Dialog s. Petersen 1980, 1982a und b, 1983a und b, 1984.

Abwehr und Schutz

Zärtliche Worte sind geschützt. Es braucht Zeit, Geduld und viel Behutsamkeit, bevor sie ausgesprochen werden können. Werden sie zu früh gebraucht, so zerschellen sie. Zärtlichkeit ist von einer Mauer umgeben; diese Mauer dient dem Schutz ebenso sehr wie der Abwehr, so wie die Dornröschenhecke im Märchen. Die Dornen dieser Hecke haben sehr verschiedene Züge. Ich werde nun zuerst einige dieser Züge schildern.
Es mutet wie ein eigenartiger Hinweis an, daß die sprachgeschichtliche Herkunft des Wortes „zart" in seiner indogermanischen Wortgeschichte verwandt ist mit „Schmerz" (persisch „derd"), mit „Geplagtsein", mit „Schinden" und gar „die Haut abziehen" (indogermanisch „dorto"), während zart und zärtlich in seiner heutigen Wortbedeutung soviel heißt wie „lieb, geliebt, teuer, vertraut, fein und schön" (Kluge 1975).
Da ist zuerst so etwas wie Berührungsangst bei zärtlichen Worten. Ich selbst mußte diese ebenso überraschende wie behindernde Erfahrung an mir bei der Ausarbeitung dieses Vortrages machen: obwohl ich mich schon längst auf eine intensive Beschäftigung mit dem Thema gefreut hatte, mußte ich zunächst einmal eine merkwürdige Hemmschwelle erfahren und deren Widerstände überwinden. Eine ähnliche Berührungsangst meine ich in Sigmund Freuds Begriff der „Übertragungsliebe" zu finden – in seinem bekannten Aufsatz „Bemerkungen über die Übertragungsliebe" (1915) betont er allzu sehr die Bedeutung der Übertragung, obwohl ihm vermutlich doch deutlich war, daß die Liebe und nicht die Übertragung der entscheidende und gesundende Anteil in der Beziehung des Arztes zu seiner Patientin ist. Besonders fiel mir auf, wie Freud in der Zärtlichkeit offenbar v.a. die Betätigung der Sexualität und voll gelebter Leidenschaftlichkeit beschrieb, obwohl ich sicher bin, daß er als guter Psychotherapeut zärtliche Worte zu seinen Patienten gesprochen hat. „Ein guter Arzt liebt seine Patienten" (Nijs 1985) – diesen Satz in seiner Selbstverständlichkeit auszusprechen scheint ebensolche Ängste hervorzurufen wie von der therapeutischen Liebe zu reden. Das Wort Übertragungsliebe dagegen scheint eine mögliche Gefahr zu bannen, obwohl Freud in dem genannten Aufsatz von der Echtheit der Liebe überzeugt ist.
Ein anderes Kennzeichen dieser Schutzmauer ist Gewalt und Gewalttätigkeit. Gewalttätigkeit kann sich darin spiegeln, wenn ich als Therapeut nicht jene Präzision des Wortes erreiche, um treffsicher und behutsam genau jenen Punkt zu berühren, der in höchster Verletzbarkeit durch dicke Mauern abgeschottet ist. Es ist der sensible Punkt, der in der Biographie meiner Patienten verschüttet wurde durch geistige Naivität und Arroganz der Macht von Eltern, von Lehrern und schließlich von Ärzten und Therapeuten. Verletzungen in Form von Naivität und Arroganz ereignen sich heute im Untersuchungszimmer des Gynäkologen ebenso wie im Sprechzimmer des Psychotherapeuten – die Schamschwelle wird brutal mißachtet. Wenn ein Gynäkologe die Patientin sich auf den Untersuchungsstuhl lagern läßt, ohne vorher mit ihr gesprochen zu haben, so verletzt er damit in ähnlicher Weise die Scham, wie wenn der Psychotherapeut einen psychologischen Test mit Fragen aus der Intimsphäre ausfüllen läßt ohne ein behutsam geführtes einleitendes Gespräch.
„Kannst Du meine schmerzhafte, schamvolle Stelle mit treffsicherer Behutsamkeit berühren, um sie aus ihrer neurotischen Verpanzerung zu lösen?" ist die Frage der

Patientin an ihren Therapeuten. Zu dieser treffsicheren Zärtlichkeit gehört zuerst einmal das Wissen um die neurotischen Phänomene unserer Zeit. Dazu gehört auch das Wissen um iatrogene Verletzungen; iatrogene Kränkungen können sich ebenso ausdrücken in der plumpen Naivität, die es „gut meint" mit der Patientin, wie in der vergewaltigenden Liebe, die die Patientin verändern will nach dem einen inneren Bilde von Zärtlichkeit im Therapeuten; gültig ist dann nicht das innere Selbst des Patienten sondern das innere Bild des ärztlichen Lebensentwurfs. Diese subtile Art der Vergewaltigung stellt Bert Brecht trefflich in einer Kalendergeschichte dar:

Frage an Herrn K.:
„Was tun Sie, wenn Sie einen Menschen lieben?"
„Ich mache einen Entwurf von ihm", sagt Herr K.,
„und sorge, daß er ihm ähnlich wird!"
„Wer? Der Entwurf ?"
„Nein", sagt Herr K., „der Mensch."

Zu solcher iatrogenen Gewalt gehört auch die gefühlsabspaltende Objektivität und Einseitigkeit unserer latinisierten Wissenschaftssprache. Piet Nijs äußert sich darüber wie folgt:

„So weiß auch die moderne Wissenschaft, die Anatomie der zerschneidenden und zerlegenden Kenntnis, nicht mehr was Perineum bedeutet. Es ist die abstrakte Kenntnis der Wissenschaft. Sie kann nur noch lieblos beschreiben.

Perineum, von dem griechischen „Neoos" bedeutet: das Neoos umringend. Neoos bedeutet: der Tempel, oder besser gesagt, das Schiff des Tempels, wo das Bild der Gottheit sich befindet. Es ist die Wohnung Gottes auf Erden, das Innerste des Tempels, das Allerheiligste. Das Perineum ist deshalb der göttliche, gottgeweihte Raum, der umliegende Wohnraum, die Umgebung.

Wie weit hat sich der Mensch des 20. Jahrhunderts entfernt von dieser griechischen Weisheit, dieser Lebensweisheit, in der dieser sakral benannte Körperteil das Gebiet ist, in dem Mann und Frau zusammenleben, und das Gebiet ist, das Eintritt verleiht in das unsterbliche, göttliche Leben.

Dieser Leib ist der Tempel, in welchem das Leben gefeiert wird. Das Allerheiligste birgt das neue Leben, und darin finden Mann und Frau ihre göttliche Lebensgestalt.

Das ist das edle Gefäß, welche die zarteste Begrüßung der Geliebten birgt, den zartesten Beginn des Lebens birgt und trägt: das Heiligbein (os sacrum). Auch hier hat die objektive Wissenschaft die Einheit des beseelten Leibes zerschnitten und in ihrem Haß des Leibes in beschämende Teile zerlegt: Schamteile, Schamlippen, Schambein, Schamhaare ...".

Diese Abwehrmauer kann so den Charakter tödlicher Einsamkeit bekommen, in der eine Frau von liebloser Eiseskälte vernichtet wird. Ingeborg Bachmann spricht darüber in einem ihrer Gedichte:

Lieder auf der Flucht, II
Ich aber liege allein
im Eisverhau voller Wunden.
Es hat mir der Schnee
noch nicht die Augen verbunden.
Die Toten, an mich gepreßt,
schweigen in allen Zungen.
Niemand liebt mich und hat
für mich eine Lampe geschwungen.

Ein wichtiges Merkmal dieser Dornenschutzmauer ist auch der Haß. Haß kann der „negative Aspekt der Liebe sein“ (Priestley). Auch wenn „größere Liebe zu sich selbst, zum Leben und zum anderen“ ein Ziel jeglicher Therapie ist, so kann es doch Aufgabe des Therapeuten sein, zuerst den Haß aufzuspüren – und ihn auszuhalten. Besonders bei Patienten mit einer schweren narzißtischen Störung kann dieser Haß deshalb eine so verletzende Schärfe haben, weil diese Patienten nicht selten mit nachtwandlerischer Sicherheit die Schwächen des Therapeuten und Arztes treffen und ihn damit auch ohnmächtig machen. Das erfuhr ich in einer mehrjährigen Therapie mit einer Patientin, deren Haßphase gegen mich 2 Jahre lang währte: um ihre gezielten Entwürdigungen ohne Gegenaggression zu ertragen und zu verarbeiten, suchte ich die Supervision eines psychotherapeutischen Kollegen auf. Wenn die Gewalt ihres Hasses gegen mich losbrach, so nützte mir zunächst einmal das Wissen wenig, welche frustrierende und emotionserstarrte Kindheit und Jugend diese sensible Frau erlitten hat. Zuerst kam es darauf an, überhaupt dem Ansturm des Hasses standzuhalten, und einen Abbruch der Beziehung zu vermeiden. Erst dann war überhaupt mit einer Wandlung der Gefühle zu rechnen, die ich später erwähnen werde.

Tasten und Lächeln

Zärtlichkeit enthüllt zögernd ihre Substanz. Beim tastenden Annähern gilt es auch, sachfremde Elemente abzuschneiden. Ein sachfremdes Hindernis ist Mitleid. So sehr Mitleid bei der ersten therapeutischen Begegnung eine Hilfe für den Arzt und Therapeuten sein kann, so wird es auf Dauer v.a. dann hinderlich, wenn sich sentimentale und unechte Gefühlsanteile mit einmischen.

Zu unterscheiden von Zärtlichkeit ist auch eine Zartheit, die als weiche, unsichere Halbherzigkeit oder sanfte Kindlichkeit verstanden wird, die als Empfindlichkeit und Schwäche dahinkümmert oder als dünne Flüchtigkeit ein lockeres Leben führt. Ein Therapeut kann umso mehr Zärtlichkeit geben, je klarer, präziser und eindeutiger er sein Gegenüber anspricht. Dagegen kann der wortlose Hinweis, also etwas Ausgespartes in der sonst mit Worten gefüllten Therapie, ein durch eine Ungewöhnlichkeit aufweckendes Zeichen tastenden Annäherns sein. Ich erinnere mich an meine eigene psychoanalytische Ausbildung: in einer ziemlich verkrusteten und festgefahrenen Phase meiner eigenen Lehranalyse fand ich plötzlich eines Morgens auf dem Tischchen neben meiner Couch eine brennende Kerze und eine Rose – dieses wortlose Zeichen von Zärtlichkeit ließ mich erschrecken, es berührte intime Seiten in mir, die allzu lange stumm geblieben waren.

Dies Beispiel zeigt aber auch: zärtliche Gesten ebenso wie zärtliche Worte sind auf Empfänglichkeit und Resonanz angewiesen. Sich selbst in Rose und Kerze auszusetzen war ein Risiko für meinen Analytiker; seine Botschaft hätte an meiner Verkrustung ebenso abprallen können, wie sie einen Riß in meiner Mauer fand.

Tastendes Annähern kann im Lächeln hervortreten – ich meine hier jene Atmosphäre des Lächelns, in der eine Handbewegung oder ein Gesichtszug ja nur als ein Ausdruck für vieles hervortritt. Meine psychotherapeutische Kollegin Adeleid Krautschik (1985) versuchte nach dem Tode einer jungen Patientin diese Sphäre in Worte zu fassen. Sie schrieb ein Gedicht, das ihre Trauer in einem Lächeln mit auffing:

Lied
für meine Patientin Corda 31. 10. 58–18. 6. 1983
Nun da Du nie
mehr lächeln wirst
in diesem Raum
Dein Lächeln blieb
wie losgelöst zurück
bedient sich meiner nun
von Zeit zu Zeit
wenn andere klagen hier
ihr Leid – da lächelnd Du
vom Sterben sprachst.

Rilkes Gedicht *Liebesanfang* ist gewiß nicht für die Liebe des Therapeuten geschrieben, aber es gibt doch jene Zartheit wieder, die die Therapie braucht, um hinreichende Geborgenheit zu vermitteln.

Liebesanfang
O Lächeln, erstes Lächeln, unser Lächeln.
Wie war das Eines. Duft der Linden atmen,
Parkstille hören –, plötzlich in einander
aufschaun und staunen bis heran ans Lächeln.

In diesem Lächeln war Erinnerung
an einen Hasen, der da eben drüben
im Rasen spielte; dieses war die Kindheit
des Lächelns. Ernster schon war ihm des Schwanes
Bewegung eingegeben, den wir später
den Weiher teilen sahen in zwei Hälften
lautlosen Abends. – Und der Wipfel Ränder
gegen den reinen, freien, ganz schon künftig
nächtigen Himmel hatten diesem Lächeln
Ränder gezogen gegen die entzückte
Zukunft mit Antlitz.

Verzicht und machtvolles Ereignis in der Begegnung

Eros, Liebe und Zärtlichkeit ist in seiner Fülle auch leidenschaftlicher Wunsch und fieberndes Begehren; nicht nur die zärtliche, innige Liebe deutscher Innerlichkeit gehört dazu, ebenso die wonnevolle Sehnsucht und wollüstige Begierde, strotzendes, schwellendes, üppiges Leben, das vor Eifer glüht, von Eros entfacht, dem geflügelten göttlichen Sohn Aphrodites, der Göttin der Schönheit. Hier entfalten sich gewaltige, mächtige Kräfte – Eros, Liebe und Zärtlichkeit sind machtvolle Gewalten. In der klassischen griechischen Sprache sind 4 Bedeutungen unseres einheitlichen deutschen Wortes Liebe auseinandergefaltet: die heftige, tosende Begierde (die Epithymia), die sinnliche Geschlechtsliebe (der Eros), die freundschaftliche Zärtlichkeit (die Philia) und die fast geistige Liebe, die auch das Liebesmahl umfaßt (die Agape). Alle diese 4 Liebesformen können sich in kultischen zeremoniellen Akten erfüllen, sie waren religiösen Ursprungs und hatten feste religiöse Formen.
Zwar ist die Therapie keine Religion, aber Therapie hat bei aller Möglichkeit des freien Spiels auch eine rituelle Form, eine Zeremonie: das ist der bewußte Verzicht, die freiwillige Enthaltsamkeit. Freud betonte nicht umsonst immer wieder und so

sehr die Abstinenz – Abstinenz heißt nicht Unterdrückung, Abstinenz und freiwilliger Verzicht heißt Zähmen, es ist Umwandeln. Die therapeutische Enthaltsamkeit ist keine Abwehrmauer, sie ist ein transparenter Transformator. Transformieren kann sich hier blinde Leidenschaft in die umfassende Liebe, die klaren Blicks über die tiefen Kräfte ihres eigenen Selbst in Freiheit verfügen kann. Blindes Getriebensein kann sich klarsichtige Freiheit wandeln. Es wirkt wie eine sinnvolle Bestätigung, wenn wir dem Ursprung des deutschen Wortes „lieb" nachgehen (Kluge 1975): das indogermanische Adjektiv für „frei" („fri, frio") stand früher auch für „lieb"; erst im Frühgermanischen hat „lieb" den Bedeutungsplatz von „frei" eingenommen. Die Verwandtschaft von frei und lieb zeigt sich im „Freien" (zur Frau nehmen), „Freier"; ostschweizerisch heißt „fri" soviel wie „lieb, zahm, freundlich, angenehm".

Bewußter Verzicht und Enthaltsamkeit ist auch nicht zu verwechseln mit Distanz und emotionalem Abstand: die mitfühlende behutsame Nähe des Therapeuten muß immer gegenwärtig sein. Natürlich kann er nur dann mitfühlen und sich einfühlen, wenn er die Gewalten des Eros in sich selbst kennt und in sich fühlbar berühren kann. Der Transformator seiner Empathie beim Gespräch jedoch ist allein das zärtliche Wort – als Worttherapeut vermeide ich den Hautkontakt, hier beginnt für mich die Grenze der Enthaltsamkeit. Etwas ganz anderes wäre es, wenn im Rahmen einer theapeutischen Methode Hautkontakte notwendig sind, wie z.B. bei der kunstgerechten frauenärztlichen Behandlung und bei den vielerlei Leibtherapien.

Zu diesem Hinweis auf die machtvolle Gewalt des Eros und den Verzicht möchte ich 2 Therapiebeispiele bringen. In der Therapie wird immer wieder deutlich, wie der mächtige Aspekt der Liebe anfangs häufig in destruktiver Brutalität und entwürdigender Respektlosigkeit hervortritt.

Eine Patientin von lebensvollem Temperament träumte 2 Wochen vor Beginn der psychoanalytischen Therapie folgendes:

> Radioaktiver Unfall, alles ist verbrannt und zerstört. Ich gehe mit meiner Tochter zu einer Klinik, dort wird sie mit gräßlichen Greifzangen gepackt. Ich laufe weg, um mir meinen Schmuck zu holen (Schmuck ist für sie Schutz), finde ihn nicht, kehre zur Klinik zurück. Dort ist mein Therapeut, der nimmt mich in den Arm und führt mich hinauf. Dort ist ein Schlammbad, dort sehe ich meinen ganz kleinen Embryo.

Sie hatte damals Angst, von mir, ihrem Therapeuten, nicht akzeptiert zu werden. Diesen Initialtraum erzählte sie mir einige Wochen nach Therapiebeginn in einer Atmosphäre konzentrierter Intensität: hier mischten sich verhaltene Wucht mit einem tiefmelancholischen Blick, der alles von mir und an mir zu verschlingen schien. Die Gewalt dieser Situation war außerordentlich eindrücklich.

Der weitere Verlauf dieser Therapie ist buchstäblich lehrreich für das Thema „Sprache und Eros": diese Frau litt seit ihrer Pubertät unter immer wieder aufflammenden chronischen Brustentzündungen (gynäkologische Diagnose „chronische fibrozystische Mastopathie"). Etwa ein halbes Jahr nach Beginn der Therapie bildeten sich, auch radiologisch erkennbar, die Entzündungsherde zurück. Die Haut, als körperliches Organ der Zärtlichkeit, reagierte ebenfalls in einem Umwandlungsprozeß. Gleichzeitig wandelte sich die Destruktivität ihrer verschlingenden Sehnsucht in Richtung auf eine Haltung freundschaftlichen Respekts, aber dazwischen lagen enttäuschende Frustrationen, ausgelöst durch den therapeutischen Verzicht, in dem natürlicherweise auch einige meiner persönlichen Ecken und Kanten mit eingewoben waren.

Ebenso wie man von Trauerarbeit spricht, möchte ich hier von der Arbeit des Verzichts sprechen – immer ist es eine „Arbeit der Liebe“ (Rilke). Zärtliche Worte empathischen Verständnisses für die in der therapeutischen Situation sich zeigende Liebesnot des Patienten zu finden, das ist das Wesen dieser Arbeit der Liebe. In der Macht dieser Zwiesprache entsteht neues, bisher unbekanntes Leben. Das Wort ist dann mehr als ein flüchtiger Laut (so wie Eros, geflügeltes Wesen), es wird zum gründenden Ereignis; so wie japanisch „koto“ das „Wort“ und das „Ereignis“ heißt und wie im Hebräischen „dabar“ für „Wort“ und „Geschehen“ steht.
Diese Zärtlichkeit des Wortes benutzte meine anfangs erwähnte Patientin nach mehrjähriger destruktiver Haßphase – sie sprach vom „Aufgehobensein in Sprache“ in der Therapie. Diese Erfahrung gestand sie sich erst zu, nachdem sie Kaskaden von Entwürdigungen gegen mich hatte loslassen können. Auch hier hatte ich Enthaltsamkeit zu üben, nämlich Enthaltsamkeit in destruktiver Gegenaggression. Die Geborgenheit des „Aufgehobenseins in Sprache“ begleitete sie mit einem Bild zärtlicher Nähe und Wärme: Sie fühlte, wie sie ihren Kopf in meinen Schoß legte. Von welch machtvoller Gewalt und gefährlicher Destruktivität dieses zärtliche Ereignis begleitet war, kann deutlich werden, wenn Sie nun erfahren, daß diese Frau kurz zuvor Ruhe und Geborgenheit in einem fast gelungenen, mir schon jahrelang vorher angekündigten Freitodversuch gesucht hatte: sie lag mehrere Tage lang bewußtlos auf der Intensivstation. Es scheint, als ob, nachdem sie die Freiheit zum Tode gefunden hatte, ihr auch die Freiheit zur Zärtlichkeit möglich war.
Die Worte Ingeborg Bachmanns (*Lieder auf der Flucht,* VI, Ende) waren in dieser Therapie wie ein stiller Wegweiser

Wir traten ein in verwunschene Räume
und leuchteten das Dunkel aus
mit den Fingerspitzen.

Ich hatte ihr diese Bachmann-Zeilen bald nach Beginn der Therapie geschenkt, sie konnte sie damals schweigend und ohne sichtbare Resonanz annehmen.
Die schicksalshafte Gewalt des Gottes Eros, unter dessen Händen sich lustvolles Spiel unversehens in den Schauder vor der Größe und Wucht des Ereignisses wandelt, schildert Rainer Maria Rilke in seinem Gedicht:

Eros
Masken! Masken! Daß man Eros blende.
Wer erträgt sein strahlendes Gesicht,
wenn er wie die Sommersonnenwende
frühlingliches Vorspiel unterbricht.

Wie er unversehens im Geplauder
anders wird und ernsthaft ... Etwas schrie ...
Und er wirft den namenlosen Schauder
wie ein Tempelinnres über sie.

Oh verloren, plötzlich, oh verloren!
Göttliche umarmen schnell.
Leben wand sich, Schicksal wird geboren.
Und im Innern weint ein Quell.

Zusammenfassung

Zärtlichkeit ist von tiefem Respekt getragen, sie lebt aus der eindeutigen und klaren, transparenten, niemals zweideutigen oder undurchsichtigen Enthaltsamkeit, sie fördert das Selbst des Kranken: seine Selbstsuche, seine Selbstfindung, seine Selbstbestimmung. Piet Nijs spricht von „tender loving care“ –, so nennt die angloamerikanische Fachliteratur die psychosomatische Grundeinstellung; sie bedeutet personale Zuwendung, menschliche Wärme mit Sicherheit und Geborgenheit. Diese Grundhaltung hat als Fundament ein geübtes Fachverhalten, das die Patientin mit verwirklichter Abstinenz möglichst nahe kommen läßt. Diese Grundhaltung hat nichts mit einer semizärtlichen Sentimentalität zu tun, die Menschen in Not keinen Halt bietet. „Ein guter Arzt ist ein Mensch, der die Menschen liebt. Ein guter Therapeut ist ein Mensch, der sich freut, wenn Menschen lebensfroh und lustvoll einander lieben können, wollen, dürfen und es wagen. ‚Tenderness‘ bedeutet Zärtlichkeit, die das Bedürfnis des anderen in einer wahren Begegnung (an)erkennt“ (mod. nach Nijs).

Zärtliche Worte sind Brückenbauer

Wir haben gesehen, wie durch die Zärtlichkeit der Sprache neues Leben entstehen kann, neues Leben zwischen Ich und Du, zwischen dem Patienten und seinem Therapeuten, zwischen dem Ich und seinem entfremdeten, kranken Leib und zwischen dem Ich des Patienten und seinem entfremdeten Leben, seiner verschütteten Lebensgeschichte. Zärtlichkeit als ein Gegenpol zur Leidenskraft (Lemaire 1975) wird so zum Brückenbauer für neues Leben zwischen den Menschen und für neues Leben in der psychosomatischen Gestörtheit.

Wir sahen auch, wie der Gegensatz zur Zärtlichkeit nicht Macht und Gewalt als solche, sondern brutale Respektlosigkeit und Destruktivität ist, also blinde Machtgier, die das Eigenleben des anderen mißachtet. Denn auch Zärtlichkeit kann eine machtvolle und gewaltige Seite haben, sie kann unglaubliche Macht entfalten und gewaltig wirken (wenn auch nicht gewalttätig): der zärtliche Klang der Stimme, ein zärtliches Wort kann die Härte neuromuskulärer Verspannungen sich lösen lassen. Wenn blinde Machtgier – wie sie in defizienten patriarchalischen Strukturen heute noch zu Hause ist, sei es in einer Persönlichkeit, in zwischenmenschlichen Beziehungen oder in einer sozialen Institution wie Familie oder Klinik – durch Zärtlichkeit zu einer bewußteren und gewandelten Form des Machens (erlöst) wird (Verbrugh 1985), so würde damit unser in der Therapie praktiziertes zärtliches Handeln auch in die Gesellschaft hin ausstrahlen. Mit voller Absicht möchte ich die gesellschaftliche Bedeutung und unsere gesellschaftliche Verantwortung abschließend in meinen Vortrag mit hineinnehmen – auch wenn mir bewußt ist, daß Zärtlichkeit angesichts der in unserer Welt aufgehäuften destruktiven Gewalt wie eine zerbrechliche ohnmächtige Pflanze wirken muß. Aber ebenso, wie es besser ist, in der Dunkelheit ein Licht zu entzünden statt die Dunkelheit anzuklagen, ist es gut, in unserer gewalttätigen Welt Zärtlichkeit walten zu lassen. In diesem Sinn möchte ich mit Worten Heinrich Bölls enden, die er in einem langen Gespräch mit Christian Linder im März 1975 sprach:

Im Neuen Testament steckt eine Theologie der – ich wage das Wort – Zärtlichkeit, die immer heilend wirkt: durch Worte, durch Handauflegen, das man ja auch Streicheln nennen kann, durch Küsse, eine gemeinsame Mahlzeit – das alles ist nach meiner Meinung total verkorkst und verkommen durch eine Verrechtlichung, man könnte wohl sagen durch das Römische, das Dogmen, Prinzipien daraus gemacht hat, Katechismen; dieses Element des Neuen Testaments – das zärtliche – ist noch gar nicht entdeckt worden; es ist alles in Anbrüllen, Anschnauzen verwandelt worden; es gibt doch gewiß Menschen, die durch eine Stimme, einfach durch das Tonmaterial einer bestimmten Stimme geheilt werden können; oder durch eine gemeinsame Mahlzeit. Nun, bei uns – in einem der unzärtlichsten Länder – wird man diese – nennen wir es einmal so – Theologie der Zärtlichkeit bestimmt nicht entdecken, aber vielleicht anderswo. Und nun denken Sie sich einmal so etwas wie sozialistische Zärtlichkeit. Nicht Dogmen oder Prinzipien retten die Menschen vor Verzweiflung – und dem Selbstmord –, sondern Spiel – und natürlich ist beim Spiel immer ein Risiko, nicht das dumme Risiko des Verlierens, sondern daß man nicht weiß, wie es ausgeht.

Literatur

Bachmann I (1956) Anrufung des Großen Bären (Gedichte). Piper, München

Benseler GE, Kaegi A (1904) Griechisch-deutsches Schulwörterbuch, 12. Aufl. Teubner, Leipzig Berlin

Böll H, Lindner C (1975) Drei Tage im März. Kiepenheuer & Witsch, Köln

Danis J (1980) Gruppenstudien. Diotima, München

Duden (1963) Das Herkunftswörterbuch, Bd 7. Dudenverlag, Mannheim Wien Zürich

Freud S (1946) Gesammelte Werke. Imago, London

Kluge F (1975) Etymologisches Wörterbuch der deutschen Sprache, 21. Aufl. De Gruyter, Berlin New York

Krautschik A (1985) Gedicht. Im: Almanach deutscher Schriftsteller-Ärzte 1985. Breit, Marquartstein

Lemaire T (1975) Zärtlichkeit (Gedanken über die Liebe). Patmos, Düsseldorf

Menge H (Menge-Güthling) (1979) Langenscheidts Großwörterbuch Griechisch-Deutsch mit Etymologie, 23. Aufl. Langenscheidt, Berlin München Wien Zürich

Nijs P (1985) Eingreifen ins Leben (Bioethische Überlegungen eines Psychosomatikers) Vortrag: Evangelische Akademie Loccum, Tagung: „Schwangerschaftsabbruch: unser Bewußtsein von Tod und Leben“, 18.–22. 11. 1985

Petersen P (1980) Übertragen und Begegnen im therapeutischen Dialog (Ansätze zu einer Anthropologie der therapeutischen Beziehung). In: Petzold H (Hrsg) Die Rolle des Therapeuten in der modernen Psychotherapie. Junfermann, Paderborn

Petersen P (1982a) Der Therapeut als Begegnender. In: Dürckheim K (Hrsg) Der zielfreie Weg. Herder, Freiburg, S 137–148

Petersen P (1982b) Politik des runden Tisches und Grundstrukturen integrativer Therapie. In: Petzold H (Hrsg) Methodenintegration in der Psychotherapie. Junfermann, Paderborn

Petersen P (1983a) Der Therapeut als Künstler. Zschr. Integrative Ther 9: 295–312

Petersen P (1983b) Gefährte meines Leidens. Über den therapeutischen Diaolog. Wege zum Menschen 35: 435–445

Petersen P (1984) Idee einer Gemeinschaft von Kunst und Therapie. Z Musikther Umsch 5: 3–18

Priestley M (1986) Musiktherapie und Liebe. Z Musikther Umsch 7: 1–7

Schenkl K (1909) Deutsch-griechisches Schulwörterbuch, 6. Aufl. Teubner, Leipzig Berlin

Verbrugh H (1985) Was ist Erfahrung? Vortrag: Tagung Evangelische Akademie Loccum „Schwangerschaftsabbruch: unser Bewußtsein von Tod und Leben“, 18.–22. 11. 1985

Bereits erschienene Bände

Psychosomatische Probleme in der Gynäkologie und Geburtshilfe

Vorträge und Diskussionen des XI. Seminarkongresses Freiburg i. Br. 1982
Herausgeber: D. Richter, M. Stauber
1983. 29 Abbildungen, 7 Tabellen. 259 Seiten. DM 39,–. ISBN 3-923937-01-6
Kehrer Verlag, Freiburg i. Brsg.

Inhaltsübersicht: Psychosomatik in Geburtshilfe und Gynäkologie: Standortbestimmung. - Integration der Psychosomatik in Klinik und Praxis. - Wege zum psychosomatisch orientierten Frauenarzt. - Klimakterium. - Die Psychologisierung der Geburtshilfe. Bestandsaufnahme aus psychosomatischer Sicht. Was ist Zeitgeist? - Was ist wissenschaftliche Basis? - Aus Forschung und Praxis.

Erschienen im Kehrer Verlag, Postfach 1208, 7800 Freiburg i. Brsg.

Psychosomatische Probleme in der Gynäkologie und Geburtshilfe

Herausgeber: V. Frick-Bruder, P. Platz
1984. 26 Abbildungen, 12 Tabellen. XI, 207 Seiten. Broschiert DM 52,–.
ISBN 3-540-13227-9

Inhaltsübersicht: Der Umgang des Gynäkologen mit psychosomatischen Problemen. - Die Behandlung sexueller Probleme in der gynäkologischen Praxis. - Aus Forschung und Praxis: Kurzvorträge. - Kontrazeptives Verhalten und Kontrazeptionsberatung. - Psychosomatische Probleme des sterilen Paares. - Die Schwangerschaft - ungestörtes und gestörtes Erleben.

Psychosomatische Probleme in der Gynäkologie und Geburtshilfe 1984

Herausgeber: O. Jürgensen, D. Richter
1985. 32 Abbildungen, 9 Tabellen. XV, 211 Seiten. Broschiert DM 58,–.
ISBN 3-540-15301-7

Inhaltsübersicht: Frauen in Grenzsituationen. - Psychosomatik der gynäkologischen Urologie. - Aus Forschung und Praxis. - Psychosomatik der gynäkologischen Endokrinologie. - Psychosomatische Geburtshilfe.

Psychosomatische Probleme in der Gynäkologie und Geburtshilfe 1985

Herausgeber: B. Fervers-Schorre, H. Poettgen, M. Stauber
1986. XII, 198 Seiten. Broschiert DM 64,–.
ISBN 3-540-16237-2

Inhaltsübersicht: Historische und allgemeine Aspekte. - Extrakorporale Befruchtung und Bedeutung der Fruchtbarkeit im Wandel der Zeit. - Kontrazeption und Kinderwunsch - ein Spannungsfeld. - Ungewollte Schwangerschaft und Schwangerschaftsabbruch. - Aus Forschung und Praxis. - Psychosomatische Geburtshilfe.

Springer-Verlag
Berlin Heidelberg New York
London Paris Tokyo

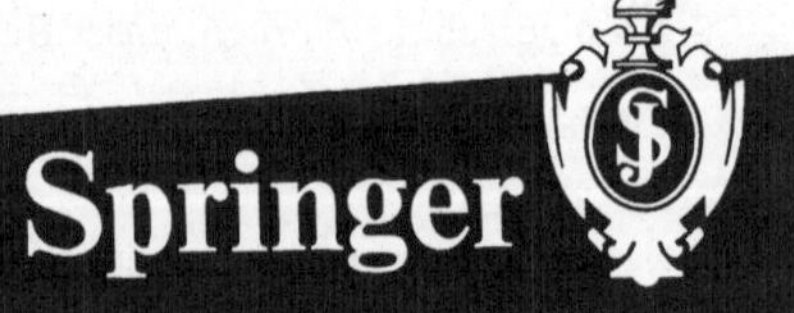